JN021432

モーズレイ
神経性やせ症治療
MANTRAワークブック

監訳

中里 道子
国際医療福祉大学医学部精神医学 主任教授
千葉大学大学院医学研究院精神医学 特任教授

友竹 正人
徳島大学大学院医歯薬学研究部メンタルヘルス支援学分野 教授

水原 祐起
京都府立医科大学大学院医学研究科精神機能病態学 併任助教

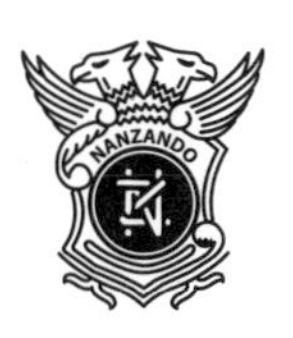

南山堂

A Cognitive-Interpersonal Therapy Workbook for Treating Anorexia Nervosa
The Maudsley Model, 1st Edition

監訳者・翻訳者一覧

監訳

中里　道子　国際医療福祉大学医学部精神医学　主任教授
千葉大学大学院医学研究院精神医学　特任教授
精神科医

友竹　正人　徳島大学大学院医歯薬学研究部メンタルヘルス支援学分野　教授
精神科医

水原　祐起　京都府立医科大学大学院医学研究科精神機能病態学　併任助教
特定非営利活動法人 SEED きょうと　理事長
京都府立こども発達支援センター診療課　精神科医長
精神科医

翻訳（翻訳順）

友竹　正人　徳島大学大学院医歯薬学研究部メンタルヘルス支援学分野　教授
精神科医

中里　道子　国際医療福祉大学医学部精神医学　主任教授
千葉大学大学院医学研究院精神医学　特任教授
精神科医

大迫　鑑顕　国際医療福祉大学医学部精神医学・成田病院精神科　助教
千葉大学大学院医学研究院　精神医学
精神科医

水原　祐起　京都府立医科大学大学院医学研究科精神機能病態学　併任助教
特定非営利活動法人 SEED きょうと　理事長
京都府立こども発達支援センター診療課　精神科医長
精神科医

橘　　亜紀　特定非営利活動法人 SEED きょうと
臨床心理士・公認心理師

須田　真史　群馬大学大学院医学系研究科神経精神医学　講師
精神科医

推薦の序

著者らは，摂食障害の分野において最も経験豊かな臨床家であり研究者でもあります．“A Cognitive Interpersonal Therapy Workbook for Treating Anorexia Nervosa: The Maudsley Model”を出版することで，著者らは神経性やせ症に対する彼らの治療法を紹介しています．このワークブックに自分１人で取り組むか，あるいは治療者と一緒に取り組むかにかかわらず，数十年に及ぶ臨床経験からしか導き出されない英知の恩恵を被ることでしょう．

この治療アプローチとワークブックは，治療の成功のために患者さんやそのケアを担う人の考え方やニーズを理解しようとして，彼らに注意深く耳を傾ける中から生まれました．本書は，注意深く回復の道を歩み，健康を獲得するプロセスに参加できるように，練習や図を用いて本文を十分に補強しています．回復した人たちの実際のストーリーを組み込むことで，著者らは，神経性やせ症の重荷を上手く克服した人たちの回復体験の世界に入るように誘っています．

著者らは，病気の悪循環の花を回復の好循環の花に変えることをサポートし，神経性やせ症をいったん克服した場合に自分がどのような人になることができ，またどのような人になるだろうかということについて自分自身のストーリーを書いて表現することをサポートします．本書のあらゆる章において，著者らの共感と理解を感じることでしょう．本書はエビデンスに基づいた重要なツールであり，あなたの回復の旅にとって，なくてはならないものです．

シンシア・ブリック教授
（博士，Academy of Eating Disordersフェロー．チャペルヒルのノースカロライナ大学摂食障害研究所の特別栄誉教授，スウェーデン，ストックホルムのカロリンスカ研究所教授）

このMANTRAワークブックを推薦することは大きな喜びです．神経性やせ症を受け入れると同時にそれと闘っている人たちと向き合うことは，多くの臨床の場や状況において，臨床心理士として30年間実践を行ってきた中で経験した最も難しいタイプの治療の1つです．私が2003年に新しく生まれたMANTRAのアプローチに最初に出会ったとき，それは新鮮で爽快な息吹のようなものでした．MANTRAは実証的で丁寧なアプローチを提供しており，資料を提示する際には動機付け面接の原理を用いていました．さまざまなモジュールを組み込む際にはそのエビデンスを明らかにし，治療者との協働作業を可能にする創造的で興味をそそる練習が含まれていました．

それから何年も経ち，神経性やせ症に対するMANTRAの有効性について確固たるエビデンスが蓄積され，今やMANTRAは2017年のNICEガイドラインにおいて，成人の外来患者さんの治療のために推奨されている3つの治療法のうちの1つとなっています．このたび，神経性やせ症の患者さんと治療者がMANTRAを容易に用いることができるワークブックが出版されました．このワークブックには，以下のような内容が含まれています．まず，論理的に順序立てられた創造的で自己内省的な練習があり，それは神経性やせ症の患者さんが観察者としての視点を発達させて，大局的な見方をするように働きかけています．そうすることで，患者さんはどのように神経性やせ症に反応するかということについて，別の選択を自由に行うことができるようになります．また，成功事例と新しい研究に基づいた明確なアドバイスとポイントがあります．そして，神経性やせ症によって混乱し，圧倒された感情体験をもちながら，その破壊的な病気に立ち向かった経験をもつ人たちの実例が含まれています．

神経性やせ症の患者さんがこのワークブックを魅力的でやりがいがあると感じること，そして自己効力感や，食事と体重のコントロールといった制限を超えて広がる，より健康で豊かな人生を含む将来についての楽観的な見方を促進するものであると感じているということが，このワークブックについての私の確かな臨床体験です．このワークブックは，神経性やせ症の患者さんの治療に取り組んでいるすべての臨床家の本棚に置かれるべきものです．

トレーシー・ウェイド教授
（オーストラリア，アデレードのフリンダーズ大学心理学分野マシュー・フリンダーズ特別栄誉教授）

序

ロンドンのモーズレイ病院における著者の先進的な業績と最新の研究に基づいて，本書「モーズレイ神経性やせ症治療 MANTRA ワークブック」は，成人の神経性やせ症の患者さんとその治療を行っている専門家に，一緒に取り組むための実践的な資料を提供しています．

ここで述べられている，成人の神経性やせ症患者用のモーズレイモデルによる治療〔Maudsley Model of Anorexia Treatment for Adults（MANTRA）〕と呼ばれている治療アプローチは，National Institute for Clinical and Care Excellence（国立医療技術評価機構）によって，成人の神経性やせ症に対するエビデンスに基づいた第一選択の治療法として推奨されています．このワークブックは成人の神経性やせ症の患者さんとその治療を行っている専門家に，一緒に取り組むための実践的な資料を提供しています．

このマニュアルは利用しやすいようにいくつかのモジュールに分けられており，回復に向けて，上手く調整された1段ずつのガイドを提供しています．モジュールは例えば以下のような事項を取り扱っています．

- 栄養について
- 治療の目標を考えること
- 思考スタイルを探索すること
- 神経性やせ症を超えてアイデンティティを育むこと

本書は，神経性やせ症の患者さんと家族，メンタルヘルスの専門家にとって，非常に役に立つ回復に向けた教材です．

ウルリケ・シュミット
（キングスカレッジ・ロンドン摂食障害部門教授，サウスロンドン・モーズレイ NHS ファウンデーション・トラスト摂食障害部門顧問精神科医）

ヘレン・スタータップ
（サセックス・パートナーシップ NHS ファウンデーション・トラスト顧問臨床心理士，上級研究員）

ジャネット・トレジャー
（キングスカレッジ・ロンドン精神医学部門教授，サウスロンドン・モーズレイ NHS ファウンデーション・トラスト摂食障害部門顧問精神科医）

謝　辞

モーズレイ病院摂食障害部門のすべての同僚に深く感謝します．彼らは，患者さんがよりよい人生を手にすることをサポートする中で，彼らの臨床上の知恵と創造性，情熱的な信念を私たちと共有してくれました．彼らはこのマニュアルのこれまでのバージョンに目を通して，質問と批評をし，刺激を与えてくれました．そのことによって，このマニュアルは大いに改良され，現在のバージョンができあがりました．

私たちはまた，患者さんとその家族の皆さんにも心から感謝したいと思っています．彼らは本書で提示されているいくつかのストーリーについてその着想を与えてくれました．また，本書とこの治療アプローチを試してくれ，さらに寛大にも，このマニュアルを用いた経験についてコメントをしてくれました．援助者のワークシートは摂食障害の経験をもつ人々のサポートを受けて書かれました．パム・マクドナルド博士，エマケイト・ブキャナン博士，アナ・クレイン博士に感謝します．

私たちはまたケイト・ウイリアムズにとても感謝しています．彼女はモーズレイ病院の主任栄養士ですが，多くの考えるべきこと，中でも自身の引退と孫のことを抱えているときに，栄養摂取の章を 21 世紀の時代にうまく合うようにしてくれました．そして最後に，すべての章について，私たちをやる気にさせる，時宜を得たフィードバックをしてくれたホーリー・ホールマンに感謝したいと思います．

日本語版に寄せて

「モーズレイ神経性やせ症治療　MANTRA ワークブック」の日本語版を読者の皆様にご紹介することは，私にとって望外の喜びです．

本書は，専門家，患者さん，親や同僚たちが，若い人たちの人生を枯らしてしまいかねないこの慢性的な病気の罠から逃れるのを助けるために協働して取り組むのに役立つでしょう．

英国の NICE ガイドラインにおいて，MANTRA は，神経性やせ症の治療においてその有効性が実証された精神療法のアプローチの一つとして推奨さています．

私たちは，日本での実践において本書がどのように役立つか，たくさんのフィードバックをいただくことを心より待ち望んでいます．

ジャネット・トレジャー

訳者序文

「モーズレイ神経性やせ症治療 MANTRA ワークブック」につきまして，日本語版の出版にご協力させていただきましたこと，翻訳のサポートをしてくださった関係者の皆様に心より感謝申しあげます．

ロンドン大学精神医学研究所，モーズレイ病院摂食障害ユニットでは，本書の著者である，ジャネット・トレジャー先生，ウルリケ・シュミット先生などが，支援者と患者さん，家族が，「モーズレイ神経性やせ症治療 MANTRA ワークブック」（A Cognitive Interpersonal Therapy Workbook for Treating Anorexia Nervosa, The Maudsley Model）を活用し，長年にわたって，患者さんの治療を実践されていました．私たち訳者らは，トレジャー先生，シュミット先生のもとで，摂食障害の患者さんの臨床について留学中に指導をいただきました．MANTRA を用いた治療法に出会う機会に恵まれ，この度，日本の読者の皆様にご紹介できますことに心から感謝しております．

本ワークブックが，ついに Routledge 社から出版されるとのニュースをお聞きしたのは，2018 年の冬でした．本書は，すでに世界各国で翻訳され，支援者，患者さんが協力し，回復に向けて取り組むためのガイドとして広く用いられています．

MANTRA は，トレジャー先生，シュミット先生などのモーズレイ病院摂食障害ユニットの医療チームと，患者さん，支援者が協力して開発されたモーズレイモデルに基づく，神経性やせ症に対するマニュアルによる心理療法です．MANTRA は，治療の全般を通じて，患者さんの回復への動機づけを高める工夫と，モーズレイモデルのアプローチを取り入れています．

MANTRA は，これまでに複数の臨床試験で，優れた治療の実績があげられており，世界中で採用され，イギリスの国立医療技術評価機構（NICE）をはじめ，さまざまな国の治療ガイドラインでも，神経性やせ症に対する効果の実証された心理療法として推奨されています．

本書は，回復に取り組みたいと思っている，あるいは，回復について考えている，神経性やせ症の患者さん，支援する家族，一般のヘルスケアの支援者向けに書かれており，訳語については，10 代から成人に至るまで幅広い読者を対象に，平易でわかりやすい言葉で書かれています．本書は，MANTRA の治療モデルの理論的な背景，神経性やせ症の症状や兆候の概説から始まり，サポートを受けながら取り組むこと，栄養や体の健康について，神経性やせ症がなぜ，どのように発症し，患者さんや家族の生活に影響を及ぼしているのかを理解し，ワークブック形式で，摂食障害の治療のエッセンスが実践できる構成になっています．科学的な臨床研究から得られた情報の土台に基づき，神経性やせ症の全身に及ぼす影響について，患者さんの思考スタイルや感情，周囲の人との関わりについての理解を深め，回復に向けての具体的な取り組みを進めていく実践的な手引書です．

MANTRA ワークブック日本語版の出版に伴い，本書の翻訳に関しまして，日本語版訳出の申し出を快く受けてくださった，シュミット先生，トレジャー先生，出版にご尽力をいただきました，南山堂編集部の古川晶彦氏，山田歩氏，小池亜美氏に心より感謝申し上げます．本書を神経性やせ症からの回復に向けてのガイド役として，診療や支援に役立てていただきますこと，良いサポートを受けながら患者さんが自分らしく，健康な生活を開花させていかれることを心より願っております．

2021 年早春

訳者を代表して
中里道子

目次

イントロダクション

このワークブックは，神経性やせ症からの回復に取り組みたいと思っていたり，回復について考えている患者さんに向けたものです．たとえあなたがまだ神経性やせ症を治す決心をしていなかったり，変わることや回復する見込みに対しておそれを抱いているとしても，このワークブックは間違いなく役に立ちますし，助けを求めることや変化を起こすことの良い点と悪い点を考える手助けをしてくれます．

また，この本はあなたの家族やパートナー，友人に向けたものでもあり，神経性やせ症の患者さんのサポートの仕方について述べています．さらに，この本は，神経性やせ症の患者さんの治療を行っている治療者にとっても，治療の骨組みをつくるのに役立つでしょう．

この本とその土台となるアプローチが生まれた場所は，ロンドンのモーズレイ病院摂食障害ユニットというところです．ここは，摂食障害の患者さんやその家族に向けた新しい治療サービスの開発において優れた実績を上げています．ここで開発された治療法のいくつかは世界中で採用され，英国の国立医療技術評価機構（National Institute for Health and Care Excellence；NICE）が作成するガイドラインでも推奨されています．そのため，私たちはこのアプローチを「成人の神経性やせ症患者用のモーズレイモデルによる治療」（the Maudsley Model of Anorexia Nervosa Treatment for Adults；MANTRA）と呼ぶことにしました．MANTRAはいくつかの臨床試験で採用されてその効果が試されており，2017年のNICEガイドライン[1)]において，神経性やせ症の第一選択の治療法として推奨されています．

私たちがMANTRAを開発した動機は，既存の治療の多くが神経性やせ症の患者さんのニーズに十分に合致していないという不満から生じました．私たちは10年以上にわたり，患者さんとこのアプローチを用いてきた多くの同僚たちからの有益なフィードバックや意見に基づいて，このワークブックを書き直し，改良してきました．その間，研究面で大きな進展があり，どのようなパーソナリティの要因が神経性やせ症を発症させるリスクになるのか，つまり，神経性やせ症の患者さんはどのように考え，感じ，他者と関わるのか，そして，それらはどのように飢餓の影響と関係していて，患者さんをこの病気に閉じ込めてしまっているのかといった疑問に答えようとしてきました．私たちはこれまでのワークブックの各バージョンの中に，臨床研究と神経科学の研究から得られた新しい情報を掲載し，これらの知見を治療アプローチの中に組み込んできました．そして私たちは，このワークブックの現在のバージョンを広く公開して共有する準備が整ったと思えるところまで到達しました．

私は自分が神経性やせ症なのか，そしてそれがどれほど重篤なのかわからない

神経性やせ症を診断すること自体は難しいことではありません．私たちが臨床場面で出会う多くの人々は，神経性やせ症の特徴と症状，気をつけるべき早期のサインについてかなりよく理解しています．しかし時には，特に早い段階において，患者さん自身は問題があることがわからず，周囲の人だけが心配していることがあります．あなたが神経性やせ症についてもっと多くのことを学びたければ，英国の国民保健サービス（National Health Service；NHS）のウェブサイト（The NHS Choices website）[2]と*1慈善団体である“Beat”のウェブサイト[3]に，神経性やせ症やその他の摂食障害の患者さんが自分自身の状態を理解するのを手伝ってくれる確かな情報が掲載されています*2．それ以外にも，簡単に手に入る本がたくさん出ています[4]．もしあなたが，神経性やせ症のあらゆる側面について最新の研究知見を知りたいのであれば，質の高い学術雑誌に掲載されている詳細な総説がいくつかあります[5, 6]．

しかし，私たちはここで自己診断を奨励しているのではありません．ほかの医学的な疾患が神経性やせ症のようにみえ，体重減少を引き起こしていることがあります．神経性やせ症の患者さんが，自分の状態がどれほど重篤なのか，それに関連してどのようなリスクがあるのか，どのようなときにどの程度心配すべきなのかなどを判断するのはとても難しいことです．神経性やせ症は，ほかの心理的な問題や身体的な問題を引き起こしたり，あるいはそれらと一緒に起こったりすることがあります．これらの問題自体の治療が必要になるかもしれませんし，問題が解決すれば神経性やせ症の治療が早く進むかもしれません．ですから，綿密な医学的評価によって，主要な問題と関連した問題について明確な診断を受けること，リスクの評価と前に進むためにどのレベルの専門的サポートと治療が必要とされるかについて，助言を受けることが常に望まれます．

---

*1　訳者注：The NHS Choices Websiteは，2018年にThe NHS Websiteへと変更された．

*2　訳者注：日本語で読めるウェブサイトとしては，日本摂食障害学会〈http://www.jsed.org/〉や日本摂食障害協会〈https://www.jafed.jp/〉のホームページがある．

1人でやりたいけど，それは可能なこと？

神経性やせ症はしばしば患者さんを孤立させるので，患者さんは必要なサポートが受けられなくなります．また，サポートしたいと思っているけれども，思わず干渉してくる周囲の人に対して，必要以上に警戒心を抱いてしまうことがあります．同じように，悲しいことですが，医療の専門家としての経験は必ずしも役に立たなかったり支えにならないことがありますし，時には全く助けにならないこともあります．ですから，あなたがこの本を使って1人でやってみたいと思ったとしたら，それは十分に理解できます．しかし，神経性やせ症は患者さんに対して多くの罠を仕掛けてくるので，外部から何らかのフィードバックやサポートがないと，その罠に気づいたり抵抗したりすることがずっと難しくなります．ですから，私たちはあなたに，もう一度考えてみて，理解があって役に立つ専門家や，この取り組みをサポートしてくれる身近な人を探してみることを強く勧めたいと思います．

もし，それが怖いと感じるのであれば，前述のNHSやBeatのウェブサイトを見てください[2, 3]．これらのサイトには，支援を求める際に役立つ利用可能なリンクやサービスが掲載されています．例えばBeatのウェブサイトでは，かかりつけ医に対してどのように話をすべきか，またさまざまな地域でどのような支援を受けられるかといったことに関するガイドをつくっています．ほかの国でもBeatのような慈善団体が存在しており，支援を求めるべきかどうか，どこで支援を求めるべきか，またどのような支援を求めるべきか，といったことを患者さんがわかっていない場合には，そのような慈善団体が有用な出発点となるかもしれません．

「より良い人生」という目標

神経性やせ症のような病気からの回復を旅に例えるのは，やや使い古された表現になっています．そうであっても，旅のイメージをもつことは役に立ちます．私たちの治療チームのスタッフと話をしていると，彼らもまた，これまでの経験に基づいて，神経性やせ症からの回復を，危険な海を旅することや険しい山を登ること，深く暗い森をさまようこと，巨大な砂丘を登ること（頂上にたどり着くために前進し続けなければなりません．そうしないと滑り落ちて後退してしまうのです）とみなしています．時には，これらすべてを渡るつらい旅とみなされます．

しかし，私たちの患者さんの多くは，神経性やせ症からの回復について考えると，それが宇宙への旅でもあるかのように感じるのです．つまり，帰ってくることができず，目的地もはっきりせず，終わりがなく，意地悪な宇宙人や想像できないような困難との遭遇に満ちている旅のように感じられるのです．

私たちは，神経性やせ症からの回復は明確な目的地をもった旅であると固く信じています．もしその目的地が鉄道の駅であるなら，それは，「より良い人生」と呼ばれることでしょう．そこには，あなたの潜在能力を開花させて，より良い他者との結びつきを強め，より良い体力と健康を実現することができる大きな可能性があります．ある場所に向かう実際の旅行とは異なり,「より良い人生」の目的地に到着することは，多くの困難に直面し続けることを意味しますが，今のあなたにはその困難に取り組むためのより良い備えがあるのです．

ですから，この本とともに治療に取り組むためには，旅の終わりには価値のある何かが本当にあるのだと信じて思い切ってやってみることが求められます．患者さんはしばしば治療の数年後に私たちに連絡してきて，どれほど自分たちの人生が良くなったかということを話してくれます．患者さんたちは人間関係を楽しんでおり，家族をもち，勉強や仕事で活躍しています．患者さんたちがしばしば言うことは，治療を始めることややる気を起こすこと，そして，自分の人生を再建しながら進み続けることがいかに難しかったかということです．しかし，患者さんたちは皆，このワークブックはまさにやってみる価値のあることだったということを認めています．ですから，思い切ってやってみてください．

この本の使い方

第１章では，MANTRA の治療モデルについて少し概説し，この治療モデルを神経性やせ症の症候と問題に関連づけて考えます．また，ほかの治療法についても説明します．もし，思い切ってやってみる前にまず概要を知りたいのであれば，第１章（→ p.7）に目を通してみてください．しかし，あなたが治療者と一緒にこのワークブックに取り組むのであれば，第１章を飛ばして，第２章（→ p.15）から始めてもよいでしょう．それから，その後のどの章が最も自分に関係しているか，またどの順番で進めるかを決めることができるでしょう．すべての章が等しくすべての人に関係した内容になっているわけではありませんが，私たちは，すべての人に第５章（→ p.89）と第６章（→ p.119）に取り組むことを強くお勧めします．なぜなら，この２つの章は，どうして神経性やせ症が続いているのかを理解し，どの章に集中的に取り組むべきかを計画するためのカギとなるからです．

この本の２つの重要な部分は，気持ちを慈しみ，他者の心を知ること〔第７章（→ p.135)〕と，思考スタイル〔第８章（→ p.201)〕に関するものです．私たちは，これらをどのような順番にするか悩みました．この本に取り組む人の多くは，この２つの領域での困難が神経性やせ症に関係していることがわかるでしょう（第５章)．思考スタイルに関する章（第８章）は，一見したところ，多くの人にとってそれほど難しくないようにみえますが，気持ちを慈しみ，他者の心を知ることに関する章（第７章）はずっと難しいと感じるかもしれません．しかし，私たちは，人が変わるときには常に強い感情がふつふつと沸き立つ傾向があるという理由から，他者の気持ちを知ることに関する章を（思考スタイルに関する章よりも）先にもってくることにしました．第７章で，私たちは沸き立つ強い感情に取り組む方法を提示しています．しかし，もしそうしたければ，順番を変えて思考スタイルに先に取り組んだとしても全く問題はありません．

アイデンティティに関する章〔第９章（→ p.237)〕は最後の方にあります．というのは，多くの人にとっては，かなりの変化が起こったときに，つまり，治療の旅の終わりに向かっているときに，神経性やせ症のない自分がいったい何者であるかという問題が起こってくるだろうと思ったからです．しかし，早い段階でこの章に取り組むことが，神経性やせ症に変化を起こすためのモチベーションを高めるのにとても役に立ったと思った患者さんもいました．ですから，このワークブックでは正しいとか間違いといったようなことではなく，自分自身の直観に従って取り組んでください．

最後に

以下は，私たちの患者さんが，自分自身のためにMANTRAのワークブックについて総括したものです．

私にとってMANTRAは，具合の悪い日の頼みの綱のようなものとして役に立ちました．皆それぞれのやり方でこのワークに取り組むでしょうから，私はアドバイスを得るためにワークブックを使いました．絵を描いたり，表を埋めたりするときに，馬鹿げているとか子どもっぽいと思わないでください．MANTRAは何かを指図するためではなく，支援するためにあるのです．実際のところ，それぞれのワークに書き込みを始めると，自分自身の考えや感情を自分のペースで内省し，折り合いをつけるのを手伝ってくれます．必要があると感じるのであれば，それぞれのページに自由に書き込みやいたずら書きをしてみてはどうかと思います．何が正しいとか，何が間違っているというようなことは何もないのです．

引用文献

1) National Institute for Health and Care Excellence: Eating disorders: recognition and treatment. NICE guideline [NG69], May 2017. <http://nice.org.uk/guidance/ng69>

2) National Health Service: Anorexia nervosa. <www.nhs.uk/conditions/anorexia-nervosa>

3) Beat ホームページ. <https://www.beateatingdisorders.org.uk/?gclid=CMbPntP0gNQCFW4R0wodINkPeg>

4) Treasure J, Alexander J: Anorexia Nervosa: A Recovery Guide for Sufferers, Families and Friends. 2nd edition, Routledge, 2013.

5) Zipfel S, Giel KE, Bulik CM, et al.: Anorexia nervosa: aetiology, assessment, and treatment. Lancet Psychiatry, 2:1099-1111, 2015.

6) Treasure J, Zipfel S, Micali N, et al.: Anorexia nervosa. Nat Revi Dis Primers, 26:15074, 2015.

第1章

MANTRAの背景

神経性やせ症の症状と問題

神経性やせ症は不可解な病気です．うわべだけを見ている人にとっては，理解することが困難な症状がこの病気の中心となっています．この病気では肥満や満腹感，特定の食べ物を摂取することに対する強い恐怖に駆られて，徹底した食事制限を続けるため，著しい体重減少をきたします．また，体重を落とすためにさまざまな行動を起こすこともあります．この病気が勢いを増すと，その人の脳や体，心にますます大きな障害が生じるようになります．食べ物のこととどうやってそれを避けるかということで頭がいっぱいになり，意思決定能力や集中力が損なわれ，自分自身や他者の感情を読み取る能力が制限されるようになります．不安と抑うつが増大し，多くの身体的問題が起こって，心臓から骨に至るまで，あらゆる主要な器官に影響が及ぶようになります．同時に，この病気は誰の目にもはっきりと見えるようになります．そうなると，周りの人々はますます心配するようになりますし，患者さんがそのような心配や危険を気にもとめない場合は恐怖を感じるようになるかもしれません．

「軽症」の神経性やせ症のケースについて語られるのはまれなことです．神経性やせ症の問題は，生活上のストレスに直面している傷つきやすい人にとっては，病気によって多くのことが上手くいくようになることです．この病気は，即座に，そして効果的に感情を麻痺させてくれます．神経性やせ症自体が最優先事項となってそのことばかりを考えるようになり，対人交流の幅が狭まります．また，大切な人からの要求を和らげるものとしても機能します．短期的には，神経性やせ症は，人生や対人交流における要求に対して，繭のような保護を提供してくれます．しかし，その症状は満足感が得られ，心をとらえ，習慣的であるため，比較的短い期間で根づいてしまうのです．この病気は板挟みの状況を呈します．高い死亡率をもつ深刻な精神障害ですが，患者さんは神経性やせ症を自分たちのアイデンティティの「価値のある」一部とみなしていることがよくあります．

摂食障害に熱心に取り組んでいる多くの臨床家は，この病気の治療が臨床の仕事の中でも困難なものであり，時に不安を喚起するものであるという点で意見が一致しています．あなたが神経性やせ症の患者さんであるか，あなたの大切な人が患者さんで，助けになりたいと思っているか，あるいはあなたが患者さんの回復をサポートしている治療者であるかにかかわらず，神経性やせ症を克服する旅には，この病気の詳細と機微を知ろうとする本物の好奇心とともに，多大な根気と忍耐が求められます．私たちは，神経性やせ症の患者さんと家族の意見や，この領域における私たちの臨床と研究に基づいて治療アプローチを発展させてきました．その構成要素（モジュール）は，増大する研究データに基づいて作成されており，神経性やせ症の患者さんは自分たちの対人的な世界と感情の世界を管理することに対する独特の困難さと思考スタイルをもっていること，そして，患者さんの体験する「行き詰まった状態」については，飢餓の影響が大きな役割を担っていることを強調しています．治療の目的は，神経性やせ症の患者さんを勇気づけ，病気についてできるだけ多くのことを知ってもらい，人生のあらゆる領域におけるその病気の役割に気づき，関心をもってもらうようにすることです．そうすることで，患者さんたちは，神経性やせ症とともにそこにとどまるのか，あるいは，別のやり方で人生を歩むようにするのかを決めることができます．

本章では，有効な神経性やせ症の心理的治療についての概説から始めたいと思います．MANTRA モデルとその有効性についてエビデンスを提示し，最後に，患者さんや治療者が MANTRA について思っていることを述べたものをいくつか提示します．

有効な治療：コップには半分「しか」入っていないのか，あるいは半分「も」入っているのか？

NICE ガイドライン（2017）[1] *1 の専門家を含め，たいていの専門家は，食行動と体重，それに関連した思考や感情に焦点を当てた心理的治療が，神経性やせ症の患者さんのために選択されるべき治療であるという点で一致した意見をもっています．この治療は，多くの神経性やせ症の患者さんに対して，地域の現場で提供することができます．英国では，非常に重篤な状態の一部の患者さんだけが，専門的な入院施設で治療を受けています．私たちは，これらの心理的治療を用いて，どれくらい上手く治療を行っているのでしょうか？　コップには半分「しか」入っていないのでしょうか？　あるいは半分「も」入っているのでしょうか？　最近までであれば，私たちは間違いなく，神経性やせ症の治療に関してはコップに半分「しか」入っていないと言っていたことでしょう．今や私たちは，そのコップには半分「も」入っているのだと考えています．もし半分でないとしたら，それ以上だと考えています．考えがこのように変わった理由は何でしょうか？　まず第一に，約5年前までは，神経性やせ症の治療に焦点を当てた臨床試験は，主に小

＊1　訳者注：英国の国立医療技術評価機構（National Institute for Health and Care Excellence：NICE）が発行した，摂食障害に関するガイドライン〔Eating Disorders：Recognition and Treatment（NG69）〕．

規模のものがいくつか行われていただけでした．このことは，2004年に出版された最初のNICEによる摂食障害のガイドライン[2)]において，神経性やせ症の治療について「グレードA」のレベルで推奨される治療法が1つもなかったという事実に反映されています（NICEでは，いくつかの質の高い大規模な臨床試験によって支持された治療にのみグレードAの推奨が与えられます）．その後，エビデンスの基盤がずいぶん改善され，特に最近の5年間で神経性やせ症の治療に関する大規模な臨床試験が行われたことで，どのような治療法が有効かということについて明確な答えが得られました．今や，小児や思春期の神経性やせ症の患者さんには，家族療法（family-based treatments）が個人療法よりも優れているとかなりの自信をもっていうことができます．さまざまな形態の効果的な家族療法が利用可能で，神経性やせ症に焦点を当てた家族療法（家族全員が参加して一緒に治療を受けるもの）から，複数の家族によるグループ療法（multi-family group treatments，神経性やせ症の若い患者さんをもつ複数の家族が一緒に治療を受け，互いの家族から学ぶことができるもの），親と子どもを分離した治療まで多岐にわたります．成人の神経性やせ症の患者さんについては，認知行動療法（cognitive behavioural therapy；CBT），MANTRA，専門家による支持的な臨床マネジメント（specialist supportive clinical management；SSCM）の3つの個人精神療法がエビデンスを有しており，NICEガイドライン（2017）[1)]によって第一選択の治療法として推奨されています．第四の治療法として焦点化精神力動的精神療法（focal psychodynamic therapy）があり，上記3つの代わりとなる治療法として検討することができます．今のところ，どの治療法が一番有効かということははっきりしていませんし，どの治療法がどういった患者さんに最もよく効くかを知ることは困難です．

それでは，MANTRAの強みと特徴は何でしょうか？　重要なのは，MANTRA以外の治療法のいくつかは，ほかの障害に対する治療法を神経性やせ症に適合させたものであるのに対し，MANTRAは神経性やせ症のニーズや特徴，病気の維持要因を考慮してつくられたという点で独特なものだということです．

私たちは，MANTRAをつくり上げる際に，人を神経性やせ症に駆り立て，その状態を維持させている主な要因を綿密に示し，モデル化することから始めました．私たちはこれを，研究論文の徹底したレビューに基づいて行いました[3)]．それ以来，このモデル（モーズレイモデル）はその後の研究のエビデンスに基づいて改訂されてきました[4)]．MANTRAはこのモデルに基づいており，神経性やせ症を維持させていると思われる要因の一つひとつに正面から向き合ういくつかのワーク（モジュール）[*2]から構成されています．神経性やせ症の患者さんは一人ひとり異なっているので，治療プログラムには柔軟性があります．いくつかの「核」となるワーク（モジュール）〔第2章（→p.15）～第6章（→p.119）〕があり，多くの患者さんはそれらが有益で，重要だと述べています．ですから，私たちは第2章～第6章のワーク（モジュール）に順番どおりに

＊2　訳者注：原書では“module”と示されている．認知行動療法などでは一つひとつのテーマに沿った一連の演習を「モジュール」という．本書では，それぞれのモジュールのことを「ワーク」と示す．

取り組むことをお勧めしたいと思います．第２章～第６章以外にもさまざまなワーク（モジュール）がありますが，その中には，それが合う人もいれば，合わない人もいるでしょう．私たちは一緒に進みながら，あなた自身やあなたがサポートしようとする人に適した治療計画をつくることができるよう道案内をするつもりです．MANTRA を共有することから始めましょう．

MANTRA

MANTRA は，成人の神経性やせ症の患者さんに向けた認知的・対人関係的*3 な治療（cognitive-interpersonal treatment）です．この病気の生物学的な要因と心理学的な要因，そしてそれらの要因がどのように相互に作用して神経性やせ症を維持させているかということを考慮しています[3～5]．MANTRA は神経性やせ症のための独立した治療法です．毎週治療を行う場合は，１回１時間の治療セッションを２０～３０回行いますが，その回数は病気の重症度と治療中にどの程度のサポートが得られるかによって異なります．これまで MANTRA は主に臨床現場で，治療者による指導のもと用いられてきました．しかし最近，私たちのチームはインターネットを用いた重症の神経性やせ症の再発予防研究の中で，MANTRA の適応版を試験的に使用しました[6]．この研究では，入院治療を受けて退院する予定だった重篤な神経性やせ症の患者さんが，家で治療者から電子メールによるサポートを毎週受けながら，MANTRA のワーク（モジュール）をやり遂げました．この研究は，患者さんが MANTRA から恩恵を受けたことを示しており，MANTRA は最小限の専門家の指導のもとでやり遂げることができて，良い成果を上げることを示唆しています．ただし，私たちは，この研究のすべての患者さんに対して，かかりつけ医あるいは摂食障害チームから身体的リスクについてのモニタリングを受けるように強く勧めました．したがって，あなたが治療者と一緒に MANTRA に取り組んでいないのであれば，最低限のこととして，かかりつけ医に MANTRA に取り組んでいることを知らせて，MANTRA の進捗状況を彼らがモニタリングできるようにすることをお勧めしたいと思います．さらに，この MANTRA という旅を共有するために信頼できる人（家族や友人，専門家）を少なくとも１人は選ぶことをお勧めします．その人は，あなたがサポートを依頼でき，回復過程における浮き沈みを分かち合うことができる人です．インターネットを用いた再発予防研究から私たちが学んだことは，最小限のサポート（例えば，思いやりのある専門家からの毎週の電子メール）でも，１人で行うよりはずっと有益であるということでした．

MANTRA は，神経性やせ症は典型的に，不安が強く敏感であるか，完璧主義で強迫的な傾向，またはその両方を含むある種のパーソナリティをもつ人に起こるものだと提案しています．おそらく，あなたは自分自身にこのような傾向があることを認めるでしょう．このモデルは，神経性

＊3　MANTRAを認知的･対人関係的な治療だと述べているのは，MANTRAが神経性やせ症から抜け出せない主な要因である思考スタイルや人間関係，感情に焦点を当てているからです．

やせ症は４つの大きな要因によって維持されており，それらの要因はすべて，生物学的な飢餓の影響によって強化されることを示唆しています．このように，４つの維持要因と飢餓の影響の間で，無用なフィードバック・ループが形成されているのです．この治療の中心にあるのは，個別のフォーミュレーション（訳者注：問題がどのように維持されているかについての仮説）であり，それは「悪循環の花」として描かれ，病気を維持している「花びら」，つまり維持要因が図示されます（→ p.94）．これら４つの維持要因とは，次のようなものです．まず，第一に，人生の課題にアプローチする際の柔軟さを欠き細部にこだわった完璧主義なやり方です（例えば，ある仕事を提出する前に，それが「完璧」だという絶対的な確信が必要であること）．二つめは，感情と対人関係の分野における困難です（例えば，特に人と接する状況において，感情を受け入れること，感情と「ともにある」こと，感情を管理したり表すことの難しさ，拒絶されることや失敗の可能性についての敏感さ）．三つめは，典型的な患者さんがこれら２つの特徴を維持していく中で人生における神経性やせ症の肯定的な側面に関する信念を育ててしまうことです（例えば，「神経性やせ症のおかげで，私は安心感やコントロール感を維持することができ，他者から称賛され続けることができる」など）．最後は，患者さんの家族やパートナーが，神経性やせ症に対する態度を変えたり，病気による行動を許したり，物事にとても感情的になったりすることで，知らないうちに病気を維持させているかもしれないということです．モチベーションの低さや変わる準備ができていないことは，神経性やせ症の患者さんにはよく認められます．それが多くの患者さんにとってのスタート地点であり，変わることへのためらいに取り組むということをMANTRA は前提としている，と述べておくことは重要でしょう．最初の方のワーク（モジュール）は，モチベーションの低さや変動，変わるための能力についての自信のなさという問題を評価し，それらに取り組むテクニックを含んでいます．

神経性やせ症が再発しやすい病気であることはよく知られています．したがって，生活上の変化やストレス要因に直面しても，治療プログラムを進める上で得たどんな成果も手放すことなく維持し，それに基づいて治療プログラムを進めていくことが重要であると考えられます．最後のワーク（モジュール）では，改善点を「まとめて」強化することに重点的に取り組みます．そこでは再発予防についても焦点が当てられます．患者さんにとって，ポジティブなメンタルヘルスを促進する要因を表す花びらを用いて，健康と安心の「好循環の花」の形で，「良い状態を維持する計画」を考案します．

MANTRA は効果があるか？　患者さんと治療者は MANTRA についてどのように述べているか？

ある治療法が効果的かどうかを評価するための「究極の基準」は，その治療法をその次に効果があると思われる治療法と直接比較してみることです．患者さんを無作為にその２つの治療法に割り付けるのです．これまでのところ，この方法を用いてMANTRAとSSCM[7～10]，CBT[11]の3つの治療法を比較した臨床試験が3つ行われています．すべての臨床試験において，3つの治療法は外来で行われました．大まかにいえば，明確に最も優れた治療法というものは見当たらず，これら3つの治療法で治療を受けた患者さんは同様に改善しましたが，治療状況についてはいくらかの違いがありました．得られた所見から，主に低栄養状態と低体重の改善に焦点を当てるSSCMと比較して，MANTRAは多くの利点をもっていることが示唆されています．第一に，MANTRAは，SSCMと比べてかなり受け入れやすく，説得力があると患者さんから考えられていました[12]．第二に，より重篤な病状の患者さん（すなわち，治療開始時点でより重篤な体重減少が認められる患者さん）に対して，MANTRAは，回復へ向けた進み具合という点でより良い結果を得ているように思われました．最後に，SSCMに割り付けられた患者さんの中には，数は多くないのですが，副作用（例えば過食による体重増加）を経験した人がいました．しかし，MANTRAではこのような否定的な副作用は認められませんでした．MANTRAとSSCMを比較した最新の大規模臨床試験に参加した患者さんの何人かは，病気の早い段階，つまり，最初の治療としてMANTRAを受けたかったと私たちに話しました．そこで私たちは，病気の初回エピソードで私たちのもとを訪れた患者さんについて，個別にその成果をみてみました．MANTRAによる治療を受けた患者さんの50％が，治療開始から2年後の時点で完全に回復していましたが，SSCMを受けていた患者さんではその割合はわずか14％でした．これは大きな，そして有意な差でした．

私たちの臨床試験では，治療者と患者さんの両方がMANTRAのプログラムをとても肯定的に評価していました[12～14]．モーズレイモデルによるアプローチとワークブックを用いることについて治療者の考えを調査した面接で，彼らはMANTRAについて，時間制限がある治療に柔軟かつ効率的に取り入れるための幅広い「ツール」を提供しているのと同時に，構成と柔軟性のバランスが良いと述べていました．患者さんの報告では，治療者と一緒にワークブックを用いて協働的に取り組んだことについて，自信と総合的な生活の質（quality of life；QOL）を高めることの価値だけでなく，構造化されたアプローチの利点や自分たちの困難さについて新しい見方を得ること，摂食障害を管理するスキルを獲得することの価値が強調されていました．このように，このワークブックを用いた研究の結果は，神経性やせ症の患者さんにとって，MANTRAが魅力的で取り組みやすいものであることを強く支持しており，私たちの期待以上に，患者さんがMANTRAによって十分に「見守られている」と感じており，その結果，忠実に最後までやり通せたことを示していると思われます．多くの臨床試験で指摘されているように，治療を始めてもドロップアウトしてしまう患者さんの傾向を考えると，これはとても重要なことです．このワークブックのねらいは，患者さんの神経性やせ症からの回復を援助することですが，それだけでなく，取り組みやすく，安全で，そして長く続く変化につながるやり方で援助することでもあります．私たちは神経性やせ症の患者さんを長年治療してきた経験をもつ臨床家として，患者さんが治療にもたらす大きな力に勇気づけられ続けています．神経性やせ症の患者さんは才能に恵まれ，洞察力があり，感受性が強い人が多いので，回復への道が決して簡単なようにみえないときでも，それらを活用し育んでいく価値が大いにあります．患者さんがいったん病気のトラウマを克服すれば，回復するにつれて本領を発揮するようになり，成長して活躍し，創造力を発揮します．また，他者に救いの手を差しのべて支援を行い，社会に貢献することができるようになります[15～17]．

まとめ

この最初の章で，私たちは神経性やせ症の問題を紹介し，MANTRA がどのようにしてあなたがこの病気を理解し取り組むのを支援しようとしているかについて考察しました．私たちは，どの治療法も決定的なエビデンスがないことを明らかにしました．けれども，MANTRA は，特に重篤な患者さんに対してかなり明るい見通しを示しています．また，MANTRA は専門家のサポートが最小限であってもやり遂げることができる治療法です（しかし，私たちは可能な限り多くのサポートを受けるように常に勧めています．なぜなら，より回復しやすくなるからです）．さらに，治療者と神経性やせ症の患者さんは，自分たちが MANTRA を評価しており，１つのアプローチとして親しみを感じることができると私たちに話してくれました．私たちは，MANTRA は神経性やせ症を維持している要因についてのフォーミュレーションや「悪循環の花」に基づいていることを説明しました．MANTRA は，患者さんが自分たちの病気の詳細と機微についてよく知ることを助けてくれます．そして，治療は神経性やせ症を維持させることがわかっている要因を図示したワーク（モジュール）を中心に組み立てられ，役に立たないやり方を徐々に解きほぐし，代わりのやり方を探すようにしていきます．治療が進むにつれて，それぞれのモジュールを最大限に活用し，好奇心とモチベーションを強化するのに役に立つヒントや提案が示されます．

引用文献

1) National Institute for Health and Care Excellence. Eating disorders: recognition and treatment. NICE guideline [NG69], May 2017. <https://www.nice.org.uk/guidance/ng69>.

2) National Institute for Health and Care Excellence. Eating disorders in over 8s: management. Clinical Guideline [CG9], January 2004. <https://www.nice.org.uk/guidance/cg9>.

3) Schmidt U, Treasure J: Anorexia nervosa: valued and visible. A cognitive-interpersonal maintenance model and its implications for research and practice. Br J Clin Psychol, 45: 343-366, 2006.

4) Treasure J, Schmidt U: The cognitive-interpersonal maintenance model of anorexia nervosa revisited: a summary of the evidence for cognitive, socio-emotional and interpersonal predisposing and perpetuating factors. J Eat Disord, 15:13, 2013.

5) Schmidt U, Wade TD, Treasure J: The Maudsley model of anorexia nervosa treatment for adults (MANTRA): development, key features and preliminary evidence. J Cogn Psychother, 28:48-71, 2014.

この論文は，MANTRA を使い始めたいと考えている治療者に役立ちます．

6) Sternheim L: Randomised controlled feasibility trial of an e-mail-guided manual based self-care intervention programme based on the Maudsley model of anorexia nervosa treatment for adults. In: Schmidt U, et al, eds, Treatment of Anorexia Nervosa: A Multi-Method Investigation Translating Experimental Neuroscience into Clinical Practice, 2017. <https://www.journalslibrary.nihr.ac.uk/pgfar/pgfar05160/#/full-report>.

7) Schmidt U, Oldershaw A, Jichi F,et al.: Out-patient psychological therapies for adults with anorexia nervosa: randomised controlled trial. Br J Psychiatry, 201:392-399, 2012.

8) Schmidt U, Renwick B, Lose A, et al.: The MOSAIC study – comparison of the Maudsley model of treatment for adults with anorexia nervosa (MANTRA) with specialist supportive clinical management (SSCM) in outpatients with anorexia nervosa or eating disorder not otherwise specified, anorexia nervosa type: study protocol for a randomized controlled trial. Trials, 14:160, 2013.

9) Schmidt U, Magill N, Renwick B, et al.: The Maudsley outpatient study of treatments for anorexia nervosa and related conditions (MOSAIC): comparison of the Maudsley model of anorexia nervosa treatment for adults (MANTRA) with specialist supportive clinical management (SSCM) in outpatients with broadly defined anorexia nervosa: A randomized controlled trail. J Consult and Clin Psychol, 83:796-807, 2015.

10) Schmidt U, Ryan EG, Bartholdy S, et al.: Two-year follow-up of the MOSAIC trial: a multicenter randomized controlled trail comparing two psychological treatments in adult outpatients with broadly defined anorexia nervosa. Int J Eat Disord, 49:793-800, 2016.

11) Byrne S, Wade T, Hay P, et al.: A randomised controlled trail of three psychological treatments for anorexia nervosa. Psychol Med, 47:2823-2833, 2017.

12) Zainal KA, Renwick B, Keyes A, et al.: Process evaluation of the MOSAIC trial: treatment experience of two psychological therapies for out-patient treatment of anorexia nervosa. J Eat Disord, 9:2, 2016.

13) Waterman-Collins D, Renwick B, Lose A, et al.: Process evaluation of the MOSAIC trial, part I: therapist experiences of delivering two psychological therapies for treatment of anorexia nervosa. Eur Eat Disord Rev, 22:122-130, 2014.

14) Lose A, Davies C, Renwick B, et al.: Process evaluation of the Maudsley model for treatment of adults with anorexia nervosa trial. Part II: Patient experiences of two psychological therapies for treatment of anorexia nervosa. Eur Eat Disord Rev, 22:131-139, 2014.

15) Tabitha Farrar: Eating Disorder Recovery for Adults. <http://tabithafarrar.com/>

特に成人の患者さんを対象とした，Tabitha Farrar による回復のための Web サイトです．

16) Elise Pacquette: Make failure your friend if you want to succeed. <www.youtube.com/watch?v=zkTDLR-Glyk>

神経性やせ症から回復した芸術家，Elise Pacquette による TED Talk です．

17) June Alexander: The Diary Healer. <www.thediaryhealer.com/>

神経性やせ症から回復した作家，June Alexander の Web サイトです．

第2章

始めよう

旅を始めよう：目隠しを取り除く

このような治療の旅の初期の段階では，私たちは，「一歩離れて」，神経性やせ症との関係を振り返る時間をとることを勧めます．私たちの経験では，神経性やせ症からの回復には，少し距離をとりながらも好奇心をもって内省的に神経性やせ症を「観察する」能力を発達させる過程が含まれます．アビゲイルは，ごく最近神経性やせ症だと言われたばかりですが，物事を評価する能力を維持し，知らないうちに自分自身の一部分の要求にばかり引き込まれないようにする方法として，自分自身に「今，神経性やせ症は私に何を求めているのだろうか，その動機は何なのだろうか？」と尋ねることができるようになりました．20年以上にわたって神経性やせ症を患っているケイトは，この過程について，これまでの人生を少し振り返ってみるのを手助けしてもらうために，信頼のおける賢明な友人のアドバイスを求めることに少し似ていると述べました．私たちは臨床の場で，神経性やせ症がその人の人生にあまりに深く入り込んでしまっているために，次のような基本的で内省的な問いかけがなされないまま，数ヵ月，数年，ときには数十年という月日が過ぎ去っていったことを何度もみてきました．その問いとは，「神経性やせ症は私に何をしてくれ，私から何を奪うのだろうか？　神経性やせ症がない場合，私の生活はどのようなものになるだろうか？　そして，あえて問うとすれば，もし神経性やせ症が続いたなら，将来の私の生活はどのようなものになるだろうか？」といったものです．このように自分自身について内省する時間をとり，それによって生じるであろう複雑な感情と不確かさに耐えるために最善を尽くすことは重要なことです．

神経性やせ症に初めてかかったのか，あるいはすでに何年も患っているのかといったことに関係なく，あなたには次のことを約束してほしいのです．神経性やせ症とはいったい何なのか，それはあなたに何を与えてくれてあなたから何を奪ってしまうのか，といったことをじっくり考えてください．将来について検討し，神経性やせ症がある場合とない場合の両方について，あなた自身のことやあなたの生活，人間関係について想像してみてください．しばらくの間目隠しを取り除いて，賢明で思慮深い「友人」を味方につけてみてください．それから，あなた自身や神経性やせ症，将来に対する見通しについてどのようなことを発見できるか，一緒にみていきましょう．この章では，あなたに以下のことをしてほしいと思います．

- 変わることについてどう思っているか考えみてください．あなたは本当に変わる準備ができていますか？　変わることは重要だと，そして可能だと考えていますか？
- 神経性やせ症と，あなたの心の健康な部分についてじっくり考えてみてください．なぜなら，神経性やせ症から回復するためには，まず最初に神経性やせ症に「真正面から」向き合い，その病気について知る必要があるからです．
- その次に，神経性やせ症とあなたとの関係について，それがあなたに今何を与えるのか，また，あなたから何を奪うのかについて考えてみてほしいのです．また，神経性やせ症がある場合とない場合の両方について，自分自身の将来がどのようなものになるか想像してみてください．
- この章の最後では，あなたが自分自身の中核的な原則について考える手助けをします．私たちは，あなたにとって最も重要なこの中核的な原則が，治療の旅を通してあなたの意思決定を導くことを期待しています．

最初のステップ：準備はできていますか？　意欲はありますか？　能力はどうですか？

私たちは神経性やせ症からの回復に向かっている人から多くのことを学ぶことができます．その人たちは，神経性やせ症を少しの間だけ患ったのかもしれませんし，本当にひどい状態に達したのかもしれません．いずれにせよ，彼らはその病気がどれほど有害なものであるかがわかっており，飢餓の誘惑についてもあらゆることを知っています．神経性やせ症から回復した人はたいてい，神経性やせ症がこの世で最も大切なものに思えた時期のことを思い出すことができます．そして，変わることが全く不可能に思え，神経性やせ症への傾倒が絶対的であった時期のことを覚えています．私たちには，これが理解できます．神経性やせ症では，「白黒思考」や物事を絶対視する考え方（つまり，「神経性やせ症は私のすべてであり，私は絶対にそれを手放さない」といった考え方）に向かう傾向があります．しかし，このような人たちに神経性やせ症から「一歩抜け出して」，自分自身のこの部分を（賢明で思慮深い友人に頼んで）「観察する」ように勧めるとたいていは，彼らの思考に最初にみられたものよりも若干の柔軟性がみられるようになることを私たちは知っています．例えば，あなたがこの本を読んでいるというまさにこの事実が，少なくともあなたの中の小さな一部分は，変化する可能性に関心があることを示しているのです．変わることには複雑な感情をうまく調整することが伴うため，それを決断することが容易ではないことを私たちはわかっています．私たちがこの段階であなたにしてほしいことは，変化の可能性について**考える**ことだけです．以下のスケールは，あなたがこのプロセスについて考えることを手助けしてくれるでしょう．

▌変わることの重要性　ワーク

自分自身に対して次の質問をして，以下のスケールにマークをつけてください．

- 変わることはあなたにとってどれくらい重要なことですか？　10点満点で何点をつけますか？

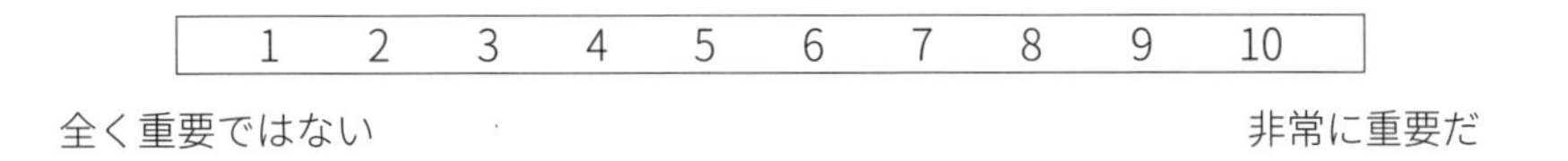

- 変わることに関するあなたの望み，理由，必要性について，文章を少し書くことができますか？

▌変わるための能力

自分自身に対して次の質問をしてください．

- 変わるための能力について，どのくらい自信がありますか？　10点満点で何点をつけますか？

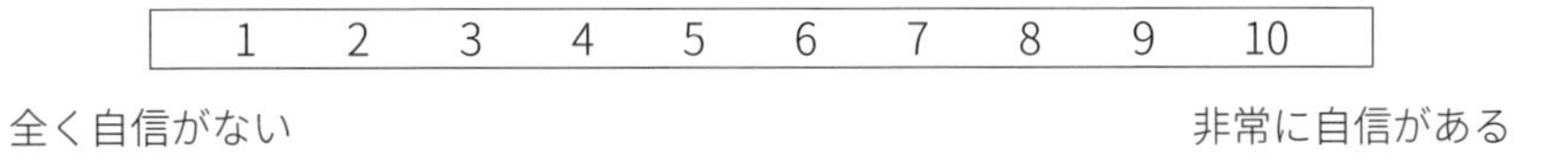

振り返り

それぞれのスケールに点数をつけたら，以下のことについて考えてみてください．

- なぜ，1や10ではなく，その点数をつけたのでしょうか？
- どうすればもっと高い点数をつけることができるでしょうか？
- もしもっと高い点数をつけているとすれば，あなた自身についてどのようなことに気づくでしょうか？
- もっと高い点数をつけるために，どのような援助をあてにする必要があるでしょうか？
- もっと高い点数をつけるために，他の人に助けてもらうことができるでしょうか？

Point 振り返りの時間をもつ

それぞれの練習で重要なことは，最後にそれについて振り返る時間をもつことです．ここで重要なことは何でしょうか？　自分自身や神経性やせ症との関係や，他者との関係について何を学んだのでしょうか？　その練習から導き出された行動が何かあるでしょうか？

神経性やせ症との関係

このセクションでは，あなたに自分の神経性やせ症のことを理解するようになってほしいと思っています．そうすれば，この生き方を続けるべきか，あるいは別の選択肢について考えるべきかを，情報を得た上で決めることができます．

Point

本書には始めるためのさまざまな練習を多く載せています．そのすべてがあなたにとって興味のあるものとは限りません．いくつかの練習はあなた自身とあなたの環境に合うように修正する必要があるかもしれません．これは教科書ではないので，これらの練習をずる休みすることも修正して取り組むこともあなたの自由だということを覚えておきましょう．ある練習をしないことにした場合は，その理由をはっきりさせるようにしてください．

それでは，患者さんのメアリーが以前私たちに話した，人間関係についての記述を読んでください．背景を少し述べると，メアリーは2人の小さな子どもをもつ20代半ばの女性です．彼女は人生における重要な人間関係を次のように述べました．

チャーリーとの関係のせいで，つまり，彼がどのように私に接するか，彼がどれほど不機嫌かによって私の体の調子は悪くなるし，彼が私のことを悪く言っているのはわかっているけれど，私にはやっぱりチャーリーが必要です．私は彼との関係がどういう状況なのかわかっていますし，重要なことは，彼は恐ろしい世の中から私を守ってくれると思うのです．彼がそう言うのです．とにかく，彼のおかげで，私は少なくとも誰かが私を愛してくれていて，私のためにそこにいてくれると感じることができます．彼は絶対に私を見捨てることはないと思っています．たとえ彼が私を傷つけ，ほかの友だちと付き合えないようにしたとしても，また，たとえ彼が私には彼以外の人は必要ないからという理由で私に教師を辞めるように言ったとしてもです．私には彼がそこにいない状況なんて想像もできません．長い年月の中で，チャーリーと離れていると自分自身を見失うようになってしまったのです．見知らぬ悪魔より，知っている悪魔の方がまだましです．

今度は，関係性についての以下の記述を読んでみてください．これは，２人の子どもをもつ30代半ばのオリーブという女性がかつて私たちに話した内容です．オリーブは大学院生です．

毎朝，私は家を出るのに苦労しています．というのは，アナが私に太って見えると言うのです．それに，朝の早い時間は元気がなくて，足も痛いので，それで家を出るのに一苦労するようになったというのもあります．自分自身の「半身」だけが，私の幼い娘といっしょにいるように感じます．アナは私の関心をすべて求めるので，私の体は本当に犠牲を払い始めています．このような状況にもかかわらず，私はそれを変えようとは思っていません．なぜなら，アナは一番の友達であり，彼女は私のためにいつもそこにいてくれましたし，親しみやすく，私を元気づけてくれるからです．大切に思っていた人は皆，私から去ってしまったけれど，彼女はどこにも行きませんでした．とにかく，彼女はしっかりしていて，私を安心させてくれるように思えるのです．彼女と一緒にいればいるほど，彼女なしの生活は考えられません．もちろん，私は大学では集中しようと頑張っていますが，同じコースの人たちと交流するエネルギーはありません．私は育児を十分できていませんが，アナはそれを変えたくはないでしょう．

もうあなたには，この２つ目の記述は神経性やせ症との関係について述べたものだとわかったことでしょう．つまり，神経性やせ症がもたらす損失と，それと同時にもたらしてくれる親しみと安定感について書かれているのです．メアリーの状況は少し異なっていました．彼女は，自分が巻き込まれたある男性パートナーとの虐待的な関係のために，女性のためのシェルターに入ったり出たりすることにかなりの時間を費やしてきました．結局彼女はこの関係から離れましたが，この関係が彼女にとってどんな意味をもっていたかを上のように記述したのです．この２人の女性が耐え抜いている肉体的，精神的な苦しみを聞かずにいることは難しいことですし，このような関係へ彼女たち自身が傾倒していることを目にするのもまたつらいことです．人々は，家庭内暴力の犠牲者にとって，「木を見て森を見ず」となってしまうことから抜け出すのがいかに困難かということはよく理解しますが，神経性やせ症にも類似点があることは驚くべきことでした．たとえあなたが神経性やせ症を虐待をしてくるパートナーとは決してみなしていないかもしれないとしても，自分自身がいる位置をバランスよくみるために，賢明で思慮深い「友達」を用いるべきです．私たちの経験では，神経性やせ症を友達と敵の**両方**として体験することは非常によくあることです．あなたは神経性やせ症をどのようにみていますか？

神経性やせ症を外在化する

私たちが確実にわかっていることが１つあります．それは，あなたはただの神経性やせ症を患っている誰か，というだけの存在ではないということです！　あなたは神経性やせ症をもって生まれてきたわけではありません．あなたを現在のあなたにしているものの多くは，神経性やせ症の影響を超えたものです．それは例えば，遺伝子，人生早期における人間関係，気性，中核的価値観，直観といったものです．あなたは自身の性格，価値観，考え，経験をもつ１人の人間なのです．

目隠しを取り除いて神経性やせ症を「観察」するために，私たちは，あなたが神経性やせ症の心的イメージを広げて，もっと言えばそれに名前（おてんば娘，モンスターなど何でも）をつけることを提案します．あなたはすでに心の中にあるイメージをもっているかもしれません．そのイメージを信頼できる治療仲間や治療者と共有することを考えることが役に立つでしょう．

少し時間をとって次のことを考えてみてください　ワーク

神経性やせ症についての私のイメージは……

- 神経性やせ症についてのイメージから，私自身のことや私と神経性やせ症との関係，変わることを決断したときに直面するさまざまな困難について，どのようなことがわかるだろうか？
- そのイメージはどのようなものだろうか？　私の神経性やせ症についてのイメージの特徴，特性，雰囲気はどのようなものだろうか（例えば，冷たい，温かい，とげとげしい，柔らかい）？

いくらか時間をかけてこのイメージを集めたら，あなたの神経性やせ症について，親しい友人に説明しているかのように２～３行で描写してみてください．例えば，アンは神経性やせ症について次のように描写しました．

それは生意気そうにみえる別バージョンの私で，大きな目と人目につくむき出した歯をもっていて，「トリクシー」と呼ばれています．赤い色をしていて，彼女に触れる人には，誰に対してもすぐにカッとなります．彼女はほかのどんなものよりも完璧主義と成果に価値を置いていて，どのような犠牲を払ってでもアンをやせさせようとしています．

▌次に数分時間をとって，あなたの心の健康な部分について考えてみましょう

次に少し時間をとってあなたの残りの部分，つまり神経性やせ症の下に存在する「あなた」について考えてみてください．目を閉じて，あなたのこの部分，つまり神経性やせ症ではない部分に関するイメージを集めてください．以下の問いをきっかけにして，自分自身をガイドしてください．

- あなたの心の健康な部分について考えてみたとき，どのようなイメージや出来事を想像しますか？
- あなたの心の健康な部分の目標と動機はどのようなものですか？
- その特徴，特性，雰囲気はどのようなものですか？

▌私の心の健康な部分は……

次に再度，親しい友人に説明しているかのように，あなたの心の健康な部分について 2，3 行で描写してみてください．

リディアは，彼女の中核的な自己を，閉じられた花の中心部分のようなものと考えていました．彼女は，花びらによって隔絶され，すっぽり包まれてしまっている多くの可能性に気づいていました．彼女は，友だちと一緒に出かけた際に自然に笑っている自分のイメージをもっており，そのイメージによって，以前よく楽しんでいたことを思い出しました．彼女はほかのどんなことより，愛情のある関係を大事にしていて，自分自身のその部分を誠実な友人のようなものだと考えています．

治療の目標の 1 つは，あなたの心の健康な部分を強化することです．このプロセスの最初のステップとして，あなたの心の 2 つの部分，つまり神経性やせ症の部分と健康な部分を比較してみることが役に立つでしょう．先ほどのイメージを覚えておいて，さまざまな生活の領域において，これらの異なった部分がどのように作用しているかを考えてみてください．

自分の中のさまざまな部分を比較する

次の**表 2-1** では，生活の領域をいくつか特定しています．そして，あなたの心の健康な部分と神経性やせ症の部分を比較していくために，少し例を挙げています．それぞれの領域に関係するあなた自身の体験と感情を加えて，この表を完成させてみてください．

表 2-1　ワーク

生活の領域	神経性やせ症の部分	健康な部分
栄養摂取／セルフケア	例：ルールと指示に従う，カロリーを計算する，食品のラベルを詳しく調べる，不安，心配，罪悪感	例：食べ物を幅広く選ぶ．ほかの人と食事をシェアする．元気で，精力的であり，栄養状態が良い．自由，冷静であり，満足していて，エネルギッシュである
身体的健康		
精神的健康		
仕事／学業		
家族や友人との関係		
恋愛関係		
レジャー活動		

神経性やせ症との関係を理解する

友達としての神経性やせ症

神経性やせ症から回復した人は私たちに，人生におけるつらい状況のときに神経性やせ症が起こったと話すことがよくあります．本当の苦難，つまり，大切な人を失うことや人間関係のストレス，学業において求められることについての苦しみを私たちに説明する人もいます．一方で，人間関係についての心配，人生における変化（例えば転校する，大学生活を始める），自分がうまく馴染んでいるかどうかについての心配といったものにまで及ぶ，多くのより小さな心配について話す人もいます．きっかけが何であろうと，人々は神経性やせ症を人生の問題に対する解決法として体験していたときのことを思い出すことがよくあります．しかし興味深いことに，回復に近づくにつれて，神経性やせ症の否定的な側面，つまり友達とは思えない側面を私たちと共有するようになるのです！　私たちはその側面に取り組むことになるのですが，差し当たっては，神経性やせ症の体験の中で何が良かったのかをあなたには考えてほしいと思います．多くの人が，私たちに神経性やせ症の肯定的な側面について話します．目隠しを取り除いて，あなたが神経性やせ症のありのままの姿をみるための私たちの旅においては，このような肯定的な側面を認識することが重要です．

表 2-2 に，私たちが耳にする肯定的な発言のいくつかを挙げました．それぞれの発言について，あなたの人生にどれくらいそれが当てはまるかを考えて，その例を挙げてみてください．それから，今現在のあなたにとって，このことがどれくらい重要かについて，0 〜 10 点（0 ＝全く重要ではない，10 ＝極めて重要）で点数をつけてみてください．遠慮せずにあなた自身の例をたくさん追加してみて下さい．

表 2-2　ワーク

発　言	例を挙げてください	重要度（0 ～ 10 点）
神経性やせ症のおかげで安全でいられる		
神経性やせ症のおかげで感情が和らぐ		
神経性やせ症のおかげで私は力があると感じることができる		
神経性やせ症によってほかの人とコミュニケーションがとれる		
神経性やせ症は避難経路のようなものである		
ほかにもありますか？ 自分自身の発言をここに追加してください		

神経性やせ症が提供する友情の感覚に本当に触れるために，次の練習をあなたにしてほしいと思います．「私の友達としての神経性やせ症」に手紙を書いて，この友情関係があなたにとって何を意味しているのか，何をあなたにもたらすのか，何からあなたを守るのか，について詳細に述べてください．この手紙を書くときは，できるだけ率直に，そして自由に書くように努めてください．深く掘り下げて，心の底から伝えるようにしてください．あなたの傷つきやすい自分自身に話をさせるようにしてください．

Point 感情の「熱」を高める

このセクションでは，私たちはまず最初に，準備として物事のリストを書き出すという練習を提案しました．それから，あなたに手紙を書くことを求めています．あなたはこの2つの作業を両方することは不必要だと考えて，リストをつくった後でやめてしまうかもしれません．私たちの経験ではその手紙は間違いなく何かをもたらします．神経性やせ症は人々の感覚を少しだけ麻痺させ，感情から切り離す傾向があります．通常は手紙を書くことによって上手く思考と感情を結びつけることができます．そのため，手紙を書くことによって物事をずっとリアルに感じることができ，ほんの少しの「感情の熱」がもたらされます．もっと高い「熱」に対する準備ができているのであれば，あなたは自分自身に対してその手紙を大きな声で読み上げてもよいですし，親しい人がそれを聞いているところを想像してもっと高い熱をもたらすこともできます．あるいは，支援者や治療者に対してそれを読み上げることもできます．少し恐ろしいことのように思えるかもしれませんが，これによってあなたは，何があなたのためになるのかを最も上手く判断できるようになるでしょう．これは，あなたが前に進むのを手助けするために，安全な方法でリスクをとる1つのやり方です．

ワーク

前述の**表2-2**のアイデアを使って，「私の友達としての神経性やせ症」に宛てた手紙を書いてみてください．

以下は，神経性やせ症を1年ちょっとの間患っていた18歳の優秀な学生であるキャリーの例です．

親愛なる私の友達，神経性やせ症へ

私は，あなたが私の友達であることをとても幸運に思っています．私のためにいつもそこにいてくれて，私を見捨てないでいてくれて本当にありがとう．新しく学生生活を始めたとき，私は良い友達をつくろうと必死で，危うく孤独に圧倒されそうになっていました．また，自分が溶け込めていないという不安があまりに強く，あなたのことに集中することでこの状況に何とか対処できたのです．あなたは私に上手くできる何か，達成できる何かを与えてくれます．あなたのおかげで，私は，好かれているかどうか，成績が一番よいかどうかといったことを気にせずにいられます．正直に言うと，あなたは，すべてが上手くいっているのではないことを母にわからせるのを手助けしてくれています．母はいつも私に幸せでいてほしい，ただ笑っていてほしい，そして，ぐずぐずせずにするべきことをしてほしいと思っていますが，あなたがここにいてくれることで，母は私のばかげた生活に気づいて，本当のことを知るようになると思います．私が本当に落ち込んでいると感じるときにそばにいてくれて，私のために多くのことをしてくれてありがとう．

愛を込めて，
キャリー

敵としての神経性やせ症

このセクションでは，神経性やせ症の経験においてよくなかったことや，生活において神経性やせ症が役に立たず，妨げになっていたことについて考えてほしいと思います．もしあなたが長い間神経性やせ症を患っているのであれば，神経性やせ症の日常性から離れて，それをいくらか客観的にみるようにしてみてください．もしあなたが神経性やせ症になったばかりであれば，自分自身に目隠しをしないようにしてください．あなたが今いる状況の不都合な点はどんなことでしょうか？

再び，それぞれの領域について，それがあなたの生活にどのように当てはまるかを考えて，例を挙げてみてください．それから，今現在あなたにとってそれがどれくらい重要かを0～10点(0＝全く重要でない，10＝極めて重要）で点数をつけてみてください（**表2-3**）．

表 2-3　ワーク

領　域	あなた自身の例	重要度（0 〜 10 点）
人間関係		
健　康		
仕事／学業		
経済状況		
ほかに何かありますか？ あなた自身の例をここに加えてください		

次に，「敵としての神経性やせ症」に宛てた手紙を書いてみてください．できるだけ自由に，率直に，そして自分自身に対して正直になってください．私たちと一緒に取り組んできた人たちは，神経性やせ症との関係に触れる際に，この手紙がどれほど重要であったかということを繰り返し話しています．現在，神経性やせ症があなたにとってどういったものであるかということを思い切ってじっくり観察し，それに直面するようにしてください．

６年以上にわたって神経性やせ症を断続的に患っていたベンの例を示します．

親愛なる私の敵，神経性やせ症へ

私は何から書けばよいのかということすらわかりません．この数年間は，ぼんやりとした疲労感と空腹が続く中で，1日1日をただ過ごしていただけのように思います．あなたは私の健康だけでなく，獣医になる夢も奪いました．私は学校ではとても優秀でしたが，あなたのせいで私の頭はボーッとなり，今や大学に行こうとする情熱はなくなってしまいました．私には1人の友達が残されています．かわいそうな人で，私がずっと寒がっていて，もはや冬の間は外出したいと思わないので，私の家に訪ねて来てくれるのです．私は骨粗鬆症も患っていて，主治医には，私が以前楽しんでいた山登りやスキーのようなスポーツは，もはやするべきではないと言われました．私はときどき，あなた，つまり神経性やせ症に怒りを感じることがあります．あなたのせいで悲惨な状況になっているからです．でも同時に，あなたのいない人生を想像することができません．私はこの卑劣なヤツから逃れる方法がわからず，捕われたように感じ，自分自身を不快に思っています．あなたは私の人生を台無しにしてきました．そして，私があなたを止めない限りこれからもそうし続けるでしょう．私がまだほんの30歳だなんて信じられますか？　神経性やせ症，あなたは私の若い数年の時を奪ってしまいました．あなたはあまりにも早く，私を年老いた心配性な男にしてしまったのです．

悲しみとともに
ベン

さあ，今度はあなたの番です．

ワーク

前述の表のアイデアを使って，「敵としての神経性やせ症」に宛てた手紙を書いてみてください．

Point 高い基準をもつことをやめる

あなたに完璧主義者なところが少しでもある場合は特に，手紙を書くことは恐ろしく，そして時間のかかることだと思うかもしれません．その過程をそれほど恐ろしくないものにするために，次のようなことをしてみましょう．

- 心の底から生じてくることを書くようにしてください．つまり，あまり考えすぎないようにして，完璧なことではなく，ほどほどのことを書くようにしてください．
- コンピュータを使わずに，手で書いてください．
- 何時間もかけないでください．1 つの手紙を 10 ～ 15 分で書いてから，もう一方の手紙に移り，そちらも 10 ～ 15 分で書きましょう．必要であればアラームをセットして下さい．
- 友だちとしての神経性やせ症と敵としての神経性やせ症，あるいは神経性やせ症のある将来かそれのない将来か，それら両方への手紙に必ず同じ時間をかけるようにしてください．

振り返り

この課題をした後で，そこから学んだことを振り返ってみるとよいでしょう．

- この章の最初のワークシート（→ p.17）に戻って，変わることがどれくらい重要であるか，そして変わることにどれくらい自信がもてているかについて再び考えてみてください．今度はどんな点数になるでしょうか？

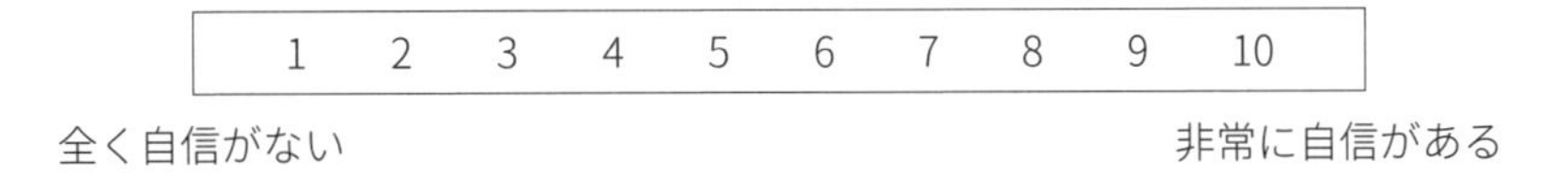

- この課題によって，あなたの中に何らかの感情が引き起こされましたか？

神経性やせ症は私の生活をどのように変えたのか？

長い期間神経性やせ症を患っているのであれば特に，あなたは人生にほとんど何も期待しなくなり，神経性やせ症のせいで自分に起こることを何でも受け入れることに慣れてしまっているかもしれません．勇気を出して一歩下がり，神経性やせ症があなたの生活をどのように変えてしまったかを考えてみてください．たとえあなたが神経性やせ症を患ってすぐの時期であっても，何らかの変化が生じていることでしょう．その変化に気づくことが重要です．この後の質問は，いくつかの生活領域を特定し，それぞれの領域についてあなたがどれくらい満足しているかを描き出すのを手助けするためのものです．

- **表 2-4** に挙げた生活領域のそれぞれについて，あなたがどれくらい幸せだと感じているかを考えてみてください．カラーペンか鉛筆を手にとって，左の列に**今現在**それぞれの生活領域において，あなたがどれくらい幸せだと感じているか，0（非常に不幸せ）～10（非常に幸せ）点で点数をつけてみてください．それからその右の列に，神経性やせ症が始まる**前は**，その領域であなたがどれくらい幸せだと感じていたか点数をつけてください．
- 今度は，現在と過去の幸福度についてつけた点数をみて，さらにその右の列に幸福度が変化した**理由**を書いてください．
- 現在と過去の幸福度の点数についてじっくり考えてみてください．これらを心に留めながら，それぞれの領域における改善が，あなたにとってどれくらい重要であるかを，0（全く重要でない）～10（非常に重要である）点で点数をつけてください．例えば，もし友達との関係を改善することが最も重要であるなら，それに10点をつけてください．もしある領域があなたに当てはまらない場合，例えば，パートナーがいないか，その領域については現在と過去の両方とも幸福度が10点であるなら，該当せず（なし）と書いてください．

表2-4　ワーク

領　域	現在の幸福度（0～10点）	過去の幸福度（0～10点）	幸福度が変化した理由	改善することの重要性（0～10点）
身体的健康				
社会生活				
仕　事				
学校／学業				
経済状況，法律上の問題				
食べ物との関係				
感情面の健康				
どれくらい運動するか				
配偶者やパートナーとの関係				
子どもとの関係				
親との関係				
親友との関係				
世の中，環境，宗教との関係				

バック・トゥ・ザ・フューチャー

どんなものも同じ状態でとどまることはないということを覚えておいてください．神経性やせ症を患っている今日の「あなた」が，5 年後の未来に神経性やせ症を患っている「あなた」と同じことを見たり，感じたり，したりすることはないでしょう．まず第一に，あなたの体は低体重により蓄積された影響に反応し始め，社会生活は長期にわたって損なわれ，あなたのキャリアは神経性やせ症のなすがままになるでしょう．神経性やせ症が続いた場合とそうでない場合に，あなたの将来がどのようなものになるかを明らかにすることと，それがあなたの望むことなのかどうかを確かめることは，やってみる価値のあることです．

さまざまな視点を獲得するために役に立つ方法は，あなたにとって状況が 5 年先の未来にどうなっているかを考えてみることです．次の**表 2-5,6** を完成させせてみてください．

- **あなたがまだ神経性やせ症を患っている場合**
- **あなたが神経性やせ症から回復した場合**

に，5 年後どのようになっているか考えてみましょう．

表 2-5　ワーク

神経性やせ症を患ったまま 5 年経った場合	それぞれの領域に起こっていると考えられること
身体的健康	
社会生活	
仕　事	
学校／学業	

表 2-5 続き　ワーク

神経性やせ症を患ったまま5 年経った場合	それぞれの領域に起こっていると考えられること
経済状況，法律上の問題	
食べ物との関係	
感情面の健康	
どれくらい運動するか	
配偶者やパートナーとの関係	
子どもとの関係	
親との関係	
親友との関係	
世の中，環境，宗教との関係	
全般的な幸福度	

表 2-6　ワーク

神経性やせ症から回復して5年経った場合	それぞれの領域に起こっていると考えられること
身体的健康	
社会生活	
仕　事	
学校／学業	
経済状況，法律上の問題	
食べ物との関係	
感情面の健康	
どれくらい運動するか	
配偶者やパートナーとの関係	

表 2-6 続き　ワーク

神経性やせ症から回復して5年経った場合	それぞれの領域に起こっていると考えられること
子どもとの関係	
親との関係	
親友との関係	
世の中，環境，宗教との関係	
全般的な幸福度	

振り返り

- 今，あなたは将来についてどのように考えていますか？
- あなたは，具体的にどのようなことが変わってほしいと思っているのでしょうか？
- 始めるために，あなたは具体的にどのようなことができるでしょうか？
- 最初のステップが上手くいったら，次は何をしますか？
- あなたは，ほかの誰か（もし誰かいるのであれば）にサポートや手伝いを頼むことができるでしょうか？　その人にどのようなことを頼むことができますか？
- 上手くいっていることを示すサインは，どのようなものでしょうか？
- 道から外れてしまった場合，どうやってそれを知ることができるでしょうか？
- 道から外れてしまった場合，どうしますか？

私たちはこれから，あなたが次の練習をすることを提案します．

何年も経ってしまいました．あなたは神経性やせ症をずっと患ったままです．すべてが間違った方に進みました．あなたが考えていたあらゆる否定的な結果が現実のものとなりました．あなたは１人ぼっちで，無力で，万策尽き果てたと感じています．あなたは１人の親友に手紙を書くことを決めます．その親友（その友達を女性だと仮定します）は海外にいたので，しばらく会っていません．あなたは，彼女があなたのことを気にかけていて表面的な情報にだまされないと思っていますし，彼女が帰ってきてあなたに会ったときに，とにかく彼女はすべてを理解するだろうと思っています．あなたは，過去に助けが必要であったときに，心理的かつ実際的なサポートを彼女が提供してくれたと感じています．あなたは，彼女を信頼することができ，あなたの今の問題を十分に率直な姿勢で話さなければならないと思っています．

あなたの友達に手紙を書く際には次の指針を考慮しましょう．

- あなたの体重はどうなっているでしょうか？
- どのような医学的合併症が起きているでしょうか？
- どのようなキャリアや仕事を追い求めているでしょうか？
- どこで，誰と暮らしているでしょうか？
- 誰があなたの友達になっているでしょうか？
- 恋愛関係を築いているでしょうか？　結婚しているでしょうか？　子どもがいるでしょうか？

Point 練習を最大限に生かすために改良する

- ５年後の未来が長すぎると思うのであれば，１年後の未来について考えてみてください．
- 未来について考える練習のバリエーションとして，回復するためにあなたがとった手段について，未来の自分が友達に説明する手紙を書くことが楽しいと感じる人もいます．

さあ，できるだけ現実的になって，現在形で話をしてください．次に示すのはローラの手紙の例です．彼女は神経性やせ症を患っている若い女性で，回復の旅を始める準備をしています．

親愛なるジェマへ

あなたが来月帰って来たときに近況を話し合うのを楽しみにしています．私は，あなたが５年前に行ってしまったときに中断したところから話を始められるように，あなたに私の現在の状況についてすべて話そうと思ったのです．私の話は共有するにはとても悲しく，あなたを動揺させるようなものですが，私はあなたを信じることができますし，以前そうであったように，あなたに正直に話すことで何か良いことが起こると信じています．

私の神経性やせ症は続いていて，もう 15 年間もそれと闘ってきたことになります．私の体重はこれまでで最低になっていますが，今は今までで一番不幸せです．私はこのような体重になることで，素晴らしいことがもたらされるだろうと本当に思っていました．でも，私は絶望し，行き詰まり，悲しみを感じています．

私は毎日厳しく食べ物を制限していて，「悪い」食べ物は完全に御法度です．このことは，あなたがご馳走だと思うどんなものでも，私はそれを敵とみなして，そういった食べ物を避けるために何でもしようとすることを意味しています．食べ物を準備することで１日が終わります．胃の痛みから気をそらすために無糖のキャンディーをしゃぶることで表面上はコントロールを保っています．空腹でお腹が鳴って目が覚めるので夜は眠れません．でも，もちろんこんなことに負けることはできないし，負けるつもりもありません．この絶望的な状況はいつか終わるのでしょうか？　ときどき，決して終わることはないだろうと思って怖くなります．

この病気は，思っていたよりもずっとひどく私の健康を損ねました．私は，やせこけてしまい，長時間車を運転することができません．というのは，手足が痛む上に年がら年中（夏場でさえ！）体が冷えているし，骨粗鬆症を患っていて，昨年の冬に道でちょっと倒れただけなのに足を骨折してしまったからです．背中に毛が生えていてゾッとするので，決して誰にも自分の裸を見せることはできません．だから，察しがつくとおり，最後にあなたに会って以来，私は誰とも性的な関係をもっていません．近くの店に歩いて行くときでもいつもふらふらします．たぶん，最も後悔していることは，私の心が体重を減らすことややせること，小さな服を着ること，完全にコントロールすることにとらわれている間に，私が以前抱いていた大きな目標が過ぎ去ってしまったことです．知ってのとおり，私はいつか母親になって，素敵な家族と一緒に素敵な家に住んで素朴な生活をしたいとずっと思っていたんです．それが今や全く不可能に思えます．このことをくよくよ考えていると，とても悲しくなり，絶望的な孤独を感じます．

私は，もう３年以上も働いていないし，絵を描いていません．私がどれほど絵を描くのが好きだったか覚えていますか？　私はスケッチをするために長時間立っていることがもうほとんどできません．私は両親と一緒に住んでいます．私たちの関係は変わってしまいました．両親は，私が死ぬのではないかと怯えてべったりくっついてくることと，私が自分自身と家族に対してしたことに腹を立てることの間を揺れ動いています．ジョン ―私の人生における愛する人― は，8年前に私の元を去りました．彼は，大切な人が自分自身をそんなふうに痛めつけるのを見ることにもはや耐えられないと言いました．彼はまた，子どものような体で基本的なケアまで親に依存している人と一緒にはいたくないとも言いました．それを聞いて私は傷つきましたが，全部本当のことだとわかっています．私はこの手紙を書きながら涙を流しています．神経性やせ症がどのように私の周りのすべてを破壊したかがわかるからです．今度私たちが会ったときに，大切な友達であるあなたが私を見ることに耐えられることを願っています．

このようなことにもかかわらず，私はかすかな望みにすがっています．私は5年前にあなたが，私が病気を克服するのを手助けしたいと申し出てくれて，知恵と愛情を分かち合おうとしてくれたときのことを覚えています．あのときは，変わることに挑戦することは難しすぎて，危険すぎるように思えました．でも，今や私にはほかに道がないことがはっきりわかっているので，以前あなたが寛大な心で申し出てくれた支援を受け入れたいと思っています．私は，この最初の一歩を踏み出して，勇気を奮い起こして手紙を書いたことをあなたが喜んでくれると思っています．

愛を込めて，ローラより

今度は，あなたが自分の友だちに手紙を書いてみてください．そしてそれを注意深く読んでください．自分自身を偽らないようにしましょう．正直に，そして率直になってください．あなたの友達が外で楽しく過ごし，どんどん人生を進んでいるのに，あなたは本当に摂食障害に拘束されたままでこれからの5年間を過ごしたいと思っているのでしょうか？　手紙を声に出して，自分自身に読み聞かせてください．このような予測を聞いてあなたはどう感じますか？　手紙を書いたことで，何か重要なことがわかりましたか？

36ページにある指針を参照してください．そして次に，2つ目の手紙を書いてください．5年後のあなたの状況を想像してみましょう．今回は，今すぐに回復に向けた取り組みを始めているので，あなたは神経性やせ症をうまく克服しています．現在の状況を思い起こすと，良くなるのにどのようなやり方が役に立ちましたか？　誰からのサポートが貴重でしたか？　どのようにして回復に向かう勢いをつけることができたのですか？　どのような障害を，どのように克服したのですか？　神経性やせ症のない未来はどのようなものですか？　それはあなたが目指そうとしている未来ですか？　つまり，それは自分の言動を自らが決めることができるような未来ですか？

さあ，手紙を声に出して，自分自身に読み聞かせてください．この未来が手の届くところにあって，自分のものになるだろうと考えるとどのような感じがしますか？　神経性やせ症を治して精神を自由にし，人生の楽しみを手にするだけでよいのです．ほかの人はみんな人生の楽しみを手にしているのに，なぜあなたがそうしてはいけないのでしょうか？　手紙を書いたことで，何か重要なことがわかりましたか？

Point 難しい課題と障害を克服する

- 神経性やせ症は人に，絶えず活発でいたい，活動的でいたいと思わせる傾向をもっています．人によっては，ワークを完成させることは，何も考えないようなやり方で「忙しくし続ける」ための１つの方法となり得ます．もしあなたが自分の中のこの傾向に気づいたなら，もっとゆとりをもって，練習に費やす時間と同じくらいの時間を内省することに使うようにしてください．
- 手紙を書くことを，くだらない，子どもじみた，奇妙なことだと思う人もいます．あなたに手紙を書いてもらうことは，あまり普通のことではないということは認めます．しかし，私たちの経験から，それが役に立つことがわかっているのです．試してみるまで，判断することをいったん保留してもらえませんか？
- この段階では神経性やせ症のある未来やそれのない未来について考えることは難しすぎて全くできないと思う人もいます．この段階ではそれでもよいでしょう．何がそれを不可能にしているのかということに気づくことが重要です．もしかしたらあなたの人生に何らかの大きな問題があり，もし神経性やせ症がなくなってしまったら，その問題が突然姿を現すことになるのかもしれません．

前に進む決断をする

今，変わることに取り組むのか，あるいは神経性やせ症を続けるのか，それを決断できるのはあなただけです．おそらく，それは単に１回きりの決断ではなく，今後数日，数ヵ月，数年にわたってなされる数多くのより小さな決断です．強力な力があなたを引き戻そうとするでしょう．思い切ってこの旅をしているほかの人と同様に，多くの間違いをすることを予期しておいてください．しかし，がっかりしないでください．なぜなら私たちは，どんな間違いをも有益な教訓に変えるスキルをあなたが身につける手助けをするつもりだからです．

あなたを導く原則

あなたの神経性やせ症の部分を少しの間横において，あなたの健康な部分に話をしてもらい，あなたの基本的な価値観や原則を私たちに話してもらうように勧めたいと思います．価値観や原則は不変のものです．おそらくそれは，しばらくの間，神経性やせ症の命令によって脇に追いやられ，目立たないようにされていたことでしょう．しかし，詳しく調べていけば，当然それを発見することができるでしょう．ご存じのとおり，神経性やせ症から離れることは，その後に何が残るのかがおそろしいので難しいと私たちに言う人もいます．それはまるで彼らが神経性やせ症の命令に従うことにすっかり慣れてしまっていて，1人で外へ出て人生に取り組むことは恐ろしいことのように思えるかのようです．私たちはあなたを安心させたいと思っています．神経性やせ症から離れることは当面は恐ろしく，不安定な感じがするかもしれませんが，あなたは常に前進することを手助けしてくれる頼れるものをもっているのです．それはあなたの中核的な原則です．どこにいたいか，どんな人になりたいか，どのような人生を送りたいかということに加えて，あなたの人生や神経性やせ症，現在あなたがいる場所について考えることの一環として，あなたの人生を導いてくれる原則と中核的な価値観を精密に描き出すことがとても役に立つでしょう．あなたがどこに行くにもそれをもっていくことができますし，また神経性やせ症がそれらを目立たせないようにしたとしても，それは依然としてそこに存在していると断言できます．さあ，それを掘り起こす作業をしてみましょう．

- 43ページの原則と価値観のリストを見て，あなたにとって**最も重要でないもの**，これまで決して重要でなかったものを**5つ**選んで，黄色でマークしてください．最も重要でないものを1として順番に並べてください．
- 今度は，あなたの人生を**導いてくれる原則**として**最も重要なもの**を**5つ**選んで，緑色でマークしてください．あなたにとって最も重要なものを1として，それらを重要な順に並べてください．
- では，神経性やせ症が始まる前のことを思い出してください．その時に最も重要だと思えた価値観は何だったでしょうか？

表2-7　ワーク

最も重要でない	最も重要である
1.	1.
2.	2.
3.	3.
4.	4.
5.	5.

振り返り

- どの価値観が最も強くあなたの神経性やせ症の部分に関係していますか？
- どの価値観が最も強くあなたの健康な部分に関係していますか？
- あなたが知っている歴史上の人物や小説，テレビの中の人物で，あなたがもちたいと思っている，あなたを導いてくれる原則に沿って生きているような人を誰か思いつくことができますか？（注：単にその人の容姿を理由に選ばないようにしてください）．
- 神経性やせ症のせいで，あなたの価値観が無視されたり，脇に追いやられたり，誇張されたりしたことがありますか？　あるいは，神経性やせ症はほかの何らかのやり方で，あなたの価値観の邪魔をしますか？
- あなたの価値観のどれかに，あなたが神経性やせ症の部分と闘うのを助けてもらえますか？

Point

神経性やせ症はあなたの価値観に混乱を引き起こすかもしれません．例えば，私たちの患者さんの多くは，誠実さ，正直さ，信頼といったものを高く評価していますが，神経性やせ症のせいで，不誠実になり，隠し事をし，時には嘘をつきます．そのため，身近な人は結果的にその人を信頼できないと考えるようになり，患者さんはそのことで葛藤するようになります．これは，その人がもっている別の価値観，つまり人に頼らないことを守るためになされていることが多いように思われます．しかし神経性やせ症は，独立，自律，管理といった，あなたを孤独にし，他者の愛やサポートから切り離された状態にするような価値観を強化し，誇張する傾向をもっています．ですから，あなたが異なった価値観の狭間でとても苦しんでいるのであれば，あなたの健康な部分と結びついた価値観に耳を傾け，それに従い，それに合致した行動をとるようにしてください．

最後に，この後に示す文章は，私たちの患者さんが，このモジュールを回復のガイドとして用いた経験について私たちに話したものです．

「始めよう」の章が提供してくれた足掛かりは，大きな支援となり，回復に向けたなだらかな道を私に与えてくれました．スケール（1 ～ 10 点）は私の心がどこにあるのかを考える機会を与えてくれ，どんな考え方で私がとても長い期間にわたって行動してきたのかを気づかせてくれました．回復過程のはじめから，私に現実的な目標の設定の仕方を助言してくれ，そのおかげで，私はこの病気がどれほど私の人生全体に影響を及ぼしているのかということに気づくことができました．

さらに，ただちに神経性やせ症を外在化するように助言されたことで，問題について自分自身を非難したり罰したりすることをやめるのが簡単になりました．代わりに，私はこの病気を擬人化して，イメージや名前を与えることができました．紙の上で，人生のさまざまな領域における幸福度を評価することによって（数字で書くことで），私の考え方がその時どこにあったのか，今どこにあるのか，将来どこにあるのだろうかということをよりよく理解することができました（これについても，その表の整ったレイアウトによって，考えを理解し，定式化することがより簡単にできるようになりました）．

表 2-8

受容 ほかの人と上手くやる	**正確さ** 考えと行動が正確である	**達成** 成し遂げる，達成する	**冒険** 新しくワクワクする経験をする	**魅力** 身体的に魅力的である	**権威** ほかの人を管理する	**美しさ** 身の回りの美しさを評価する	**世話** ほかの人の世話をする	**確実性**	**心地良さ** 快適で楽しい人生を送る
思いやり ほかの人のことを気に掛ける	**複雑さ** 多様で変化に富んだ人生を送る	**貢献** 持続的な貢献をする	**コントロール**	**礼儀** ほかの人に対して礼儀正しく思いやりをもつ	**創造性** 新しく独創的なアイデアをもつ	**信頼性** 頼りがいがあり，信用できる	**環境** 環境と調和しながら生きる	**誠実さ** 人間関係において，誠実で信頼できる	**名声** 知名度が高く，広く認められている
家族 楽しく愛情あふれる家族をもつ	**柔軟性** 新しい，不慣れな状況に容易に適応する	**寛容** ほかの人に対して寛容である	**友達** 親しい，支援してくれる友達をもつ	**楽しみ** 遊び，楽しむ	**気前のよさ** 自分が持っているものをほかの人に与える	**神の意志** 神の意志を探し求め，それに従う	**成長** 変化し，成長を続ける	**健康** 身体的に健康で健全である	**有用性** ほかの人の役に立つ
正直 正直で偽りがない	**希望** 肯定的で楽観的な見方を維持する	**謙虚** 控えめで出しゃばらない	**ユーモア** 自分自身と世の中の面白みのある部分に目を向ける	**独立心** ほかの人に依存しない	**勤勉** 人生の課題に十分に取り組む	**精神的な安らぎ** やすらぐ体験をもつ	**親密さ** 内に秘めた感情をほかの人と分かち合う	**公正** すべての人を等しく公平に扱う	**知識** 役に立つ知識を学び保持する
娯楽 リラックスし楽しむための時間をとる	**論理** 論理的で分別のある生き方をする	**愛されること** 身近な人から愛される	**愛すること** 他者を愛する	**適度** 極端なことを避け，中庸をとる	**浮気をしないこと** 1人の人と親密な愛情関係をもつ	**秩序ある行動** 秩序があり，整理された生活をする	**喜び** 気分が良い	**人気** 多くの人に好かれる	**権力** ほかの人を支配する
現実主義 現実的かつ実用的に考え，行動する	**責任** 重要な決定をして，それを実行する	**リスク** リスクを負ってチャンスをつかむ	**恋愛** 激しく，心躍るような恋愛をする	**安全** 安全で，不安がない	**自制心** 規律を守り，自分自身の行動を管理する	**自尊心** あるがままの自分を好きになる	**自己認識** 自分自身について，深く公正に理解する	**奉仕** 他者に奉仕する	**性的関心** 積極的で満足のいく性生活を送る
簡潔さ 必要最小限のものを持ち，質素に生活する	**特別**	**高い精神性** 精神的に成長する	**安定性** 適正な一貫性のある人生を送る	**強さ** 身体的に丈夫である	**成功**	**容認** 自分と違う人を受け入れ，敬意を払う	**伝統** 過去の決まったパターンを守る	**美徳** 道徳的に純粋で優れた人生を送る	**富** 大金持ちになる
世界平和 世界平和を促進するために働く									

第3章

人は1人では生きていけない
～サポートを得ながら取り組む～

私たちの患者さんが，以下のような内容を共有してくれました．

私が病気だったとき，それは神経性やせ症がひどかったときのことですが，私は本当に何を必要としているのかわかりませんでしたし，ましてやどうやって助けを求めればよいのかなんて全然わかりませんでした．暗い穴に落ちていて，皆が穴の中の私に向かって，「きちんとしなさい」，「たまには話を聞きなさい」と叫んでいるような感じでした．でも，私はとても遠くにいたので彼らの言っていることが聞こえませんでしたし，穴の中でどうにかしようともがいていたので，彼らが言うことを気にかけることはどのみちできなかったのです．良くなろうと何度も試みてはずり落ちた後で，私は先生に診てもらうことにしました．先生は摂食障害の専門家で，本当に親しみやすい人でした．彼女に助けられながら，私は暗い穴を登って外へ出て，重要なことを学びました．私は，神経性やせ症は本心では私のためを思っているわけではなく，大事な友達ではないということ，そして，助けを求めてそれを受け入れられるようにならなければ，事態は変わらないだろうということを学びました．

私にとっては，助けを求められるようになることは，助けを受け入れられるようになることより簡単でした．私には，大切な人たちの視点からものごとをみるようにし始めることが重要なことでした．今気づいていることは，私の神経性やせ症のせいで彼らが傷ついたというか，そのせいで彼らは不安になり，私のことを常に心配し，毎日眠れない夜を過ごし，絶えず悩み，無力感を感じるようになっていたということです．

私にとって重要なことは，彼らと関わり，自分自身に影響を及ぼしてもらい，神経性やせ症に私の人間関係を決めさせないようになることでした．私は，神経性やせ症は私にとって物事を悪くするようなやり方で人々を行動させるということを学びました．いったんこのことに気づくと，私はよりうまく彼らに手助けをしてもらえるようになりました．このところ状況は少し良くなっていますし，状況が良くないときには私たちはそのことについて話をします．そして，ときどきですが，そのことを笑い飛ばすこともあります．

サポートを得ながら取り組む

私たちは常に，患者さんが神経性やせ症から回復するのを支援する際に，正しいサポートがどれほど重要であるかということに注目してきました．有害な人間関係と同じように，神経性やせ症も孤立した状況において力を得ます．それは，ほかの考えや影響力，可能性が閉め出されてしまうと，神経性やせ症の行動に挑むことができなくなるからです．しかし，いったん新しい経験をし，良い人たちと関わることを受け入れると，その支配力は緩み始めます．私たちは，あなたが神経性やせ症から立ち直るために，どのようなサポートが適切であるかを見極める手助けをしたいと思っています．

神経性やせ症の難しさの１つは，その状態が人間関係を混乱させてしまうことです．いうなれば，神経性やせ症は人間関係を汚染してしまうのです．神経性やせ症の患者さんがやせていくと，周囲の人はどんどん不安になり，絶望的に感じます．そうならないわけがありません！　大切な人たちは，あなたが人生に取り組んでいくのではなく，少量の食事の細かい点に強迫的にとらわれたり，繰り返し体重を計ったり，自分の部屋で隠れて運動をしているのを見ると，ものすごく不安になります．そうすると，そのような不安はさまざまな反応を引き起こします．例えば，あなたに関わるのをやめてしまうか，あるいはあなたの状態に気をとられ，少々巻き込まれすぎてしまうかもしれません．そして，そのどちらもあなたの回復に役立たないのです．さらに，神経性やせ症によって，自分自身やほかの人の感情と意図を読み取る能力は乱され，感情と欲求をほかの人に伝える能力が損なわれます．したがって，あなたは内心では強い感情を体験しているのかもしれませんが，あなたの表情は何を考えているかわからないように見えるのです．ほかの人はそれを間違って読み取り，あなたが横柄だとか「冷たい感じのする人」だと思うかもしれません．このような，神経性やせ症が引き起こす感情を読み取ることや表出することの難しさは，患者さんと身近な人たちとの間に口論や緊張関係を生み出す温床になります．

また，飢餓によってあなたはひどいストレス状態となり，逃走や恐怖の反応，停止する反応が容易に引き起こされます．脅しのサインには非常に敏感になりますが，世話や思いやりに対しては注意を向けなくなるでしょう．身近な人々は，恐怖と自責の念で麻痺したようになり，あなたから遠ざかる可能性があります．

神経性やせ症が引き起こす可能性があるパニックや緊張，怒りによる反応はほかにもたくさんありますが，残念ながらその多くは回復の役に立ちません．したがって，私たちが強調したいのは，**適切な**人からの**適切な**サポートを見極めることと，そして決定的なこととして，援助者に神経性やせ症の影響から**一歩身を引いて**支援することができるようになるのに役立つ情報とアドバイスをしっかり身につけてもらうことの重要性です．専門家は神経性やせ症が助長する有害な人間関係のパターンに巻き込まれないようにトレーニングされていますが，あなたの大切な人たちはそうではないということを忘れないようにしてください．あなたを支えようとしてくれている周りの人は心の底からの誠意をもっていることがほとんどですが，彼らもただの人であり，途方もないストレスのもとでは，当然ながら最良のケアを提供することはできないでしょう．実際に，神経性やせ症の患者さんの世話をすることで，臨床的に問題となるレベルの不安と抑うつが引き起こされることを私たちは知っています．それゆえ，あなたの周りの人には情報とアドバイス，そして理想としては，あなたを手助けするための多くのヒントを手に入れるための専門家からの情報が必要なのです．

私たちは，この章が，あなたのために適切にサポートしてくれる人を見極める手助けとなることを願っています．また，あなたをサポートする人たちのための資料となることも期待しています．あなたの大切な人たちがこの章を読み，それがあなたたちに何をもたらすかを話し合うように強く勧めたいと思います．

心の練習

子育ての教科書にはっきりと書かれているように，ひどく腹を立てたり欲求不満に陥ると息を止める子どもがいます．おそらくこれは，彼らの短い人生において，ある程度のコントロールする力を奮い起こし，反抗し，自分がどれほど怒っていて追いつめられたように感じているかを見せたるための行動なのです．当然のこととして，子どもは大人より無力です．あなたのすぐ目の前で，小さな子どもが息を止めているところをちょっとだけ想像してみてください．実際，周囲の大人をうろたえさせるほど長く息を止めることが本当に上手くできる幼児がいるのです．もしあなたの知っている子どもが，顔が青くなるまで息を止め，さらに，バランスを崩してふらついたり，めまいを起こしたり，意識を失ったとしたら，その子どもを止めるために，あなたはどのようなことをするでしょうか？　以下は，自分たちの子どもが息を止めているところに直面したときに，親がどうするかを述べたものです．

- 子どもをゆする
- 子どもに向かって叫ぶ
- 子どもに水をかける
- 立ち去って，子どもを無視する
- 腹を立て，非難する

このように，その状況にいる親は，通常は子どもに対する良いしつけとは思えないような行動に駆り立てられるのです．彼らはパニック状態によって引き起こされる行動は何でもしますし，子どもに起こっているただならない状況を終わらせるために必要なことはどんなことでもします．

明らかに同じことではありませんが，大切な人が神経性やせ症によって悪化していくのを見ることには，いくつかの類似点があります．食べることは，まさに息をすることと同様に基本的な欲求です．私たちはみんなしなければなりませんし，しないで済むような特権や特別な力をもっている人は存在しないのです．ですから，目の前で大切な人が食事を止めたり減らしたりして，体と幸福を破壊するところを，手を出さずにじっと見ていることは無理なのです．その上，神経性やせ症の体と行動は非常に目立ち，見る人を刺激するものです．大切な人たちの中に途方もない混乱と無力感を引き起こし，それによって極端な反応が生じます．ですから，周りの人が，あなたが「理想的」だと考えるやり方で神経性やせ症に反応しなくても，どうか驚かないでください．

この章の１つの目的は，神経性やせ症の患者さんが，なぜサポートしてくれる人たちの反応が必ずしも自分がしてほしいと思っていることとは同じではないのか理解するのを手助けすること，そしてサポートしている人が神経性やせ症とそれが引き起こす混乱から一歩下がって，その病気が自分たちの中に引き起こすかもしれない反応によりよく気づくよう手助けすることです．

Point

あなたをサポートしてもらう人は誰が最もよいのかをどのように選びますか？　あなたの健康を改善することを最も手助けしてくれそうな人は，最も身近な人ではないかもしれません．親とパートナーを健康を回復する旅に関わらせることは重要ですが，あなたをサポートするためには，きょうだいや友達，ほかの信頼できる人や治療者の方が，感情的反応の面で「安定を維持する」ことができるので，実際のところはより適任なのかもしれません．誰か思い当たる人はいますか？

孤立と侵入

神経性やせ症の逆説の１つは，その人自身はたいていひどく孤立していてほかの人から切り離されていると感じているのですが，同時に，身近な人はその苦しみを見ていて，助けたいと強く思っていることです．残念ながら，助けようとする善意の試みは妨げになることがあります．あなたの身近な人たちは，最良のサポートをあなたに提供していると確信しているでしょうか？あなたはどう思いますか？　あなたは自分のために健康的な選択をしたという理由で，人を遠ざけるようにしていませんか？　あるいは，ほかの人と共有できないあなた自身に関する秘密はたくさんあるのでしょうか？　あなたは拒絶されることをおそれていますか？　優しさや信頼，思いやりといったこととつながりをもつことは難しいですか？　しかし，それはあなただけのことではないのです．あなたの身近な人にはどのようなことが必要でしょうか？　あなたの病気は彼らにどのような影響を及ぼしていますか？　孤立と侵入の間のバランスを上手くとることは簡単なことではありません．

身近な人を観察する

この項目では，一歩下がって，家族やパートナー，親しい人たちのものの見方について考えてみてください．神経性やせ症はとても目立つ病気です．秘密にすべきことではありませんし，人々はその病気から距離をとろうとしても，どうしても引き込まれてしまいます．私たちは，家族やパートナーはこの状況をとても困難に感じ，治療が必要になるレベルの不安と抑うつを伴う高度なストレスを感じることを見いだしました．彼らは助けが必要なことを認めています．身近な人への簡単な支援と助言が彼らのストレスのレベルを下げ，不安と抑うつを改善することもわかっています．また，彼らはこの病気についてもっと知る機会を与えられたなら，もっと役に立つ，害の少ない支援を提供することができます．それによってあなたは二次的な恩恵を受けることができます．したがって，身近な人たちについて考えることには２つの潜在的な利益があるのです．彼らを助けることで，自分のことも助けましょう．

援助者の権利と責任

優れた実践のためのNICEのガイドラインでは，臨床家は，患者の身近な人たちに対して，病気に関する資料と助言を提供し，彼らのニーズを考慮すべきであると述べられています．したがって私たちは，この決まりに沿って，サポートする人のために短い資料を作成しました．この本の最後（→ p.279）に，付録として掲載しています．より詳しい内容は，摂食障害の専門家と摂食障害から回復した患者さん，経験豊富な援助者によって書かれた本の中に記載されています[1)]．

身近な人に会う

もしあなたが治療を受けているなら，援助者には，あなたをサポートできるように手助けする目的で，少なくとも２回のセッションが提供されるのが理想的です．臨床家は身近な人と会った際には，一般的に彼らがこの病気について抱いているであろうどんな疑問にも答えてくれるでしょう．神経性やせ症の影響は誰の目にも明らかであるため，秘密にしておくことは不可能です．身近な人はあなたを守るためにどうすればよいかを知りたがっていることが多く，医学的リスクをとても心配していることを私たちは理解しています．

もしあなたが臨床的なサービスを受けていないのであれば，あなたとあなたの大切な人が一緒に考えるために役に立つサポートについての考え方があります．

私たちは，支援者と神経性やせ症の患者さんの間によく生じる，あまり有益でない人間関係の行動パターン〔動物に例えて説明します．本章の後の部分（→ p.53）を参照してください〕と，そのほかの相互作用の形について述べるつもりです．私たちは，家族や身近な人はたいてい，自分たちが現在行っていることは患者さんを助けるための最善の方法ではないかもしれないと理解していることを見いだしました．援助をしている人は，いったん手助けがあれば進んで異なったアプローチを試みる意思があります．そのためには，さらに別のサポートが必要になるかもしれません．このワークブックのプログラムによってあなたが前進することができている場合に，私たちはこのサポート形式が上手く機能していることがわかるのです．

あなた自身とあなたの身近な人について考えてみましょう．おそらく，**表 3-1** に回答を書き込むことができるでしょう．

変化への旅において，あなたをサポートしてくれる人と一緒に取り組むことは，計り知れないほど貴重なことになるでしょう．しかし，サポートしてくれる人は誰かを考えるために時間を使うことはやってみる価値があります．次の**表 3-1** は，あなたをサポートしてくれそうな人が，どれくらいサポートするのにふさわしいのかを決める手助けとなるでしょう．

ワーク

- あなたをサポートできそうな人の名前：＿＿＿＿＿＿＿＿＿＿＿＿＿＿＿＿

- **表 3-1** に書き込んだ後で，それぞれの項目の数字を足して，合計点を出してください．
  合計点：＿＿＿＿＿＿＿＿点

表 3-1

	4	3	2	1	0
自分自身の問題について話をすることはどれくらい簡単ですか？	非常に簡単	かなり簡単	わからない	かなり難しい	非常に難しい
その人はあなたの食行動について批判的，あるいは容易に取り乱しますか？　その人はあなたの食行動を自分に対するあてつけととりますか？	決してない	まれに	ときどき	しばしば	いつも
あなたの食行動に改善がないとしても，あなたはその人と話をすることができるでしょうか？	間違いなくできる	おそらくできる	できるかもしれない	おそらくできない	間違いなくできない
あなたが誰かを必要とするときに，無条件で，道徳的に脅すようなことをしなくても，その人はいつもそこにいてくれると信頼することができますか？	間違いなくできる	おそらくできる	できるかもしれない	おそらくできない	間違いなくできない
もしあなたが神経性やせ症を克服したとしたら，その人はどのような反応をするでしょうか？	非常に喜んでくれる	かなり喜ぶ	わからない	私が自立し，人生が上手くいっていることに喪失感を覚え，少し嫉妬するだろう	脅威を感じ，新しい役割と新しい生き方を見つけなければならなくなるだろう
その人とどれくらいの頻度で連絡をとっていますか？	少なくとも週に１回	少なくとも２週に１回		少なくとも月に１回	月に１回未満

・**16～20点**：あなたは身近にとても良い援助者がいる幸運な人です．間違いなく，摂食障害を克服しようとする際には，この人にサポートしてもらえるように頼むべきです．あなたは，変わることについて考える時間をとるために，このカギとなる人と定期的なミーティングの予定を入れてもよいでしょう．あなたが試してみてわかったものを共有したり，神経性やせ症を治す闘いにおいて彼らがどのように協力できるかを考えたり，健康的な行動を実行するための計画を立て，そのやり方を考案することを彼らに手助けしてもらうために，そのミーティングを用いることができるでしょう．

・**11～15点**：現時点では，その人があなたを可能な限り効果的にサポートできるかどうかははっきりしません．この本の最後にある付録1（→ p.279）を読めば，あなたをサポートするのを難しくしている原因がわかるかもしれません．問題の所在を分析することが最初のステップになります．

・**0～10点**：現時点では，その人は変化の妨げとなる可能性があります．一方で，彼らは血縁や法律によってあなたと結びついています．私たちは，極端に「動物的な行動」をとる家族や身近な人は，情報を与えられることによって最大の利益を得ることを見いだしました．ですから，ただちに彼らを拒絶するようなことはしないでください．実際のところ，彼らはあなたと治療者の合同での面接に招くべき人たちなのです．彼らがダチョウのようになって難しいことを避けようとしないことが，あなたにとって重要だということを忘れないようにしてください．あなたは取り組むことによって何かを学びます．たぶんそれは，彼らが，あるいはあなたが，まだ準備ができていないということなのでしょう．

援助者のものの見方を採用する

神経性やせ症があなたを罠にかける主なやり方の1つは，身近な人たちとの関係を断ち切ってしまうことです．孤立と孤独があなたに忍び寄り，あなたの精神を打ちのめすのでしょう．身近な人に関わってもらうことが，前進に向けた最初のステップです．

この本の最後にある身近な人たちに向けた付録を読んでみてください（→ p.279）．それはあなたの体験と関係があるようにみえますか？　一歩下がって，次のページに書かれている動物の比喩とその行動パターンをみてください．あなたやあなたの神経性やせ症との関係の中で，身近な人たちはこのような行動パターンをとっていますか？　おそらくそれは，あなたとあなた自身の別の部分との関係においても起こっていることでもありませんか？

おそらく，あなたは身近な人の考えを理解することができ，この後に手短に述べているような行動を引き起こしているのは何なのかを考えることができるでしょう．

動物たち

- **「クラゲ」**：これは強い悲しみや，不安または怒り，もしくはその両方が透けてみえ，そのような感情にすっかり「入り込んで」いることを意味しています．その結果，人生をより大きな視点からみることが難しくなり，感情の海を潮の流れに乗って漂う傾向がみられます．身近な人たちは，高ぶった感情を表出してあなたを圧倒していませんか？
- **「ダチョウ」**：これは，つらいことや困難なことを扱うのを避けることを意味しています．あなたの周りの人たちは，仕事に打ち込んだり，あるいは，あなたに近づかないようにし，食器の上にわずかな食べ物しかないことに気づかないふりや，あなたが病気だとは聞いていないというふりをして，あなたの神経性やせ症のことを無視していませんか？　おそらく，あなた自身も自分の体との関係において，ダチョウになってしまっているのではないでしょうか．
- **「カンガルー」**：これはほかの人をお腹の袋の中に入れておき，過保護に扱うことを意味しています．あるいは，あなたがカンガルーの赤ちゃんだとすれば，お腹の袋の中にとどまり続けることを意味します．あなたは安全ですか，それとも窒息しそうですか？　神経性やせ症は，ほかの人がさまざまな決定をしてあなたの人生をコントロールし始めてしまうような立場にあなたを追いやっていませんか？　神経性やせ症はあなたが独り立ちするのを妨げていませんか？
- **「サイ」**：ほかの人（身近な人たち，個人的に指導してくれる人，労働衛生に関わる人）は，あなたに対して過度に指示を出したり，威圧的ですか？　神経性やせ症は自ら武器を持ってやり返しますか？
- **「テリア」**：あなたは絶えず非難されたり苦しめられたりしていますか？　それは単にほかの人からそうされているのですか？　あるいは，神経性やせ症の声によってですか？

Point

どの動物の比喩があなたの大切な人に完全に当てはまるかを分析しようとすることにこだわらないようにしてください．以下に述べるように，そうすることは全く役に立ちません．人は自分自身の中に，ストレスを受けたときに出たり引っ込んだりする，いくつかの部分をもっているという観点から考えてみてください．あなたの大切な人は，たいていの時間は穏やかで内省的であるかもしれませんが，あなたの体重が落ちるやいなや，彼らのテリア状態が作動するのです．あるいは，父親はこれまでずっと強い人であり，家の外では常に強気な態度をとっているとあなたは思っているかもしれませんが，食事の時間になると，彼はもはや強気ではいられず，クラゲ状態になってしまうかもしれません．

同じように，あなたのどの部分がこれらの比喩に当てはまるかという観点から考えてみてください.

ジェニファーは彼女の専門的なキャリアにおいては，あらゆる課題を受け入れ，問題を解決するのが本当に上手な人で，「やり手」として知られていました．しかし，自分自身の常に明白な神経性やせ症のことになると，ダチョウのままでした．同様にリックは，入院するときまでは孤立しており，ダチョウのような態度をとり続けたものでしたが，入院すると現実がやっと十分に理解されて，クラゲとテリアの間を揺れ動くことになったのでした．

身近な人と神経性やせ症との関係

不安やルールに駆り立てられた行動，神経性やせ症の一部である細部への注目が，家庭生活にも広がることはよくあることです．自分自身に対して以下の質問をしてみてください．

1．あなたはほかの人に安心を求め，確認行動を手伝ってもらったり，別の方法で安心させてもらえるように彼らを巻き込んだりしていませんか？

2．家族は，あなたのスケジュールややり方に合わせなければならないですか？

3．あなたは，身近な人の食事内容や行動に影響を及ぼしていますか？

4．あなたの問題は（例えば食べ物の内容を制限したり，ゴミを出したり散らかしたりすることによって）ほかの人に影響を及ぼしていますか？

5．人との楽しいコミュニケーションが，完全に止まってしまっていませんか？

これらの質問のいずれかが自分自身に当てはまっているのであれば，あなたは神経性やせ症がどのようにして人間関係を損なっているかということを考え始めることができます．それは家庭生活の核心部分にこっそりと入り込むのです．

目指すべき動物

私たちは，身近な人に，イルカやセントバーナード犬のもつ資質のいくつかを真似することを目指すように勧めています．

「イルカ」のように知恵を使ってサポートすること．「干渉しない」形のサポートを提供すること，例えばあなたを海の上に浮かばせながら，やさしく押して少しずつ動かすようなことです．

セントバーナード犬のように，あなたが危険に囲まれているとき，優しさと思いやりをもって一緒にいること．もしかすると，もっと多くの助けがやってくるのを待つことや，あなたの体力が回復するまで待つことです．

あなたと同じように，あなたの家族と身近な人たちは変わることが難しいと思うことでしょう．彼らは間違いを犯しますが，それは学習に不可欠な要素です．家族が一緒に取り組むことができれば，彼らは神経性やせ症を経験したことによって互いがより親密になれたので，その経験を肯定的に評価していると述べることを私たちは見いだしました．

ほかの考え方を進んで取り入れる

神経性やせ症から回復することができる人は，しばしば率直で柔軟性があるため，変わることについての決断をほかの人の視点から検討することができます．あなたは，家族や親友があなたについて決断のスケールにどのように書き込もうとするかを考えることが，役に立つと思うでしょう．

ワーク

- 彼らにとって，あなたが変わることはどれくらい重要ですか？　1～10 の上にマークしてください．
- あなたにとって，自分が変わることはどれくらい重要ですか？　1～10 の上にマークしてください．
- このスコアの違いについて，どれくらい苦痛で，不安に感じますか？
- 同じようなスコアをつけるためには，どのようなことが起こる必要がありますか？

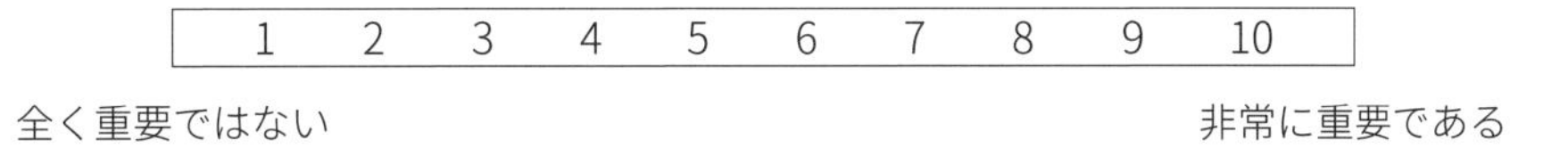

全く重要ではない　　非常に重要である

- あなたをサポートすることについて，ほかの人はどれくらい自信がありますか？
- あなたは，ほかの人があなたをサポートすることについて，どれくらい自信がありますか？
- このスコアの違いについて，どれくらい苦痛で，不安に感じますか？
- 合計で同じようなスコアをつけるためには，どのようなことが起こる必要がありますか？

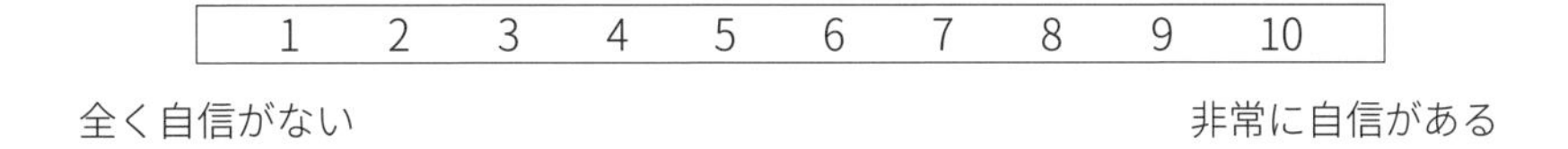

全く自信がない　　非常に自信がある

振り返り

神経性やせ症から一歩下がって，より大局的な見方をすることができる人の目を用いたとすれば，あなたはどんなことを学びますか？

このように，私たちの経験からいえば，適切な人を適切なやり方で関わらせることによって，神経性やせ症から回復しやすくなり，より扱いやすくなり得ます．もしあなたが孤立して，1人ぼっちのままだとすれば，神経性やせ症はいうまでもなく，どのようなものからも十分に回復することは容易ではありません．あるべき姿は，あなたとあなたをサポートしてくれる人が摂食障害の治療経験がある臨床家と話し合うことでしょう．そうすることで臨床家は，神経性やせ症に打ち勝つために，あなたたちが自分自身の個人的な特質を最大限に利用することをサポートすることができます．しかし，それが可能でない場合は，あなた自身と大切な人がこの本のような利用可能な資料を武器として身につけることを，強く勧めます．その結果あなたたちは，お互いに対して，また回復への旅の途中でストレスを感じたときのお互いのあり方に対して，気を配ることができます．

Point

- 人にサポートする機会を与えることは，信頼と強い絆の1つの指標です．
- 人と強い絆をつくり上げることは，あなた自身と強い絆をつくり上げる際の最初のステップです．

引用文献

1）Treasure J, Smith G, Grane A:Skills-Based Learning for Caring for a Loved One with an Eating Disorder: The New Maudsley Method. Routledge, 2007.

第4章

あなたの体の栄養状態を改善しよう

本章では，あなたの体の栄養状態について取り上げます．あなたが摂食障害の専門チームの診療を受けていれば，治療者と治療チームはあなたの体の栄養状態を評価し，定期的に観察して，あなたとともに改善に向けて取り組んでいくでしょう．もし，あなたが「1人でやっている」のであれば，かかりつけ医にあなたの体の状態を定期的に診察してもらうことを勧めます．この章に取り組むのに必要な時間や注意事項は，あなたの医学的リスクの程度によります．

Point 本章に取り組むにあたって，よく考えてみましょう！

神経性やせ症からの回復に向けて私たちが患者さんと一緒に取り組んできた経験からいえば，栄養に関する話題は避けて通れません．栄養の問題を扱う本章に取り組む前に，まずは次のことについてぜひ考えてみましょう．

- あなたが細かいことにこだわるタイプの人であれば，本章を読みながら，ズームアウトしてまずは大枠をつかみ，あなた自身の栄養状態の目標にできるような，3つか4つのカギとなるメッセージを得ることに焦点を当ててみましょう．神経性やせ症を悪化させるだけとわかっている項目は，すべて読み飛ばしてください．あなたの体の医学的リスクに応じて，じっくりと，注意を向けて本章に取り組みましょう．
- あなたが砂の中に頭を隠した「ダチョウ」のように，自分の体の栄養状態について知ることを少し避けているのであれば，少なくとも栄養と健康についての事実を学んでみましょう．どのように生活するかについて情報に基づいて選択できるようになるためには，本章をかなりしっかり読む必要があるのかもしれませんね．

栄養状態と健康のリスクについて理解しよう

まず，あなたの栄養状態についてあらゆる側面からできるだけ多くの情報を得ることから始めましょう．標準的な評価表を使ってみることで，やり忘れた項目がないかどうか確かめ，かかりつけ医も同じやり方であなたの健康のリスクをチェックできるかもしれません．

何をチェックするのか？

59ページの検査のガイドと，健康リスクに関与する項目（**表 4-1**）をみてください．かかりつけ医は，より包括的な身体測定と検査を行うでしょう．

身長と体重

身長と体重は，体格指数（Body Mass Index；BMI）を計算するのに用います．BMIは健康な範囲にあるかどうかの目安になります．体重の増減は，定期的にチェックされます．あなた自身のBMIを計算するには，本章の最後にあるBMIの表を参照してください（→ p.88）．

心臓と循環器系

脈拍数と血圧は，あなたの心臓が，体に血液を正常に送り出す十分な強さがあるかの指標となります．血圧は座位と立位で測定することで，立ち上がり負荷がかかったときにも，あなたの心臓が十分に機能しているかをチェックします．

皮膚の赤色あるいは紫色の発疹は，血管が弱く，周辺組織に少量の血液が漏れ出していることを示しています．

また，心電図検査は，心筋を働かせる電気活動が正常かどうかを示しています．

筋　力

しゃがみ立ちの筋力テスト（スクワットテスト）では，あなたの体幹の筋肉の働きを観察します．

体　温

体温は，体を温めるのに十分な燃料が保たれているのかを示します．

血液検査

血液検査は多くの項目，とりわけ次のようなことを示すために検査されます．

- 血液中に十分な燃料（グルコース）があるかどうか
- 血液細胞に十分な鉄分が含まれているかどうか
- 血液中の塩分（ナトリウム，カリウム，リン酸）が枯渇していないか
- 低タンパクになっていないか
- 骨栄養（カルシウム，ビタミンD）が低下していないか

- 肝臓の機能が損なわれていないか
- 骨髄の機能（免疫系）が損なわれていないか

あなたが治療中であれば，これらの検査は最初と 10 回目の面接，治療の最後に実施されます．また，健康状態の回復のとても重要な目安となるので，毎回体重測定を行います．あなたに特に気になることやリスクの高い徴候があったら，主治医がさらに検査を行い，必要に応じて，ほかの人に知らせたりして，できる限りあなたを保護することもあります．

下の表は，検査結果からリスクがどのように評価されるかを示します．

表 4-1

器官系	検　査	中等度のリスク	高リスク
身長と体重	BMI [*1]	＜ 15 kg/m^2 [*1]	＜ 13 kg/m^2 [*1]
	1 週間あたりの体重減少	＞ 0.5 kg	＞ 1.0 kg
	皮膚の発疹	–	発疹（皮下出血のサイン）
循環器系	収縮期血圧	＜ 90 mmHg	＜ 80 mmHg
	拡張期血圧	＜ 70 mmHg	＜ 60 mmHg
	起立性の血圧低下	＞ 10 mmHg	＞ 20 mmHg
	脈　拍	＜ 50／分	＜ 40／分
	手足の色や温度	–	濃い青色／冷たい
筋骨格系	肢帯の筋力低下	いくつかの低下のサイン	著しい低下のサイン
体　温	—	＜ 35°C	＜ 34.5°C
血液検査	全血球数	正常範囲外は注意	K（カリウム）＜ 2.5 mEq/L
	尿素，電解質検査（リン酸を含む）	—	Na（ナトリウム）＜ 130 mEq/L
	肝機能検査，アルブミン	—	PO_4（リン酸塩）＜ 0.5 mEq/L
	糖 (グルコース)	—	—
心　臓	心電図検査の脈拍	脈拍数＜ 50／分	脈拍数＜ 40／分，QT 間隔延長

＊1　訳者注：BMI による重症度分類について，国際基準（DSM-5）では BMI 15 ～ 15.99 kg/m^2 が重度，BMI＜15 kg/m^2 が最重度とされている．また，わが国の基準でも BMI15kg/m^2 以下が重度とされる．なお，日本摂食障害学会によるガイドラインは現在改訂中である．

次の表にあなた自身の検査結果を記録して，あなたの栄養状態が改善していくことを確認しましょう．

表 4-2　ワーク

器官系	検　査	治療前	10 週間後	治療終了時 (20 ～ 30 週後)
身長と体重	体　重			
	BMI			
	1 週間あたりの体重の変化			
循環器系	収縮期血圧			
	拡張期血圧			
	起立性の血圧低下			
	脈　拍			
	手足の色や温度			
筋骨格系	肢帯の筋力低下			
体　温	―			
検査結果	全血球数			
	尿素，電解質検査			
	肝機能検査，アルブミン			
	糖（グルコース）			
	心電図検査			
	骨栄養 (訳者注：カルシウム，ビタミンDなど)			
	その他			

Point　あなたの栄養状態は健康のサイン，それを目印にして健康を改善すること

神経性やせ症があなたの体の健康に及ぼしている影響について，自分を責めないことが大事です．その代わり，あなたのこの栄養状態のサインを目覚ましにして，これまでとは異なる栄養（食事）のとり方を選んで，あなたの体と心の調子が絶好調になるように励んでいきましょう．

自分自身の栄養状態についてあなたはどう考えているか，あなたの身近な人は同じ考えか

自分自身の栄養状態についてたくさんの情報を得たところで，考えてみましょう．最初に，栄養状態のレベルを示すスケールを使って，簡単な実験をしてほしいと思います．自分自身の栄養状態について考えてみて，次に示すことについてこのスケールに点数をつけてください．

ワーク

- あなたの栄養状態の点数は何点でしょうか？
  （訳者注：低い点数ほど，現在の栄養状態について改善しようとする心がまえができていないことを示します．高い点数ほど，その心がまえができていることを示します．）
- あなたの治療者や主治医は，医学的検査の結果を注意深く評価します．彼らは，あなたがこのスケールのどこに位置すると考えているでしょうか？
- あなたの両親や家族など，あなたの健康状態について心配している人はいますか？　その人たちは，あなたがこのスケールのどこに位置すると考えているでしょうか？

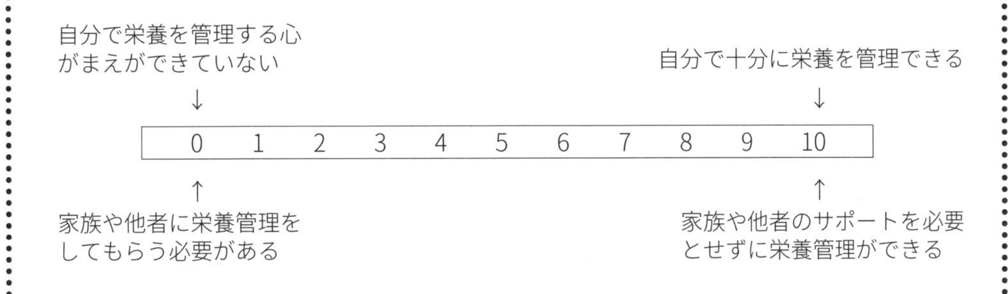

振り返り

- この実験から何を学びましたか？
  - ・それぞれのスケールの点数に，大きな差（2 点以上）があるでしょうか？
  - ・点数の差についてどのように考えますか？
  - ・もし，あなた自身のスケールの点数が，ほかの人のスケールの点数に比べて高かったら，それはなぜでしょうか？
  - ・それぞれの点数をもっと近づけるには，どうすればよいでしょうか？
- あなたが自分自身に対してつけた点数と，周りの人がつけた点数の差が大きければ，あなたの「神経性やせ症」は強力にあなたをだましていることが考えられます．

体に燃料を入れよう

あなたの体は，生命を維持したり機能させること，さらに身体的な活動やその他の活動，例えば成長したり怪我を治癒したり，また感染症と闘ったりするために常にエネルギーの供給を必要としています．さらにあなたの体は，食事の合間にも活動し続けたり，例えば病気などで十分食べられないときに備えて，炭水化物，脂質などの形でエネルギーを蓄えることも必要です．これらのエネルギーは食事によって摂取する必要があり，カロリーとして計算されます．人は一人ひとり違っていますし，個々の体に必要な量や活動の内容に応じて，毎日のエネルギー消費量は，人それぞれです．

私たちが必要とするエネルギー量がどのくらいであるかは，多くの人たちの膨大なデータの蓄積から推定できます．しかし，これは予測値であって正確な数値ではありません．日々，そして長い間に少しずつ変わっていきます．

あなた自身に必要なエネルギー量を概算することは役立つでしょう．メガジュール（MJ）で算定しますが，これは最終的にキロカロリー（kcal）に変換できます．

ワーク

ステップ 1

はじめに，あなたの安静時代謝量[*2]（resting metabolic rate；RMR）を計算しましょう．これは，あなたが日々，何も活動しなくても，生きているだけで必要とするエネルギー量です．

---

*2　訳者注：“resting metabolic rate”は，本来であれば「安静時代謝率」と訳すべきであるが，本書ではRMRをエネルギー量として扱っているため「安静時代謝量」と訳した．

表 4-3

性　別	年　齢	RMR（MJ）
女　性	18 〜 30 歳	0.0546 ×体重 (kg)+2.33
	30 〜 60 歳	0.0407 ×体重 (kg)+2.90
	60 歳以上	0.0424 ×体重 (kg)+2.38
男　性	18 〜 30 歳	0.0669 ×体重 (kg)+2.28
	30 〜 60 歳	0.0592 ×体重 (kg)+2.48
	60 歳以上	0.0563 ×体重 (kg)+2.15

→私の RMR は＿＿＿＿＿＿＿＿＿＿＿＿＿＿MJ です．

ステップ 2

次に，あなたの RMR に補正が必要かどうか検討しましょう．あなたが非常にやせていれば，あなたの体は，エネルギーを消費しすぎないように代謝量を低下させています．もしあなたの BMI が 16 kg/m^2 未満であれば，あなたの RMR を 0.9 倍します．

→私の 補正後の RMR は＿＿＿＿＿＿＿＿＿＿＿＿＿＿MJ です．

（訳者注：補正の必要がない場合は，ステップ 1 で計算した値と同じ値を記入しましょう.）

ステップ 3

最後に，あなたの活動レベルを考えましょう．身体活動はエネルギーを消費するので，あなたの平均的な活動量に合わせて，その分の係数を加える必要があります．あなたの補正後の RMR に，以下の表のとおり身体活動量に応じて掛け算をして，あなたの総エネルギー消費量 (total energy expenditure；TEE) を算出しましょう．

表 4-4

身体活動量	TEE（MJ）
平均以下	RMR × 1.49
平　均	RMR × 1.63
平均以上	RMR × 1.78

→私の TEE は＿＿＿＿＿＿＿＿＿＿＿＿＿＿MJ です．

ステップ 4

TEE を，メガジュールからカロリーに換算しましょう．英国人はほとんど，必要エネルギー量をカロリーで計算します（訳者注：日本人も同様）．ステップ 3 で計算した TEE（メガジュール）に 238.8 を掛けて，カロリーに換算しましょう．

→私の TEE は(＿＿＿＿＿＿＿＿＿)MJ × 238.8 ＝(＿＿＿＿＿＿＿＿＿)キロカロリーです．

（訳者注：これらの計算式により導かれる必要エネルギー量は，厚生労働省による「日本人の食事摂取基準」を元にして計算した日本人の 1 日必要推定エネルギー量とほぼ同様である．日本人の食事摂取基準について，詳細は厚生労働省ウェブサイト〈https://www.mhlw.go.jp/stf/seisakunitsuite/bunya/kenkou_iryou/kenkou/eiyou/syokuji_kijyun.html〉を参照のこと.）

カロリーと体重

あなたが体の必要量よりも少ない量しか食べないことが続くと，体の方は調整せざるを得なくなります．体は蓄えていたエネルギーを使い果たし，必須でないプロセスを止めたりペースを落として，必要なエネルギー量を少なくします．自分でもこのことに気づくかもしれません．無月経にもなりますし，冷えたり疲れやすくなります．腸管の動きが悪くなるので，お腹が張り，便秘になります．**表 4-1** には，あなたが体に必要十分な栄養を与えていないときに生じる症状が示されています．体のすべての働きを回復し，体を立て直して，健康的な体重を取り戻すのに必要な栄養を体に与えるために，もっと食べる必要があるのです．

体重を増やすには

健康な体の組織をつくるには，エネルギーが必要です．1 kg 体重を増やすためには，7,000 kcal あまりを摂取しなければなりません．ですから，あなたがもし 1 週間に 1 kg 体重を増やしたいと思っているなら，あなたは毎日，TEE 値よりも 1,000 kcal 多く摂取しなければならないのです．体重増加にちょうどよい目標は，1 週間に 0.5 kg なので，その場合あなたは TEE 値より毎日 500 kcal 余分に必要となります．

あなた自身の，体重を増やす計画を立てましょう　ワーク

- 私は，体重を 1 週間に＿＿＿＿＿＿＿＿kg 増やしたい．
- この目標を達成するためには，私は 1 週間で＿＿＿＿＿＿＿＿kcal（TEE）に加えて，＿＿＿＿＿＿＿＿kcal 余分に摂取する必要がある．
- したがって，1 日＿＿＿＿＿＿＿＿＿＿＿＿＿＿＿＿kcal 摂取する必要がある．

Point　カロリーは万人向けではない！

- エネルギー量（カロリー）は，ある人たちにとっては安心に繋がりますが（目安がある意味はっきりするため），中にはあまり役に立たないと感じる人もいます．
- カロリーにとらわれてしまい，何を食べてよくて，何を食べてはいけないのかをあれこれ考えすぎて，こだわりや不安が強くなってしまう人もいます．もし思い当たることがあれば，カロリーにとらわれないようにしましょう．シンプルに考えましょう．あなたの友達に，さほど頑張らなくても，これまでの人生の大半で，それほど努力せずに健康的な体重を大きな変動なく維持している人がいたら，カロリー計算をしているかどうか尋ねてみましょう．きっとしていないでしょう！

栄養素と栄養のリスク

体のすべての組織のすべての細胞は，調子よく働きダメージから体を守るために，燃料だけでなくほかの多くの栄養素も必要とします．**表 4-5** に，重要な栄養素を示します．ですが，もっとたくさんあることを覚えておいてください．

表 4-5

栄養素	血液検査	役立つ食べ物	注　意
鉄	ヘモグロビン	赤身の肉，特にレバー	お茶は鉄の吸収を阻害するので，食事と一緒にお茶を飲みすぎないようにしましょう．ビタミンCは鉄の吸収を増やすので，食事に野菜や果物を組み合わせるとよいです．
	鉄	卵	
	フェリチン	朝食のシリアルやパン ドライフルーツ 緑黄色野菜 大豆，レンズ豆	
カリウム	カリウム	ほとんどの果物や野菜類． 特にイモ類，バナナ，トマト コーヒー，ココア，チョコレート 肉，魚 牛乳，チーズ	嘔吐や下剤の使用は，血中のカリウム値を危険なレベルまで低下させる可能性があります．
ナトリウム（食塩）	ナトリウム	ほとんどの食物	嘔吐や下剤の使用，過剰な水分摂取は，血液中のナトリウム値を危険なレベルまで低下させる可能性があります．
タンパク質	—	牛乳，ヨーグルト，チーズ 卵 肉，魚 豆類，ナッツ パン，小麦のシリアル	—
リン酸	リン酸	牛乳，ヨーグルト，チーズ 肉，魚 ピーナッツバター	—
マグネシウム	マグネシウム	全粒粉のパン 全粒シリアル 牛乳，ヨーグルト 果物，野菜．特にバナナ	—
カルシウム	カルシウム 骨密度（DEXAスキャン）	牛乳，チーズ，ヨーグルト ナッツ，豆類	カルシウムを吸収するのにビタミンDが必要です．
ビタミンD	ビタミンD	青魚 卵，固いチーズ レバー，腎臓	日光浴もビタミンDの補給に役立ちます．しかしこれは北欧ではあまりあてにできません．
亜　鉛	亜　鉛	赤身の肉，特にレバー 甲殻類 ピーナッツバター，ナッツ，種子類 チーズ	鉄のサプリメントの過剰な摂取は，亜鉛の吸収を減少させます．

栄養サプリメント

あなたがしばらくの間，十分に食べていないようであれば，体内のビタミン類，ミネラル，脂肪酸は非常に欠乏しています．あなたの主治医や治療チームと血液検査の結果について話し合い，サプリメントが役立つかどうか考えてみましょう．

ほとんどの人にとって最も良い選択肢は，マルチビタミンとミネラルのサプリメントです[*3]．

骨密度が低下していたら，カルシウムを補う必要があるかもしれません．カルシウムのサプリメントには，カルシウムの吸収を助けるためにビタミンＤが含まれるものもあります．ビタミンＤを摂取しすぎると害になる可能性があるので，摂取しすぎていないか気をつけましょう．ビタミンＤの１日の摂取量が，あなたがとっているすべてのサプリメントを合わせて50 μｇを超えないようにしましょう．ほとんどの人にとって，10 〜 25 μｇ程度の摂取量が適当です．

特に，青魚を食べないようであれば，必須脂肪酸（オメガ３脂肪酸）のサプリメントを摂取することも考えてみましょう．気分の落ち込みが気になるようであれば，エイコサペンタエン酸（EPA）が多く含まれているサプリメントをとることを考えてみましょう．１日1,000 mgのEPAを摂取すると，気分の落ち込みを和らげるのに役立ちます．

あなたがビーガン食（訳者注：完全菜食主義の食事）や植物中心の食事を好むのであれば，マルチビタミン，ミネラルを基本としたサプリメントが必要でしょう．詳しい情報は，菜食主義のためのウェブサイト〈https://www.vegansociety.com/〉を見てみましょう．（訳者注：日本語であれば，日本ベジタリアン協会のウェブサイト〈http://www.jpvs.org/〉などが役立つでしょう．）

一般的なリスク

鉄と貧血

血球細胞は，体の器官のすみずみまで酸素を運ぶために鉄を必要とします．十分な鉄分をとっていないと，疲れ切ったように感じることもあります．

骨の健康

骨粗鬆症，つまり骨が脆くなることは，低栄養の深刻で長期的なリスクです．骨粗鬆症は，骨組織の形成に関与するホルモン（月経をもたらすホルモンと同じ）を含むいくつかの代謝プロセスが，体内の栄養を節約するために停止してしまうことで引き起こされます．骨は幼少期に急成

＊3　訳者注：原書には英国で販売されているサプリメントのブランド名が掲載されているが，本書では省略した．

長し，10 代になって再び急成長します．この時期に成長が遅れると，骨は正常な発達に比べ脆いままになってしまう可能性があります．骨の健康を守るために最も重要なのは，ホルモンが回復し，骨を強化してくれるように，体重を速やかに回復することです．カルシウムとビタミン D を十分に供給することも必要です．

あなたの主治医は，骨の健康のリスクについても，診察のときに評価し，骨密度を測定するために骨スキャンが必要かどうかを判断します．

骨粗鬆症，摂食障害について，英国の王立骨粗鬆症協会のウェブサイト <http://theres.org.uk> から，詳しい情報を得ることができます．（訳者注：日本語では，日本摂食障害学会のウェブサイト <http://www.jsed.org/> や摂食障害情報ポータルサイト <http://www.edportal.jp/index.html> で情報を得ることができます．）

脳の栄養

脳は，とても忙しく働く器官で，あなたが眠っている間も活動しています．知覚や思考，感情の調節，学習や記憶，全身のシステムをコントロールするために，1 日に 200 ～ 300 kcal を必要としています．

もしもあなたの脳に，必要なエネルギーや栄養の絶え間ない供給がなくなってしまえば，絶対に必須ではない活動はすぐに滞ってしまいます．健康であった脳の働きに，次に示すようなさまざまなことが起こります．

1．脳の大きさが小さくなります．
2．あなたの思考や感情だけでなく体に次々と影響を及ぼすストレスホルモンである，コルチゾールの産生を誘発します．
3．新しいことを学習する際の通常のプロセスが妨げられ，新しい情報に集中したり，学習したり，覚えたりすることが困難になります．
4．習慣にこだわり，容易には変えられなくなります．
5．食に関する考え方にとらわれ，気が散りやすくなり，集中力が低下します．
6．頑固になり，適応力や自発性が損なわれます．
7．思考は断片的になり，細部にとらわれて，ものごとを大局的にみることができなくなります．
8．ほかの人の感情を理解することが難しくなります．
9．否定的な感情に敏感になり，肯定的な感情を感じにくくなります．
10. 感情の調節が難しくなり，恐怖，不安感，怒りを強く感じるようになります．
11. 考える時間の多くは，不安に対処したり食べ物の恐怖に直面しないようにする方法を見つけたり，運動，嘔吐，絶食などのおそれている行動（いわゆる安全行動）の結果の埋め合わせやなかったことにするための方法を考えることに費やされます．

こうした絶え間ない不安が増大すると，食欲に影響を及ぼします．誰でも，カリカリしたり心配になると，食欲がなくなることは経験しています．「お腹の中に蝶がいる」（訳者注：緊張などでソワソワとしてお腹のあたりが落ち着かない感じを表す）ような，落ち着かない気持ちになります．こんなときにあなたは，不安を軽減しようとして，もっと食べないようにして，脳をさらに飢餓状態にし，その結果ますます不安になって，ストレスを感じるという悪循環に陥ってしまいます．こうした道のりを経て，摂食障害の罠に陥っていくと考えられています．

Point　神経性やせ症になる前の自分の体，心，感情の働きを思い出せますか？

いったん神経性やせ症が始まると，神経性やせ症の副作用が自分のすべてであるかのように患者さんは話しがちです．疲れやすく，落ち着きがなく，不安で冷たい感じが，まるで「その人そのもの」であるかのように感じるのです．1～11のリスト（→ p.68）を振り返り，今当てはまることをチェックしてみましょう．そして，あなたがチェックした各項目に関して，次の質問を自分自身に尋ねてみましょう．

1．ずっとそうだったのでしょうか？　もしそうでなければ，神経性やせ症になる前は，どうだったでしょうか？
2．これからの人生でずっと，本当に神経性やせ症の症状を引きずっていたいと思っていますか？

脳の栄養リスク表

次の表は，体重減少のさまざまなレベルで，標準的な脳に起こる障害の程度を示しています．個人差があるので，あなた自身の脳の活動を観察し，測定するのに役立つでしょう．あなたの考えや感情，感覚，イメージ，記憶や行動の内容を，1日の間に何回か書きとめてみましょう．摂食障害の患者さんの多くは，食事や神経性やせ症について考えることに費やす時間を確認してみると，いかに多くの時間を費やしているのかに驚きます．あちこち動き回ったり運動したい衝動に駆られることと，食事と神経性やせ症とが関連していることに驚く患者さんもいます．あなた自身についても，観察してみませんか？　あなたはこの表の，どこに位置するでしょうか？

表 4-6

BMI（kg/m²）	
＜12	・思考のほとんどすべて (90 ～ 100%) が，食べ物や「安全行動」[*4]（運動，体重を確認することなど）に関連する． ・作業記憶が低下し (25%未満になり)，注意力の低下と混乱がみられる． ・柔軟性に欠け，ルールに駆り立てられ，細部へこだわる思考が，最大 90%でみられる．
12 ～ 13.5	・80 ～ 90%が，食べ物や「安全行動」（運動，体重を確認することなど）に関連する．
13.5 ～ 15	・60 ～ 80%が，食べ物や「安全行動」（運動，体重を確認することなど）に関連する．
15 ～ 17.5	・30 ～ 60%が，食べ物や「安全行動」（運動，体重を確認することなど）に関連する．
17.5 ～ 19.5	・15 ～ 30%が，食べ物や「安全行動」（運動，体重を確認することなど）に関連する． ・通常の 80%よりは上だが，作業記憶が低下し，注意力の低下と混乱がみられる． ・柔軟性に欠け，ルールに駆り立てられ，細部へこだわる思考が最大 50%でみられる（これは個人の思考スタイルによって異なる）．
19.5 ～ 25	・個人の思考スタイルに応じた健康的で正常かつ柔軟な思考力がある．

＊4　訳者注：この「安全行動」とは，体重を何回も測定する，体のサイズや服のサイズを何度も確認する，食べ物のカロリー計算をする，といった行動を指している．

何を食べるか知ることは，なぜ難しいのか？

私たちの体は食事の摂取を調節し，必要な食べ物を持続的に取り入れるための，複雑で強力なシステムをもっています．このシステムは食べ物が不足しているときにも豊富にあるときにも柔軟に対応できるよう，数百万年以上にわたって進化してきました．しかし残念ながら，このシステムは，実のところ現代の環境とライフスタイルには適応していないため，特に健康的な食べ方からそれてしまった場合には，システムが上手くいかなくなることがあります．

自然な食欲の調節には，空腹感や満足感などの体からのシグナルや，食べ物を見たり匂いをかぐといった外界からのシグナル，日常の食事の手順のような学習経験からのシグナルといった，数多くのシグナルが用いられます．もし私たちが，体の空腹感や満腹感のシグナルをしばしば無視すると，このシステムは混乱してしまいます．もし，すべてのメッセージが満場一致して協力して働かなければ，意味不明の混乱したシグナルを受け取ることになり，何をいつ食べるべきなのか簡単に自信がもてなくなってしまいます．このように混乱すると，健康で正常な食生活を取り戻すことが難しくなり，摂食障害の罠にはまってしまいます．

健康な食行動における，こうしたシグナルの働きを理解することは役立ちます．

まず，協働するシグナルが 2 組あります．1 つめは，**短期的なシグナル**で，これはいつ食べ始め，いつ食べ終わる必要があるかを知るのに役立ちます．このシグナルは，食事の合間に働いて，胃の中にどれだけ入っているか，血液にどれだけ栄養が流れ込んでいるかといった情報と，いつもの食事時間やほかの人がどうしているかといった認知を結びつけてくれます．また，2つめは**長期的なシグナル**です．このシグナルで私たちの脳は，体の中に十分な栄養が蓄えられているかどうかを知ることができます．短期的なシグナルと長期的なシグナルは，一致しないこともあります．例えば，理解しがたいことですが，あなたの体に栄養が全く蓄えられていなければ，食後すぐ，胃が満杯になっていても空腹感を感じることがあります．あなたは満腹になっても，延々と食べ続けられるように感じて，体がどこかおかしいと感じるようになるでしょう．

あなたが幸いにも子どもの頃から，健康な食べ方を学習して練習していたのであれば，進むべき道を大きく間違えてしまっても，それまでに学習したことを思い出して，自分で気づくことができるでしょう．しかし，ダイエットやクリーンイーティング（訳者注：野菜や果物，穀物などを中心に，加工されていない食品を主にとる食生活のこと）に関する広告やウェブサイトなど，食に関する情報源は正しいものも間違ったものも多くあるので，そこから誤解を招くような情報を拾い上げ，健康な食事の調節の仕方について学んできたことが壊れてしまうことが容易に起こりうるでしょう．摂食障害のために，あなたはあらゆる方向からのメッセージに非常に敏感になり，どうしたらよいのかわからなくなってしまいます．

食への欲求は，栄養素の問題だけではありません．健康な人は食べることで，癒され，満足し，家族や友人，他人との繋がりを感じます．このような，感情のために食べることや，社会的な食事が，ほどよい割合である場合は，癒されたり人との繋がりを維持するのに役立ちます．感情のために食べることが，過剰に影響を及ぼすようになったら，私たちは体に必要な基本的な栄養素をとり入れるということを見落としてしまうかもしれません．

このような体のシステムは，**表4-7**に示すような形で働き，相互に作用することで，私たちが食事に関して決定するのを助けています．

表 4-7

体からのシグナル	個人の学習，記憶や経験からのシグナル	外界からのシグナル
・体に蓄えられた栄養素の量（脂質や炭水化物） ・胃や腸のほかの部分に食べ物があること ・炭水化物（グルコース）や脂質の血中濃度	・食べ物の好き嫌い ・食べることによる喜びや利益，罪悪感や不安感 ・食べることによる慰めや癒し ・学習された文化的な食習慣や期待 ・社会的な食事の楽しみ	・時刻 ・ほかの人が食べているかどうか ・食べ物の見ためや匂い ・食事が容易に手に入るか，難しいか ・多くの情報源からのメッセージ
↓	↓	↓
・ホルモンのシグナル ・神経のシグナル	・社会的な状況と期待 ・即時の慰め，癒しや気晴らしが必要か	・食事の時間をすぐさま認識すること ・どのような状況が食べるきっかけとなったか

↓

脳でこれらのシグナルを処理し解釈

↓

食欲と食行動

これらのシグナルが混乱したり妨げられることが続くと，異常な，そして不適切な食行動が生じることが，動物実験で明らかにされました.

動物はどのようにして，食べる量が不十分になり，飢えるようになるのか

動物は，以下のような場合には，食べる量が不十分になるでしょう.

- 慢性的なストレスにさらされている
- 食べ物が欠乏し続けているが，安全行動や気晴らしとして運動することが許されている

これらは，強迫的な運動があなたを神経性やせ症の罠にはまらせてしまうことの説明になります.

動物はどのように，食べすぎたり，過食してしまうようになるのか

動物は，以下のような場合には，食べすぎたり，過食してしまうでしょう．

- 栄養不足である
- 食べた後，胃の内容物が排出されている
- 食事を不規則に，予測できないときに与えられる
- 不規則な間隔で，とても美味しい食べ物を与えられる

動物がこうした状況にさらされると，規則的な食事に戻ったとしても，繰り返し食べすぎて（つまり，過食して）しまいます．過食は，最初の過食の原因となった経験の記憶を活性化させてしまうようなきっかけによって，それから数ヵ月経ってから誘発されることがあります．アルコールやニコチン，ほかの依存性薬物に依存状態になるときの神経の学習のメカニズムと，あたかも同じように働いているようなのです．

このことから，なぜ過食が神経性やせ症の経過の中でしばしば起こるのか，あなたもわかったと思います．過食が起こるのはよくあることですが，あなたがいくらか頑張れば，やっかいな強迫になる前に過食を止めることができるようになります．

人はどのように異常な食べ方を学習するのか

現代の環境ではとても美味しい食べ物が簡単に手に入るため，食べすぎはよく経験することです．

例えば，ダイエットによって食べ物が不足し続けたり，働き続けるために空腹を無視することが続くと，人は過食傾向に陥ります．嘔吐は，食事と満腹感について学習された相互関係を壊してしまいます．血糖値が変動し，空腹なのか満腹なのかがわからなくなってしまいます．

乱れた食行動の調節システムをリセットしよう

どうすればバランスよく食べることができるのかは，時間はかかりますが学習することができます．

次に示すようなことが役に立つでしょう．

- 空腹になりすぎないように，規則正しく食べて，欠食しないようにしましょう．血糖値が安定し，あなたの体は食事が確実に摂取できることを学習します．
- ゆっくり食べ，食べているものに集中しましょう．テレビや携帯電話などに注意をそらさないようにしましょう．
- 隠れて食べないようにしましょう．不安感や罪悪感が強くなってしまいます．
- 社会的な繋がりに関係するホルモンと食欲に関係するホルモンは，相互に作用するので，で

きれば誰かと一緒に食べましょう．胃腸をゆっくりと流れる食べ物を選びましょう．満腹感のシグナルとなる，末梢神経と腸管の知覚システムがよく働くようになります．

- グリセミック指数（GI 値）*5 の低い食べ物を選びましょう．血糖値の大きな変動や谷間がなくなります（このことに関しては，本やインターネットで情報を得ることができます）．
- とても美味しい食べ物が手に入りやすい環境は避けた方がよいかもしれません．
- 外出したときに，間食として食べるためにチョコレートやポテトチップスを持っておきたいかもしれませんが，家にいるときは常備しないようにしましょう．あるいは，血糖値が上昇しないように，食後に苦めの（カカオが豊富な）チョコレートを１つ食べましょう．
- 食べ物を吐き出したり，嘔吐したり，胃を空にしようとするのはやめましょう．健康的な満腹感をもたらすメカニズムが混乱するために，食べ続けることに駆り立てられます．あなたの体は，食べ物の見ためや匂い，香りに対してとても敏感になるでしょう．そうすると，食べ物への渇望や過食衝動の罠に陥ってしまいます．
- 健康的な体重を保ちましょう（BMI 19 ～ 24 kg/m^2）．もしあなたが低体重であれば，食べたいという生物学的な衝動は強く，常にそのスイッチが入ったままになるでしょう．食べることで喜びや恩恵を感じるメカニズムは過敏になります．低体重から回復する過程で，こうしたシグナルが再発しやすくなりますが，しばらくすると安定していきます．
- 食べることや強迫的な運動に頼りすぎないように，楽しんだり，心地よいさまざまな活動を見つけてみましょう．
- 人との交流をもっと楽しめるように，会話したり，一緒に過ごす時間をもてるような人たちとの社会的なネットワークづくりをしましょう．
- あなたのあらゆる感覚を満足させるように以下のような方法を活用しましょう．
  - ・触覚：体をいたわる治療，マッサージ，アロマセラピー，リフレクソロジー
  - ・嗅覚：香りつきのオイルを入れた温かいお風呂に入ったり，良い香りのする花を咲かせる植物を育てたり，ラベンダーの香りを衣類にしのばせてみましょう．
  - ・聴覚：音楽を演奏したり，聴いたり，公園で鳥のさえずりに耳を傾けたりしましょう．
  - ・視覚：自分の好きな絵や，お気に入りものを飾って，自分の部屋を心地よい環境にしましょう．自分の心の目で，平和な，喜びを感じる情景を思い浮かべられるように，瞑想の技法を学んでみましょう．
- このような活動はどれも，心を落ち着かせるシステムをもつ左脳を活性化させます．そして，右脳の働きである脅威とストレスへの反応としての，闘ったり，停止したり，逃げたりするシステムに対する解毒作用として働きます．

＊5　訳者注：グリセミック指数（GI値）とは，その食品によってどれだけ血糖値が上昇するか，つまりその食品に含まれる糖質がどれだけ吸収されるかを表す数値である．GI値が高い食品を食べると食後速やかに血糖値が上昇するが，GI値が低い食品を食べる場合は血糖値の変化は緩やかである．

振り返り

あなたが栄養についてもっと明快に考える手助けになるための情報です．

- 自分の体に効果的に栄養を与えることを考える準備ができていると思いますか？
- 食べることに関して，次のどの領域について始めますか？

1．十分な量を食べる
2．さまざまな食べ物を食べる
3．社会的なイベントとして食べる
4．規則的に食べる（欠食しない）

食べ物と飲み物を健康的に摂取すること

次の**図 4-1** は，健康的な食品群を 5 つのグループに分類して示しています．

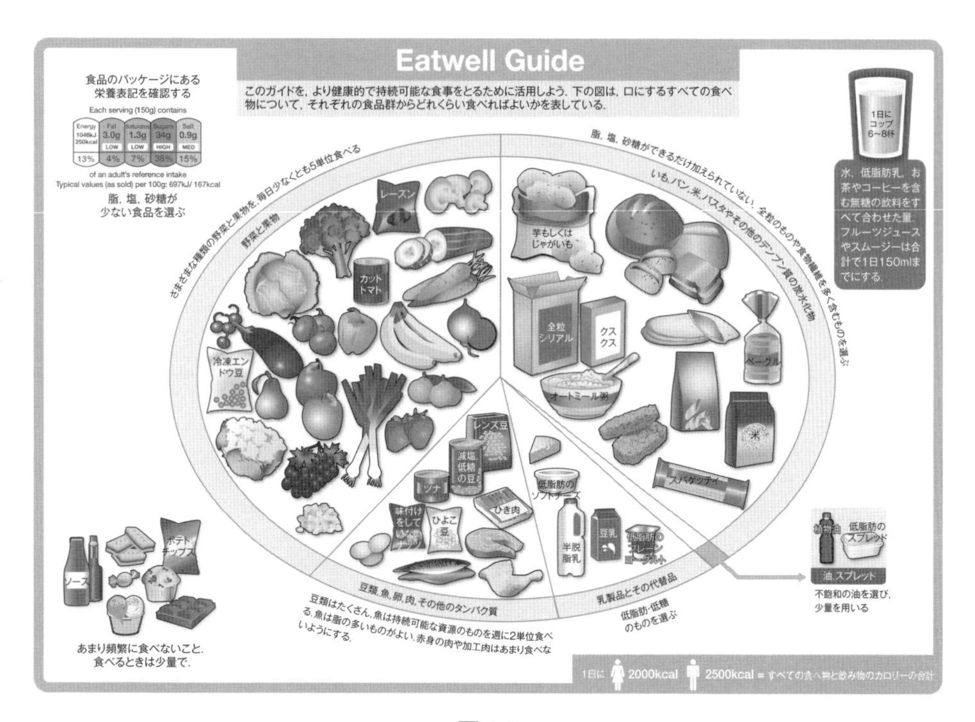

図 4-1

（Public Health England：The Eatwell Guide より翻訳）

一番大きい 2 つのグループは，一番とらなければいけない食べ物，つまりデンプン質のものと，野菜，果物を示しています．一番小さいグループは，良質な油と脂質の群です．真ん中の 2 つのグループは，牛乳と乳製品のグループ，そして肉や魚，卵，ナッツや種子類などのグループで，それぞれ異なる方法で必要不可欠な役割を果たしています．最後に円の外の左下にあるグループは，とても甘く脂質が豊富な食品で，ほんの少しのみとるべきものです．

バランスよく食べることで，必要なすべての栄養素を摂取し，どれくらい食べるかを調節するために必要なシグナルを体に与えることがしっかりとできます．そうすることで，あなたはひもじく感じて無性に食べたくなってしまったり，お腹がパンパンに膨れた感じがしなくなるでしょう．

それぞれのグループの食品について，なぜ大切なのか，あなたの食生活にどのように取り入れることができそうか考えてみましょう．もしあなたが，毎日3回の食事と1回の軽食を食べることを目標とするなら，さまざまなやり方で，必要な食品を取り入れることができるでしょう．

果物と野菜類

健康にとって，“5 A DAY”*6 が大切であることは，みなさん知っているでしょう．私たちは，体や心の健康のさまざまな側面において守るのに必要不可欠な幅広いビタミンやミネラルのために，さまざまな果物や野菜が必要です．また，心疾患やがん，うつ病や認知症などのさまざまな状態の予防にもなります．果物と野菜類は，心筋を含む筋肉の働きに必須のカリウムも供給します．下剤の使用や嘔吐などの排出行動は，体内のカリウムを喪失させるので，果物や野菜類は，それを補うのに役立ちます．果物と野菜類には腸を健康に働かせ，胃腸の健康を生涯保つための食物繊維も豊富に含まれています．

新鮮な果物やジュースを，朝食に盛り込んだり，間食，デザートとして食べましょう．サンドイッチや軽食にサラダをつけたり，料理に野菜を添えたり，ソースやキャセロール（訳者注：厚手の鍋を使った煮込み料理の一種）の中に野菜を入れたりしましょう．クランブルやパイ，焼きリンゴや，コンポートなどのようなデザートに果物を使いましょう．種類が豊富なほど良いのです！

果物や野菜を「とりすぎて」しまうこともあります．1日に8，9食分以上食べると，お腹が膨れる感じがしてほかに必要な食べ物を食べられなくなり，胃が痛くなったり，とりすぎたカロテンが蓄えられて肌の色が黄色くなったりします．さらに，食欲の調節機能が乱れたりします．例えば，サラダを食べすぎると，お腹が膨れる感じがします．しかしこのとき，栄養素は血液や脳にほとんど流れ込んでいないのです．

＊6　訳者注：“5 A DAY”（ファイブ・ア・デイ）運動は，1991年に米国の農産物健康推進基金（Produce for Better Health Foundation；PBH）と国立がん研究所（National Cancer Institute；NCI）が始めた健康増進運動．がんを予防するために「1日5サービング以上の野菜と果物を食べよう」というスローガンを掲げた．“5 A DAY”運動はその後，英国や日本をはじめとする30ヵ国以上で展開されるようになり，各国の文化や食生活によって独自に運動が展開されている．日本では，「健康のために野菜や果物をたくさん食べる」という趣旨のもと，2002年7月に「ファイブ・ア・デイ協会」が設立され，「1日5皿分（350g）以上の野菜と200gの果物を食べましょう」をスローガンに活動が行われている．

デンプン質の主食

デンプン質の主食は，脳が食事摂取を調整するための，強力なシグナルです．食後数時間の血糖値の安定した上昇と相まって，食後の満腹感が生じ，脳にごちそうさまの合図と，しばらく食休みをとるようメッセージが届きます．デンプン質の食品を規則的に食べると，過剰な空腹感の予防になります．あまりにも空腹になると，頭の中は食べ物のことでいっぱいになり，むちゃ食いや食事をコントロールできないといったリスクが高まります．

血糖値が数時間かけて「徐々に」上昇するような（低 GI），全粒粉や種を使ったパン，オートミール粥，ミューズリー（訳者注：オーツ麦にドライフルーツやナッツを加えたもの），オートケーキ（訳者注：オートミールで作られたクッキーやビスケットのようなもの），パスタ，さつまいも，玄米，シュレデッド・ウィート（訳者注：細く切った全粒小麦を１口サイズのビスケット状に固めたもの）などの高繊維シリアルといったデンプン質の食品を食べましょう．全粒粉パン，シリアル，デンプン質の野菜類は，タンパク質や食物繊維，そしてビタミン B や E，鉄分，亜鉛を含むビタミン・ミネラル類も供給します．これらの食べ物を，シリアル，オートミール粥，トーストとして朝食に取り入れましょう．全粒粉のパンやロールパン，クスクス，パスタサラダを軽食と合わせて食べたり，パスタ，米，じゃがいも，さつまいもなどを食事と合わせて食べましょう．健康的なおやつとして，トーストやスコーン，シリアルバーやオートケーキとチーズ，あるいはミルクをかけたシリアルを食べてもよいでしょう．

肉，魚，卵，ナッツ，種子類と豆類

このグループには，さまざまな食品が集まっています．これらはすべてタンパク質を含み，それぞれがさまざまな必須ビタミン類，ミネラル類，必須脂肪酸や食物繊維を含んでいます．肉や卵，豆類は，鉄分や亜鉛を含みます．青魚（注：イワシ，サーモン，マグロなど）は，脳や心臓の機能に必須の脂肪酸を含んでいます．ナッツや種子類は，細胞膜を形成するためのビタミン B やマグネシウム，食物繊維，良質な油を含みます．こうした必須の栄養素を摂取しなければ，現在そして将来の体や心の健康状態が損なわれるでしょう．肉を食べないのであれば，卵や緑黄色野菜，パンやシリアル，ドライフルーツから鉄分をとるように心がけましょう．青魚を食べないと，十分な必須脂肪酸やビタミン D を摂取できなくなります．サプリメントでとるようにするのがよいかもしれません．

このグループの食品は，毎日２～３回分摂取することを目安にしましょう．肉や魚，卵，ピーナッツバター，フムス（訳者注：ゆでたひよこ豆をペースト状にしたもの）などをサンドイッチに挟んだりサラダと一緒に食べましょう．これらの食品の中の１つを，夕食のおかずとして少し多めに食べるのもよいでしょう．ナッツや豆類は，おやつとして簡単に持ち歩いて食べられます．

ミルクや乳製品

ミルクやヨーグルト，チーズはカルシウムを豊富に含む食品であり，タンパク質やビタミン，カリウムの重要な供給源でもあります．カルシウムは，骨や歯を強くする栄養素です．急速な成長期，特に10代の頃には，体はカルシウムを急速に骨に蓄えて，骨を硬くすることでホルモン（女子ではエストロゲン，男子ではテストステロン）に応えます．低体重であれば，これらのホルモンの産生は低下する可能性があります．

カルシウム，タンパク質と，ビタミンDの減少が組み合わさると，骨のカルシウムが欠乏し，骨粗鬆症という重度の骨の脆弱化のリスクになります．あなたが25歳未満であれば，健康な体重を維持し，このグループから毎日4回分を目安に十分なカルシウムを摂取することで，骨を強くすることができます．

カルシウムや骨の健康について詳しく知りたいのであれば，国民保険サービス（NHS）のウェブサイトを参照してください．骨粗鬆症や摂食障害についての情報は，英国の王立骨粗鬆症協会の情報シートを参照してください（訳者注：日本語で見られる情報として，骨訴訟症財団〈http://www.jpof.or.jp/〉，日本骨訴訟症学会〈http://www.josteo.com/ja/index.html〉などの情報が参考になる）．

まずは，ミルクをかけたシリアルやオートミール粥を規則的な朝食として食べることでよいスタートをきれるでしょう．ヨーグルトやフロマージュ・フレ（訳者注：フレッシュチーズの一種），ライスプディングをデザートやおやつとして食べましょう．ミルクを使った飲み物，例えばカプ

訳者注：食事のバランスや1回分の食事の量について，日本での基準としては農林水産省による「食事バランスガイド」（**図4-2**）や厚生労働省による「日本人の食事摂取基準」〈https://www.mhlw.go.jp/stf/seisakunitsuite/bunya/kenkou_iryou/kenkou/eiyou/syokuji_kijyun.html〉が参考になる．

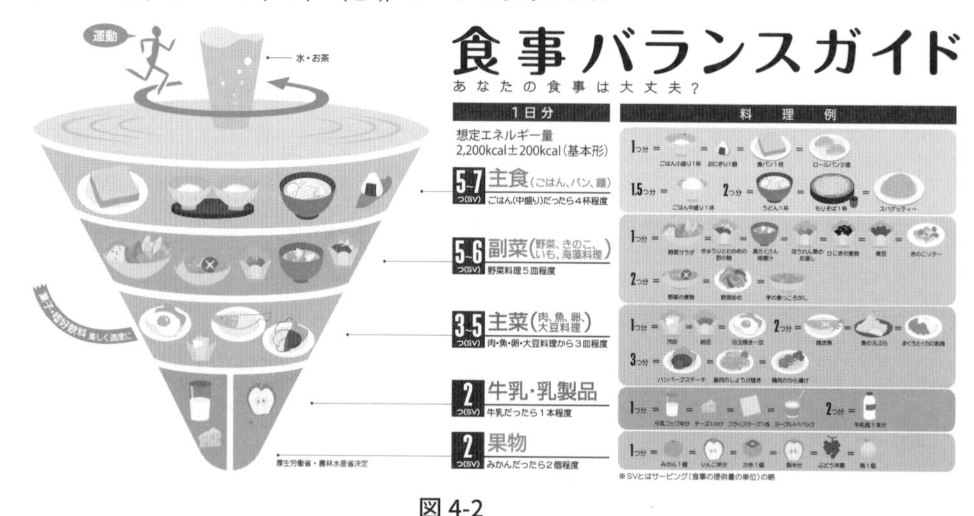

図4-2

（農林水産省：食事バランスガイド〈https://www.maff.go.jp/j/balance_guide/〉より）

チーノや，ホットチョコレート，ミルクセーキなどもよいでしょう．時には，マカロニチーズなどのチーズ料理を主食として食べたり，サンドイッチにチーズを挟んだり，おやつとしてオートケーキとともにとったりしてみましょう．牛乳が苦手であれば，カルシウムが添加された豆乳飲料を飲みましょう．米やナッツ製品など，その他のタイプの「ミルク」（訳者注：ライスミルク，アーモンドミルクなど）では，十分なカルシウムやタンパク質を摂取できないかもしれません．カルシウムを利用するにはビタミンＤも必要になるので，青魚や卵，チーズ，パンにバターをつけるなどしてとりましょう．骨粗鬆症のリスクがある場合（これまでにたとえ数週間でも低体重だった場合），ビタミンＤのサプリメントがおそらく役立つでしょう．１日に，10 〜 25 μ g 摂取しましょう．ただし，それ以上はとりすぎないようにしてください．

体のすべての細胞はタンパク質と脂肪からつくられているので，細胞の成長や，ダメージを受けた細胞の修復や新陳代謝のためには，タンパク質と脂肪が必要です．すべての身体機能を働かせている活性物質，ホルモンや酵素，感染症と闘ったり毒素などを除去するために必要な多くの物質はタンパク質でつくられています．健康を保つためには，タンパク質を常に摂取する必要があり[*7]，牛乳は私たちに必要な質の高いタンパク質を与えてくれます．英国の多くの人は，１日に摂取するタンパク質の４分の１を，ミルクと乳製品から摂取しています．

良質な油脂

私たちの体の細胞には，脂質からなる細胞膜があります．また，ホルモンなど，多くの物質は脂質からできているので，食事からきちんとした油脂を摂取する必要があります．青魚のほか，ナッツオイルや種油，オリーブオイルなどにこのような油脂は含まれています．オリーブオイルやナッツオイル，菜種油を，料理やドレッシング，ソースに使いましょう．脂溶性のビタミン（ビタミン A, D, E, K）は，チーズや卵，ミルク，バターやスプレッド，青魚，ナッツや種子といった，脂質性の食品に含まれています．

甘くて脂質が豊富な食べ物

健康な食事というのは，栄養素に限った話ではありません．甘く脂質の豊富な食品は，あまりとりすぎると身体的な健康にたいして役に立たなかったり，害を及ぼすこともあります．しかし，情緒的な健康や，社会的な健康にとっては必要です．満足感を得たり，心地よい気持ちになるのに，食べることの楽しみは欠かせません．食事から得られる喜びは，食欲を健康的にコン

＊7　訳者注：なお，日本人の食事摂取基準（2020 年版）においては，１日の摂取エネルギーに占めるタンパク質の割合について，18~49 歳は 13~20%，50~65 歳は 14~20%，65 歳以上は 15~20% であることが望ましいとされている．肉や魚のほか，豆腐やゆで卵などを一品加えるなどの方法で，タンパク質をより多く摂取することができる．

トロールすることの一部です．こうした食品を極端に避けようとすると，ひもじく感じてしまって，むちゃ食いに駆り立てられたり，食事をコントロールできなくなります．社会と繋がるための食事に参加するには，さまざまな食品を食べることが必要です．家族からの高価なチョコレートや，愛情のこもった手作りのケーキを断るのは，気持ちよいものではないでしょう．私たち誰もが，このような食べ物とは健康を損なわない程度に，ほどほどに付き合っていくことを普段から学ぶ必要があります．こうした食べ物は，食べすぎないように，あまり空腹でないときにとることが一番です．1日に1回か2回，ある時は少し多めに，そのほかの日には少し控えめにしてもよいでしょう．健康的な食事をとった後に，時にはデザートを食べたり，軽食の一部として，ポテトチップスやチョコレートをつまんだりするとよいでしょう．バースデイケーキを1切れ食べたり，ミルクたっぷりのコーヒーと一緒にクッキーを1枚食べるのもよいでしょう．こうした食品を少し食べることで食べ物を楽しめるようになりますし，あなたの友人や家族と心地よい気持ちで，一緒に食事を楽しめるようになるでしょう．

水　分

私たちは1日に，1杯約200～300 mLの大きなマグカップで6～8杯の水分を必要とします．私たちの体のすべての細胞は，どのような作用にも，水分を必要とします．体は，皮膚や呼吸から，また尿中に不要なものを排泄することで，常に水分を失っています．そのため，補わないと脱水になってしまいます．もし十分な水分を補充しなければ，頭痛が起きたり，例えば急に立ち上がるときなどに，一瞬立ちくらみがすることもあります．皮膚は乾燥してカサカサになってしまい，尿路感染症にかかりやすくなります．

嘔吐や，下剤の使用による排出行動は水分を失わせるため，すぐに脱水になってしまいます．治療者と協働して，排出行動を減らしていき，失った分以上の水分を補っていくように心掛けましょう．

水やお茶，コーヒー，ミルク入りの飲料や果物ジュースを飲みましょう．非常に活動的に体を動かしたときや，暑いとき，体調があまり良くないとき，アルコールやカフェイン類（コーヒーや栄養ドリンク）をとりすぎたときには，特に水分が必要です．アルコールや濃いめのコーヒーを飲むときには，1杯につきグラス1杯の水を飲みましょう．

水分をとりすぎてしまうこともあるかもしれません．1日2.5L以上とると，血液中の必要な塩分が薄まってしまい，あなたの心臓の機能に悪影響を及ぼします．

炭酸飲料も問題になることがあります．炭酸入りのダイエット飲料を多く飲んでいることに気づくかもしれませんが，自然な食欲調節機能の回復を妨げてしまいます．また，強い酸性であるために，頻回に飲むと歯を著しく痛めてしまいます．コーラや栄養ドリンクのようにカフェインをも含んでいると，不眠や，不安感を増悪させます．

1日を通じて，規則的に水分を摂取しましょう．1日3回の食事のときと，食事の間，そして夜に，少なくとも１杯ずつの水分を飲むことを心掛けましょう．

規則的な食生活の習慣

健康的な食生活には，**食事の枠組み**が必要です．

- あなたにとって必要な栄養素を摂取すること
- 食べすぎると害を及ぼすような食べ物は，あまり多く食べないこと
- 自分が何を食べたかを，ストレスを感じずに知ること

またこれらの枠組みに合わせて次のようなことができるように，時と場合によって**柔軟になる**必要もあります．

- あなたの生活におけるほかのニーズや活動に合わせて調整すること
- ほかの人があなたのために，そしてあなたと食べるために用意してくれた食べ物を分け合って一緒に食べること
- 新しい食べ物を試してみること
- 自分で食べ物を選べない，または選択肢が限られるような状況で食べること
- お祝い事や予期せぬイベントに参加できるように変化を起こしてみること
- 普通だと感じること

これらがうまくいくためには，厳しすぎたり，ルールに縛られすぎたりすることなく，自分のニーズや好みを満たすと確信できる食事の**枠組み**を頭の中に入れておくことが役立つでしょう．私たちの多くは自立した大人になるまでに何年もかけてこの枠組みをつくり上げ，生活の変化に合わせて，調整を続けています．あなたの普段の食生活が安定してきたら，あまりリスクをとらずに，新しいものや行動を試すためのベンチマークとしてこの枠組みを使うことができます．

あなたの個人的な枠組みをつくるために，次のことを考えてみましょう．

- あなたは１日に何回食べますか？　あなたが自分で許容できるのは，一番多くて何回，一番少なくて何回でしょう？　夜中を除いて，３～４時間以上は間隔を空けないようにした方がよいでしょう．
- あなたは，何時に食べるべきでしょうか？　朝起きてから，どのくらいしてから食べるのがよいでしょうか？　食事と間食の間隔は，最長でどのくらい空けた方がよいですか？　食べないでいる時間も必要ですか？　夜起きているとしたら，夜食や飲み物をとる予定を立てますか？
- １日の中で，いつメインの食事を食べますか？　それは毎日決まった時間ですか？

規則正しい食事は，あなたの体のすべての細胞が働くエネルギーを得るために大切な，**安定した栄養**を供給します．多くのエネルギーを必要とする生命維持に不可欠な臓器，特に脳の働きにはとりわけ重要です．もしあなたが，長い間何も食べずにいたり，不規則で気まぐれな食生活を続けると，あなたの体のシステムは欠乏状態になったり過剰な負荷がかかり，生命維持に重要な

臓器はストレスにさらされます．体のシステムは，必須ではない機能を止めたり鈍くしたりする変化を起こすことで欠乏状態に対応します．あなたは例えば，集中できなかったり学習が難しくなったり，気分が不安定になったり，冷えや疲れやすさに気づくかもしれません．体のシステムは，過剰な負荷に対しては十分速やかには反応できません．そのため短期間に食べすぎると，肝臓や膵臓，胃などの臓器にストレスがかかり，長期的な障害をきたすこともあります．

規則正しい食事は，**食欲の調節**にも重要な役割を果たします．血液中に栄養素が安定して流れると，「まだ食べなくてよい」というサインが脳に送られます．栄養素の流れがゆっくりになると，脳は空腹を察知し始めます．過食や食事制限による，栄養素の流れの急変は，脳の食欲の調節を司る部分を混乱させます．規則的な食事は，自分自身に最適な食事をし，快適に過ごすための最善の方法を学習し，それを忘れないようにする助けになるのです．数時間の欠乏状態で，あなたはとても空腹になって過食やどか食いという危険を冒し，食べ物に関する考えに没頭してしまい，体や脳にはストレスがかかります．

周囲の人たちとおおよそ同じような方法で定期的に食事をとることは，食事やおやつのときにほかの人とともに心地よく過ごすことを助けてくれます．食事はほとんどの人と人との繋がりにおいてその一部を占めていて，あなたを家族や**友達と結びつけ，新しい友情を築く助けになります．**

規則正しい食事のパターンを確立する

ほとんどの人は，1日に3食と，1～3回の間食をとるとうまくいきます．あなたの仕事がシフト制であったり，時差のある場所へ旅に行ったりするときも，これを基本的な食事パターンとするとよいでしょう．毎日，次のことを目標としましょう．

- 朝食：普通は1日の中で一番少なめで，さっと準備して食べられる食事ですが，必ずしも朝に食べる必要はなく，特にあなたがシフト制で働いている場合には別の時間帯に食べてもかまいません．
- メインの食事：普通は，1日の中で一番量が多い食事で，調理した食べ物を含めて少なくとも2品以上の料理が含まれます．
- 軽食：持ち運びできるサンドイッチやサラダ，または詰め物をした皮つきのベイクドポテトなどのシンプルな料理に，ヨーグルト，果物，スープやシリアル，ナッツやチップス，ケーキなどを合わせましょう．
- 少し多めの間食：普通は，食事の間の時間が一番空くときに，少し多めの間食をとります．
- 少なめの間食：あなたの活動に合わせて，1回か2回，少なめの間食をとってみましょう．

毎回の食事や間食の健康的な食べ合わせについて，次のワークを見てみましょう．まずは1日の食事や間食の時間について考えてみましょう．食事の時間をおよそ1～2時間の枠内でとり，例えば午後6時から8時のどこでもよいのでどこかでとる，というふうに計画するかもしれません．必要があれば，自分で時間を選んで少なめの間食をとりましょう．例えば，もしあなたが，朝食を食べることに慣れていないのであれば，朝９時前に果物やヨーグルトをとりましょう．

次のワークで，あなたの１日の飲食の計画を立ててみましょう．コピーして，何枚でも好きなように利用してください．

ワーク

朝

午　後

夜

Point

栄養状態を改善する計画を立てるときに，より重要なのは一貫性と多様性のどちらですか，と患者さんからよく聞かれます．つまり，外で食事をとるという挑戦（例えば同僚とのランチや友人とのディナー）をした方がよいのか，毎日の食事の習慣をつくり上げた方がよいのか，ということです．究極的には，一貫性も多様性も幸せで健康的な食事には大切ですが，はじめのうちは，一貫性の方が多様性よりも大事でしょう．

私の胃腸のある１日の生活

さて，あなたはこれまで多くのことを学んできました．あなたが，自分自身の体とどのように関係していて，体が必要としている食べ物とどのように関係しているかを考え始めることができるでしょう．あなたの胃腸，消化との関係はどんなふうでしょうか？　あなたの胃腸や消化についてどのように感じていますか？

自分の胃腸に対して，ある１日を思い描いて，手紙を書いてみましょう．あなたの胃腸は，どのように感じているでしょうか？　体のほかの部分に対して，何か言いたいことはないでしょうか？　大切に育てられている，ケアされている，居心地がよいと感じるために，あなたが何をしてあげる必要があるでしょうか？　あなたの体のほかの部分や，世界との繋がりはどうでしょうか．

日々の生活が，私を健康な栄養状態にする

栄養状態が改善していくと，あなたは病院に行かないようになり，ほかの人たちに干渉されずに，より安全な栄養状態になっていくことができるようになります．もし栄養状態が改善したら，あなたの１日の生活はどのようになるか思い描いてみましょう．映画監督のように，詳しい絵コンテを作ってみましょう．

- あなたの栄養状態を改善するのに，どんなことができそうでしょうか？
- あなたができると自信があるのはなぜでしょうか？
- 栄養補給をするために，今何をしていますか？
- 誰かに支援してもらえそうですか？　それはいつ，どこで，どのようにでしょうか？
- 病院に行かなくて済むこと以外に，健康な栄養状態になることの利点はどのようなことがありそうですか？
- 最初のステップは何でしょうか？

自分の健康状態を守る：if-then プランニング

あなたが栄養状態を改善する計画を実行に移すとしたら，何が起きそうでしょうか？　より良い栄養状態への道のりの妨げとなりそうなことをすべて考えてみましょう．そして，「もし××が起きたら，○●をする」（if-then プランニング）というバックアップの計画を立てましょう．

- **表 4-8** の一番左の欄を完成させるために，あなたは外部からのサポートを考える必要があります．これは，「誰から援助してもらえそうか」とともに，「適切な場所と時間に，適切な食べ物が食べられそうか」ということも含まれます．
- 2 番目の欄には，あなたの心の中にあるハードルとそれが起きたときのバックアップ計画を書き込みましょう．
- 次に，何回かの食行動に関して，DVD を見るような感じで映像を思い浮かべてみましょう．自分自身のこと以外のハードルとそれが起きたときのバックアップ計画を 3 番目の欄に書き加えてみましょう．
- 最後にその結果について考えてみる必要があります．食べた後のマイナスな結果について考えてみましょう．恐怖感や罪悪感，強迫的な運動や排出行動，よりいっそう食事を制限するなどの，安全行動などです．また，食べることの長期的な，プラスの結果についても，この最後の欄に書き込みましょう．

表 4-8　ワーク

外部からのサポート	自分の中にあるハードルとそれが起きたときのバックアップ計画	自分自身のこと以外のハードルとそれが起きたときのバックアップ計画	長期的なプラスの結果
	「もし××が起きたら，○●をする」		
・××さんに援助してもらえそう ・○●月○●日に△△で食事ができそう	「もし，急に恐怖が大きくなったら，○●をする」	「もし時間が変わってしまったら，○●をする」	・栄養の必要性について，1 人でケアすることができる ・また友達と一緒に食事を楽しむことができる

完成した表を見てみましょう．ハードルに対して計画を立て，ハードルから逃げずに済む方法は考えられそうですか？

- 長期的なプラスの計画（例えばより良い人生）に焦点を当てるようにしましょう．
- 神経性やせ症から上手く回復した人は，このような計画をとても要領よく創造的につくります．また，しばしば人の助けを借ります．あなたも同じようにしたくはありませんか？

栄養状態を改善するための計画シート

入院をせずに自ら栄養状態を上手く改善できた人は，柔軟で，より広い視野でものごとをみることができ，細かい部分にこだわっていません．**表 4-9** は，シャーロットがつくった計画表です．彼女は入院して集中治療を受けることなく，栄養状態を改善することができたのです．このような計画を立て，定期的に見直すことができれば役に立つでしょう．

表 4-9

どのくらい栄養状態を改善したいか	・BMI 表のリスク域（BMI <12）から抜け出す．
栄養状態を改善したい最も重要な理由	・入院したくない． ・生活の幅をもっと広げたい．また，将来の世の中への貢献について決断したい．
実現するための計画	・間食にヨーグルトを食べる．昼食を抜かないようにする．
ほかの人に頼める援助（例えば，干渉しないでほしい，もっと手助けをしてほしい，という求め方もある）	・メイジーがサポートしてくれる．彼女は約束の時間に，私がおやつを食べるようにメッセージを送って合図をくれて助けてくれる．彼女と一緒に間食をとる計画を立てる． ・母に，私が入ってきたときに何を食べたのかを質問しないように頼む．
計画が上手くいっていることを示す指標	・栄養状態が，BMI 表での位置と臨床検査の面で改善していること．
計画の妨げになることは何か，どうすれば克服できるか	・もっと運動をしたくなるだろう． ・でも，こういった安全行動（衝動的な運動，体型・体重のチェックなど）に対応するための計画を立てるようにする． ・「拒食症の声」に揺さぶられても，私は次のことによって，安心と落ち着きを取り戻せるだろう． 　・兄弟と一緒に散歩に出る． 　・メイジーに電話する．でも，拒食症に関する話はしない． 　・母に足のマッサージと，私の髪をといてもらうように頼む．

さあ，今度はあなたの番です．

表 4-10　ワーク

どのくらい栄養状態を改善したいか	
栄養状態を改善したい最も重要な理由	
実現するための計画	
ほかの人に頼める援助（例えば，干渉しないでほしい，もっと手助けをしてほしい，という求め方もある）	
計画が上手くいっていることを示す指標	
計画の妨げになることは何か，どうすれば克服できるか	

このような計画は，ほかの人にサポートしてもらった方が，たいていは上手くいきます．あなたにとって妨げになっていることを克服するのに，ほかの人に援助を頼むこともできるでしょう．ほかの人と一緒に，if-then プランニングで問題を解決していきましょう．頑張って！

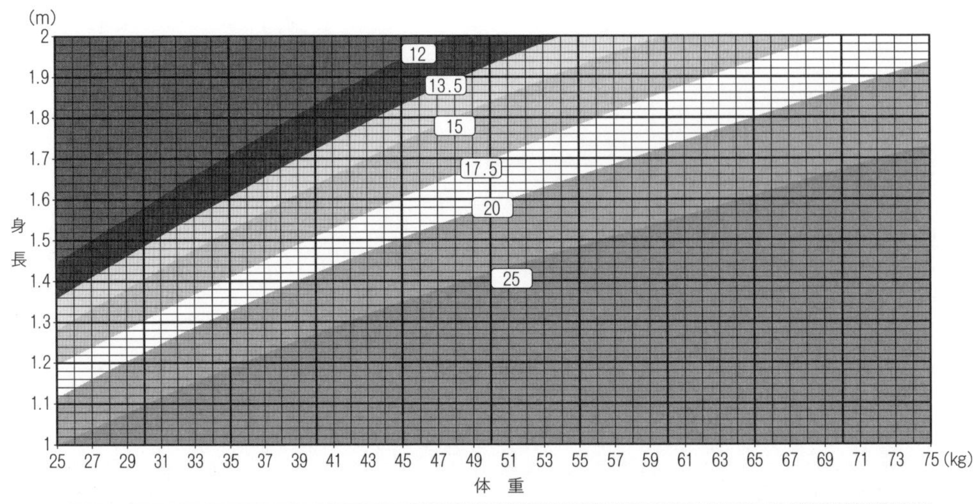

BMI（kg/m^2）	
＜12	生命の危機を伴う神経性やせ症
12～13.5	最重度の神経性やせ症 入院治療が望まれる．筋肉，骨髄，および心臓が障害され始める．
13.5～15	重度の神経性やせ症 すべての臓器の機能低下，骨，心臓，筋肉，および脳の機能が低下する．代謝が50%低下する．
15～17.5	神経性やせ症 無月経，すべての臓器や体構造からの物質の喪失
17.5～20	低体重 月経不順または無月経，排卵異常
20～25	正常範囲内の体重

図 4-3　モーズレイ　ボディマスインデックス表

第5章

わたしの神経性やせ症
～なぜ、何が、どのように？～

私たちの患者さんは，この章に取り組んだ体験について，次のように話してくれました．

治療を始めたとき，私はどのようにして神経性やせ症が生じたのか，そして何が神経性やせ症を踏みとどまらせているのか，もうかなりわかっているように思っていました．しかし，この章に取り組むことは，こうしたことがもっとはっきりわかるようになる手助けとなり，またこれまで気づかなかった，さまざまな関連する事柄に気づく手助けになりました．私にとってフォーミュレーションを描いてみることは，最初とても難しく感じられたのですが，それは私が，神経性やせ症が踏みとどまるカギとなる要因がわかっているとすでに思っていたからかもしれません．でも，ついには，カチッと音がして，すべてのことが，上手く収まったのです．

最終的に，私は自分でも納得できるフォーミュレーションの図を完成させることができ，それは私に回復に役立つ道具と本当の達成感を与えてくれました．私にとってフォーミュレーションを理解するにはとても努力しなければいけなかったので，この章はこのワークブックの中で最も忘れられない章になりました．今では私は治療を終えましたが，何か危険な信号や不健康な行動に気づいた場合には，フォーミュレーションの花びらに立ち戻って，何がきっかけになり，どのように対処することができるかの答えに気づくことがとても簡単にできるのです．

この章では，あなたの神経性やせ症がどのようにして，なぜ進行してきたのか，そして神経性やせ症が踏みとどまるのに，どんな要因が関与しているのかを理解できるよう助けることを目指しています．

ケイは3年間神経性やせ症を患っていたのですが，「自分の物語を掘り出す」，つまり神経性やせ症がどのように，なぜ進行してきたのかと関連する幼少期の出来事や個人の性格を知るためにこの章に取り組みました．ケイは自分が生まれつき心配性で敏感な性格だったこと，そして（個人的な性格として）物事が変わらずあることを常に望んでいたのだと理解するようになりました．

それはたくさんの友達がいた小さくて安心できる学校から，レベルの高い学校へ転校したとき（ライフイベント）もそうでした．そのとき彼女は気持ちが不安定に揺れ動くのを感じ，そのような難しい感情に対処するために，彼女の場合は欠食することに手を出すようになったのです．

興味深いことに，あなたの神経性やせ症が始まった要因は—あなた自身の「物語」は，神経性やせ症が踏みとどまっている要因（維持要因）とはかなり異なっている場合があります．ケイが食事を制限し始めたとき，はじめのうちは，少しやせてきた際の周りの人たちからの褒め言葉が，神経性やせ症に拍車をかけていました．しかし病気が悪化するに従って，周りの人たちが彼女に対して，イライラしてうんざりとしていることに気づいたので，ケイは周りの人たちを遠ざけるようになり，学校にも行かなくなり，ますます神経性やせ症との繋がりが強くなって，生活の範囲はより小さくなっていきました（維持要因）．

あなたには神経性やせ症の進行に関与したと考えられる個人的な性格やライフイベントを含めた，あなた自身の「物語」について振り返ってほしいと思います．しかし，それはあなたのずっと変わらない特性なのか（ですのでそのような特徴を変えてほしいとは私たちは思っていません！），それか今となっては過去のものとなってしまったライフイベントが含まれたりするので，変えることは不可能です．ですが，あなたの神経性やせ症を今現在維持している維持要因の中には，前進する余地や変化する可能性があります．

私たちは，神経性やせ症の患者さんとそこから回復した人たちから長年聞いてきた話をもとに，神経性やせ症を維持する典型的な要因についてのモデルをつくり上げました[1,2]．このモデルは，いったん神経性やせ症を用いた対処のパターンができあがってしまうと，多くの要因によって，そのパターンが維持されてしまうことを示しています．その要因とは，神経性やせ症そのものに関するあなた自身の信念，あなたの全体的な考え方のスタイル，あなたの，自分自身の感情やほかの人との関係，そしてあなたの神経性やせ症に対する親しい人たちの反応です．

この章では，以下のことに取り組んでみてください．

- 賢くて思慮深い「友達」と，好奇心，思いやりを味方につけましょう．そして，なぜあなたの神経性やせ症が進行してきたのかというあなたの「物語」を理解するのに必要な情報を集めてみましょう．
- そして，このモデルを使って，今現在，あなたの神経性やせ症が続いている要因を明らかにしていきましょう．
- その後，あなたの回復に向けた前進を助けるために，あなたがやっつけなければいけないと感じる問題を明らかにできるよう導いていきます．

始める前に

あなたの神経性やせ症がどのように進行して，なぜ踏みとどまっているのかについて，あなた自身が今どの程度理解していると感じるかを，このスケールで点数をつけて表してみましょう．後ほどまたこのスケールを見直すことで，あなたがこの章で手に入れるべきものを手に入れられているかを確認することができます．

0	1	2	3	4	5	6	7	8	9	10

全く理解していない　　　　　　　　　　とても理解している

あなたの「物語」：どのように，自身の神経性やせ症は進行してきたのか

あなたの「物語」を組み立て始め，どのように神経性やせ症が進行してきたのかを考えるために，次の表の各欄について考えてみてください．

神経性やせ症は，どのようにあなたに踏みとどまったのか　ワーク

課題と資源のミスマッチ

↓

表 5-1

私の特性／性格	私の強み
私の世界観を形成した出来事／課題／困難	私の得られる支援

表のそれぞれの項目について何を書き込めばよいのか考えてみるために，次の説明を読みましょう．

特性／性格

あなたの人格は，あなたのずっと変わらない性質です．人は人格について話すとき，「私はずっとこんな性格だったのよ，これが私なの」と話すことが多いでしょう．数年間重症の神経性やせ症を患ってきたジャスミンは，自身の中心的な特性を内向的で，恥ずかしがり屋であることだと述べました．人格の構成要素は遺伝的なものが多く，その家族の中で受け継がれていることが多いものです．例えば，ジャスミンの父親と兄弟も，とても恥ずかしがり屋で内向的でしたが，一方で母親と姉は，外向的な性格でした．大切なのは，家族の中で受け継がれている人格が，必ずしもすべて遺伝的であるとは限らないということです．家族の期待や，文化的な，後から学習したことも，永続する行動の様式に影響することがあります．例えば，ある家族では，強烈な感情に対して，「歯を食いしばって」，つらい感情をみせないようにすることが，家族内で唯一受け入れられる感情の対処法だったとすると，それが学習された行動様式になるでしょう．

強み

強みとは，人生においてあなたが望むことをやり遂げる助けになったり，あなたが誇りをもっている性質や性格，特性です．ジャスミンは，自分の一番の強みは頑張り屋で，創造的で，困ったときにユーモアのセンスで切り抜けることができることだと述べました．大切なことは，ある人格は強みや長所であると同時に，弱みになることがあるということです．例えばジャスミンのように頑張り屋であるのは，仕事の場では上手くいき，多くのことを成し遂げられますが，同時に個人的な面で代償を払うことにも繋がります．例えば，とても疲れやすくなったり，人に仕事をたくさん押しつけられたりするのです．

あなたの世界観を形成した出来事／課題／困難さ

幼少時を振り返ると通常は，自分自身のあり方や世界観に影響を及ぼしたいくつかのカギとなる出来事や課題に気づかされます．ジャスミンは中学校で長い間いじめに耐えてきました．そのせいで，周りの人，特にほかの女性を信じることが難しくなってしまいました．また，成長期には，家族は何度も外国に引っ越していたため，彼女はものごとは決して不変のものではなく，予測できるものでもないと実感するようになりました．

支援

支援とはあなたが元気に人生を生きていけるようにしてくれる資源のことであり，つらい時期にあなたを助けてくれる人たちのことです．不思議なことに，支援というのは人生において，信頼している頼りになる人という形でもたらされることが多いのです．ジャスミンのサポートの中心となる人は，叔母のクレールでした．クレールはいつも一貫したポジティブな性格で，ジャスミンをありのまま受け入れてくれました．ジャスミンの人生には，ほかにも重要な人たちはいましたが，その人たちが彼女が健康になるのをどれだけ助けてくれるかは変化しやすいことに気づいたので，彼女を前向きで助けになる方法でサポートしてくれる人たちだけをもっと頼るようになりました．彼女を純粋にサポートしてくれる人たちを見極めることは，ジャスミンが回復に向かう転機を迎えるためにとても重要でした．

課題と資源のミスマッチ

直面している困難な出来事と，対処するために使える強みや資源のレベルが釣り合わないときに，神経性やせ症が進行するといわれています．このことについては後ほど再度取り上げますが，今はあなた自身の神経性やせ症の「物語」と，表のそれぞれの欄に何を書き込むかを考え始めてみましょう．

Point　直感に従って！

- あなたの神経性やせ症の「物語」について考えてみるときには，自分が何者であり何が自分を形づくったのかについて自分自身の直感に従ってみましょう．あまり考えすぎないようにしましょう．あなたは自分自身を誰よりも知っているのですから，思い切って考えてみましょう．
- もしも自分自身について考えることや，幼少期を振り返るのが怖かったら，賢くて思慮深い友達に助けてもらいましょう．友達はあなたについて，そしてあなたを形づくったライフイベントについて，どんなふうに語ってくれそうですか？

何があなたの神経性やせ症を踏みとどまらせるのか？

一度あなたの神経性やせ症の「物語」を探求し始めたところで，今ここで，あなたの神経性やせ症が踏みとどまる要因を考えることに注意を向けてみます．**図 5-1** を見てみましょう．花のようにみえますね．私たちはこのような図を「悪循環の花」と呼んでいて，それぞれの花びらは，人がそれぞれの問題，この場合は神経性やせ症から抜け出せなくなってしまう要因を表しています．私たちはこの花びらを，患者さんが語ってくれた神経性やせ症が踏みとどまる要因に従って分類しました．あなたの生活で何が神経性やせ症を踏みとどまらせるのか考えるために，次のそれぞれの要因について考えるように案内していきます．

- 神経性やせ症が自分の人生において肯定的なものになっていることについての信念や，どのように神経性やせ症が自分のアイデンティティの一部になったのかということ
- あなたの普段の思考スタイル，例えば柔軟になることが苦手であったり，より大局的な見方で考えることを犠牲にして，細部に焦点をあててしまう傾向
- 感情や人間関係と「共存」したりそれらを管理することの難しさ
- あなたの人生における重要な人たちが，神経性やせ症に関して及ぼしている影響
- そのほか，あなたが神経性やせ症にとらわれてしまっている要因

こうしたステップに取り組んだ後には，あなたの人生でなぜ神経性やせ症が進行し，何がどのように神経性やせ症を踏みとどまらせてきたのかについてよりはっきりと理解することを助けてくれる，あなた個人のモデルを手に入れられます．そのモデルは，どのように変化するかを考えていくための，スタート地点をもたらしてくれます．

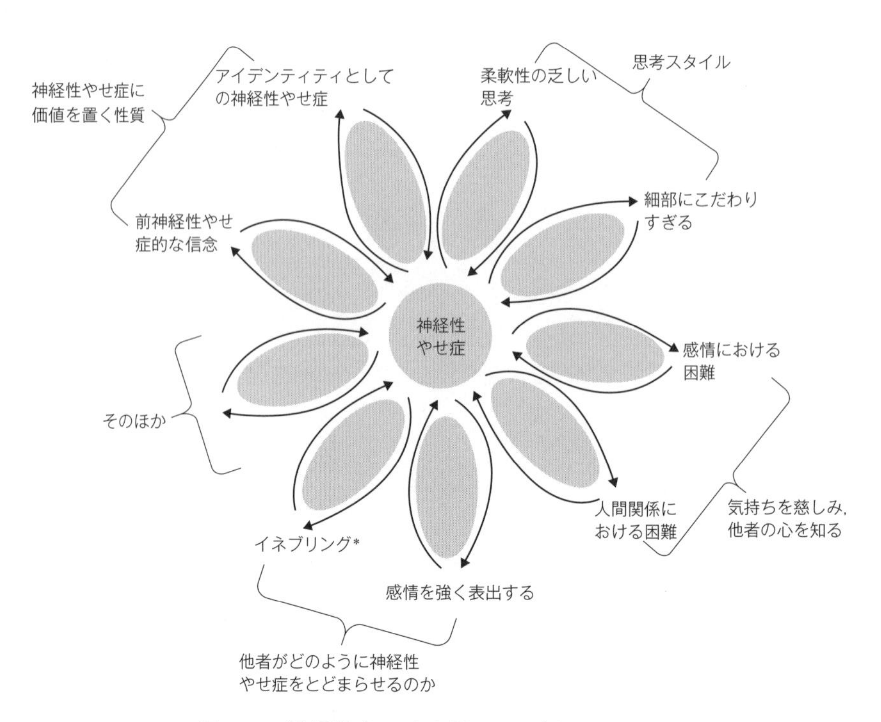

図 5-1　神経性やせ症を踏みとどまらせるもの

＊訳者注：101 ページにある通り，神経性やせ症は有益でない人間関係によって助長されるということが多くの研究により示唆されています．これは，周囲の人たちが患者さんの助けになろうとして，かえって神経性やせ症のルールに従ってしまうような人間関係のループを意味します．詳細は 109 ページを参照してください．

振り返り

- 本章ではこれまで，あなた自身の神経性やせ症の「物語」という考え方，そして神経性やせ症は通常，普段の対処法ではうまくいかない困難なライフイベントのような状況で生じるという考え方を紹介しました．
- さらに，神経性やせ症を維持するのに働くような，いくつかのテーマや傾向は神経性やせ症の患者さんに共通のものだという考え方も紹介しました．
- ここからは，あなた自身の神経性やせ症の「物語」について，そしてあなた自身の悪循環の花について，もう少し詳しくみていくことにしましょう．ですがまずは，ちょっと立ち止まってみてください．
- あなたの過去について振り返ることは，つらい気持ちになることですか？　こんなふうに振り返ることで，心が痛んだり怖くなったりして，「止めてしまう」という方に引っ張る力を感じるかもしれないのは，もっともなことです．ですがあなたにはぜひ，続けてほしいのです．なぜなら，多くの患者さんが私たちに伝えてくれたように，自分の神経性やせ症の「物語」を理解することは，自分自身への思いやりを育む最初の一歩となり，神経性やせ症を踏みとどまらせているものが何なのか理解することは，変化する非常に大きな可能性の始まりとなるのです．

あなたの神経性やせ症の「物語」：神経性やせ症を踏みとどまらせたもの

この部分では，あなたの神経性やせ症の「物語」についてもっと詳しく考えてみましょう．なぜ，あなたが？　なぜ，神経性やせ症に？　なぜ，今？　できる限り率直に，正直に，自分自身に思いやりをもってこの部分を進んでいくようにしましょう．ほとんどの人は，人生のある時点で，何かしらのとても困難な課題に立ち向かっているのです．実際，人生のある時点で心の健康における困難に苦しむことはよくあることです．重要なことは，そのような出来事をあなたの人生の旅の一部として受け止め，正面から向き合って，知ろうとすることです．さあ，あなたに起きた出来事や課題，困難について考え始めましょう．

あなたの世界観を形づくった出来事や課題，困難さ

完璧な世界に育ってきた人などいません．人生において感情的，心理的に困難なことがあると，自分自身や周りの人たちと周りの世界，人生一般をどのようにみるかに影響を及ぼす教訓を

与えてくれた過去の経験に気づくことがよくあります．そのような経験は，1回限りの出来事であったり，あるいは，幼少期に根差している長年の経験や課題であったりすることもあります．時には，こうしたことは不愉快で，とてもつらい経験であることもありますが（例えば，何らかの形のトラウマや虐待を含んでいるなど），単に微妙に助けにならないような，特定の意図を強化してしまうような体験（例えば，家族からの体重や体型についての批判的な意見など）かもしれません．時には，ほとんどの人にとっては気にならないようなよくある出来事であっても，人によってはその人の性格とかみ合ってしまうために，本当に悩んでしまうこともあります．

例えばジャスミンの場合は，恥ずかしがり屋で，友達をつくることが苦手な方なので，転校することにはとてもストレスを感じました．一方，姉にとっては，引っ越すことはあまり問題になりませんでした(姉にとっては，何かを期日までに仕上げるということの方が大変でしたが，ジャスミンにとっては，むしろそういったことは全く問題になりませんでした！)．したがって，どのようにストレスを感じ，影響を受けるかや，人生における困難な出来事に対して，どれくらい否定的に受け止め，脅威だと感じるかは，人によって大きく異なります．性格や遺伝子の構成，胎生期の（つまり生前の）経験のすべてが影響を与えているのです．

シャーロットの物語

シャーロットは神経性やせ症を患っています．彼女にはジェームズという兄がいます．兄はこれまでの人生において何でも上手くやってきました．学校の成績は常にトップでしたし，今は仕事に就いて多くの収入を得ています．素敵な恋人がいて婚約しています．両親は彼自身と彼の実績のことをいつも誇りに思っています．シャーロットも学校の成績はよかったのですが，満足のいく成績をとるためにはいつもかなり頑張らなければいけませんでした．友達も何人かいますが，これまでずっと，かなり内気でジェームズほど社交的ではなかったのです．シャーロットはいつも，ジェームズは自分よりも優れていると感じていました．そして，周囲の人は優しすぎるのでそう言わないだけで，そのように思っていると感じていました．シャーロットの家族は，自分の思っていることをあまり口に出して言わず「淡々とものごとを進める」傾向がありました．シャーロットの神経性やせ症は，彼女が自分で選んだ大学の専門課程に必要な単位を落とした後に始まりました．

自分自身や，周りの人たちと周りの世界を一般的にどのようにみるかに長く影響を及ぼすようになった体験は，あなたの人生にありましたか？　**表 5-2** にいくつか書きとめてみましょう．

Point

- あなたが思い出せない幼少期の様子について，例えば出生時や就学前，小学校の低学年頃の様子を知る手助けとして話をしてくれる人が，家族やごく親しい人の中にいるかもしれませんね．
- あなたが赤ちゃんや，幼かった頃の写真を座って眺め，両親や家族ぐるみの友人に，その人たちにとってその頃の生活や人間関係がどんな様子だったかを尋ねてみることは，わくわくする気持ちになるでしょうし，とても意義深いでしょう．

表 5-2　ワーク

年　齢	幼少時の体験	自分自身や周りの人たち，人生全般の見方への影響

特性／性格

ここまで人生の早期に起きた出来事や課題について話してきました．さて，ここからは，人生をともに乗り切っていくことになる特性や人格をもって生まれてきた，あなた自身について考えてみましょう．研究によると，ある種の特定の「生来の」気質や性格の傾向は，その一連の特質が人生の困難な状況に上手くかみ合わないと，困難に対して傷つきやすくなることがあります．例えば，神経性やせ症を患う人の多くは完璧主義で，やることすべてに200％を求めます．そのような人たちはまた，これくらい上手くはやるべきだと考えたとおりにできなかった結果に直面すると，非常に自己批判的になり，猛烈な自責の念によって非常に苦しむことになります．

神経性やせ症を患う人たちの多くは，やや恥ずかしがり屋で繊細，内向的で，あらゆる新しいことやリスクの高いことに対して不安になり怖がる傾向があります．このような人たちは，引っ越しや転校，両親の別離といった変化の多い状況ではひどく悩む可能性があります．ですが，嬉しいことに完璧主義や繊細さ，内向的な性格などの特質は，ふさわしい環境であればその人にとって非常に有利に働くのです．このような現象は，「タンポポと蘭」と形容されています．タンポポは打たれ強く，ほとんどどんな環境でも，どこでも育っていきます．一方，蘭は育つために，土や温度・湿度などの点で特別な条件が必要です．神経性やせ症を患う人は，少し蘭のようなことが多いのです．その人に適した環境であればきれいな花を咲かせるでしょう．あなたがもし内向的で恥ずかしがり屋であれば，自分のためにどのようにして適切な環境を整えるか，スーザン・ケインの“Quiet”[3]（訳者注：日本語訳は「内向型人間の時代」として2013年に出版されている）を読んでみましょう．

- これらの性格の傾向のどれかが，あなたに当てはまりますか？
- あなたが感じている困難が生じたり，それが続いていることに影響を及ぼしていると考えられる，このほかの気質や性格の傾向はありますか？

Point

もしも，自分の特質を明らかにすることが難しかったら，前に（→ p.97）明らかにしたライフイベントを振り返ってみましょう．そして，自分のどのようなところのせいで，そのライフイベントが課題や困難であると感じたのかを考えてみましょう．もちろん，誰にとっても明らかにつらい出来事（例えば虐待など）もあることも覚えておいてほしいのですが，それよりも些細な出来事でも，私たちがそうするよう操られてしまっているやり方のせいでつらく感じることもあります．こうしたことを考えることが自分の特質を明らかにするにの役立つでしょう．

私の特性と性格について　ワーク

Point　私は誰？

自分自身について考えてみることが難しければ，賢くて思慮深い友達の助けを仰ぎましょう．その人はあなたのことをどのように表現するでしょうか？

強 み

ここまでは，困難だった時期について振り返り，さらにその困難な時期にますますつらさに拍車をかけた自身の性格について考えてきました．さて，あなたを強くしてくれて，つらかった時期の後にあなたを元気づけ，立ち直るのを支えてくれてくれた人たちと性格に注意を向けてみましょう．神経性やせ症に立ち向かうには，自分の長所について十分に理解することが必須です．

神経性やせ症が始まる前のあなたがどんなふうだったか思い出してみましょう．楽しんでいたことや，上手くやっていたことは何ですか？　あなたの人生において困難だった時期に，上手く対処して，何とか乗り切ることを助けてくれたのは何だったか思い出してください．あなたが自分を神経性やせ症になりやすくさせてしまった特質だと考えているうちのいくつかは，同時にあなたの長所であるかもしれません．例えば，自分に高い水準を求めることなどがそうかもしれません．

ジェームズは，忠実で信頼できる友達であることが自分の長所であるとわかりました．その結果，たくさんの親しい友達や味方がいて，会社でも上手くいっていました．一方で，彼はもし友達に報いることができなかったり，何らかの形で失望されてしまったら，ひどく見捨てられたように感じて，心が折れそうになるかもしれないことに気づきました．彼は自分の親密な関係を築ける能力は優れた強みであるけれども，同時にものごとが上手くいかなくなったら，大きな苦痛のもとにもなり得ると理解しました．

Point

あなたが自分自身の強みを見つけるのが難しければ，あなたのことをよく知っていて，あなたのことが好きな人は，あなたの強みについてどのように話すでしょうか？

私の強みについて ワーク

支　援

神経性やせ症と闘っていくには，あなたの周囲の誰がサポートしてくれるのかを，よく理解しておくことが役立ちます．すでに第 3 章（→ p.45）で誰がサポートしてくれそうかについて記入したかと思います．

カレンは彼女の母親ととても仲が良く，実際，「親子というより，むしろ友達どうし」のようだとよく周りの人たちに言われていました．しかし，自分自身をよく振り返ってみると，母親は悪気はないとしても，実際にはカレンが 1 人の人として成長し，自己を確立するのを良しとしていなかったことに気づきました．カレンは，神経性やせ症を乗り越えて人生を立て直していくにはある程度の自律性が必要で，それは彼女にとっては母親と少し距離を置くことを意味しているとわかりました．

Point 誰が自分にとって良い支援をしてくれるのでしょうか？

私たちはさまざまな理由で，人に惹かれます．その人が家族だったり，数十年来の旧友だったりすると，選択の余地はありません．しかし多くの研究によると，神経性やせ症は実際には有益でない人間関係によって助長され，支援的な人間関係の中で癒えることが示唆されています．第３章では，あなたの人生で誰が前向きな支援を提供してくれるのか選ぶお手伝いをしました．その人たちは，必ずしもあなたが最も多くの時間をともに過ごす人たちではないことに，驚くかもしれませんね！

私の得られる支援について　ワーク

振り返り

- 私たちは，神経性やせ症の「物語」を考えてきました．以前に気づかなかったことで，どんなことを発見しましたか？　それはどのように感じられましたか？　あなたがしばらくの間，経験したり考えたりしていなかった感情や記憶，考えは何かありましたか？　何か思い浮かんだ感情や記憶があったら気づくようにして，小さな「気持ちの日誌」に書きとめましょう．
- 神経性やせ症を患うと，感情はある意味で害になると信じてしまうことがありますが，実際はその逆で，つらい感情を受け入れ，やり過ごすことができるようになることこそが，神経性やせ症の回復への第一歩であると示唆する証拠があります．
- さあ，神経性やせ症に頼ったり，自分の気持ちを「切り離して」しまうことはやめるようにしましょう．感情に向き合い，自分の内面に導いてもらうためにその声に耳を傾けられるかどうかやってみましょう．

何があなたの神経性やせ症を踏みとどまらせているのか？

ここからは，神経性やせ症を踏みとどまらせている，自分自身や自分の世界の側面について考えてみましょう．花びらを１枚ずつ順番に，それぞれがどのように神経性やせ症を踏みとどまらせているのかみていきましょう．

神経性やせ症に価値を置く性質

悪循環の花びらの中のうち２枚は，神経性やせ症がどのようにして人生において高く評価されるようになり，アイデンティティと絡み合うようになったかと関連しています．神経性やせ症があなたの人生にとってどのような意味をもち，あなたの人生においてどのように機能しているかについては，第１章（→ p.7）ですでにいくつかのワークに取り組みました．少し思い出してみてください．研究によると，よくみられる前神経性やせ症的な信念（訳者注：神経性やせ症を病気としてとらえるのではなく，やせていることを自分の美意識やアイデンティティとしてとらえる考え方）とは，次のようなものです．

- 神経性やせ症は，私を守ってくれる．
- 神経性やせ症は，私の感情を麻痺させる．
- 神経性やせ症は，周囲の人に私がどのように感じているかを示してくれる．

このテーマに関しては，ほかにもさまざまなものがあり，人によってそれぞれ特有のこのような信念が多くあります．

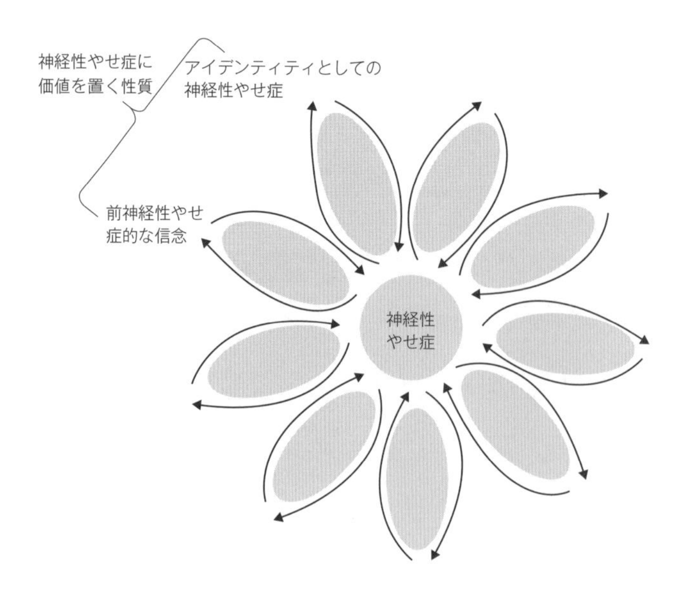

図 5-2　神経性やせ症を踏みとどまらせるもの

次に，この悪循環[4]の具体例について，シャーロットの例をみてみましょう．

シャーロットの場合

シャーロットは，神経性やせ症は２つの点で彼女にとって役立っていると感じました．第一に，シャーロットは，これまでずっと兄ジェームズの陰に隠れて育ってきたように感じていたので，神経性やせ症であることで，自分自身を特別であると感じ，ほかの人たち（主に両親）に対して自分がどんなに苦しんでいるのかを表していたのです．こうした考えは，シャーロットの心の平静の脅威となるような出来事が生じたときによく活性化しました．それは，例えば母親が叔母との電話で兄の成し遂げたことについて話しているのを漏れ聞いたなどのとても些細な出来事でした．前神経性やせ症的な信念に耳を傾けることで，シャーロットはますます食事を制限し，その結果さらに気分が落ち込み，抜け出せなくなってしまいました．

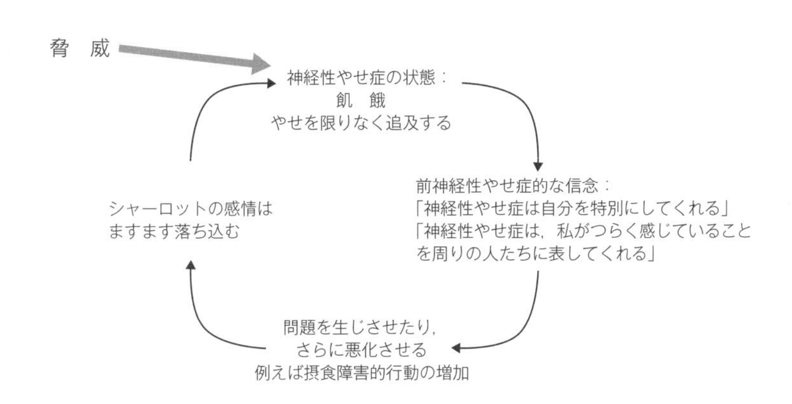

図 5-3　シャーロットの前神経性やせ症的な信念の悪循環

もしあなたにシャーロットのような，神経性やせ症は人生において対処していくのに役立つという信念があるなら，次のワークに，あなた自身の陥っている悪循環を書いてみましょう．

Point 自分の悪循環を描き出すために次のステップに従いましょう

- シャーロットの循環のように，円の一番上の神経性やせ症の行動から書き始めましょう．
- 時計回りに動いて，あなたの前神経性やせ症的な信念を書きましょう．
- それから右回りに動いて，その後に続く神経性やせ症の行動のリストを書きましょう．その行動がどのように悪くなっているかを明らかにしましょう．
- 次に，あなたがどのように感じているかを明らかにしましょう（これには特にしっかり波調を合わせるようにしましょう）．通常は，神経性やせ症に頼ることはこうした感情への対処法に関係しています（循環の一番上に書いたことです！）．
- なるべくシンプルにすることを忘れないでください．臨床家は，この循環にものごとをうまく当てはめる専門家です．このやり方があなたに合わなくても気にしないでください．もしも大変なようであれば，あなたの前神経性やせ症的な信念のリストをつくってみるだけでもよいでしょう．そして，そのような信念が，あなたの神経性やせ症を維持するのに果たしている役割について考えてみましょう．

私の前神経性やせ症的な信念の悪循環 ワーク

あなたの主要な思考スタイル

秩序や予測性と自発性や柔軟性のどちらをどの程度好むかや，きめ細かい仕事と，一歩下がって全体像を見渡す技術を身につけることのどちらをどの程度好むかは，人によって違います．大企業のマネージャーについて考えてみましょう．組織のすべての部門を詳細に把握し続けなければならないとしたら，間違った方向に進んでしまうでしょう！　むしろ，会社の方向性を見通して，従業員を導き指示して，長期的なビジョンをもつことが求められます．対照的に，この本の校閲を担当する専門家について考えてみましょう．彼らは，すべての言葉や文章が正確かどうかチェックしなければならず，それには膨大な時間と集中を必要とします！　こうした種類の仕事に惹かれる人たちは，おそらく，このような職務に適した思考スタイルの側面をもっています．しかし理想をいえば，どんな種類の考え方もできるようになるとよいでしょう．そうすることで緻密さが求められる場合（例えばパスポートの申請を完了するなど）には細部に集中した「頭」を働かせ，広い視野が求められる場合（例えば5ヵ年計画を立てるなど）には「より大局的な見方」を考える頭を働かせたりというように，流動的にあらゆるタイプの思考スタイルを上手く行き来することができるのです．

しかしながら，２つの思考スタイルが神経性やせ症に関連することが，研究によって示唆されています．その２つというのは，(1) やや柔軟性に欠け，予測可能性や秩序を好み，同時に変化や自発性を恐れるような傾向，そして (2)「より大局的な見方」を犠牲にして，細部に集中する傾向です．もしあなたに以下の思考スタイルがあれば，本章が役に立つでしょう．

- ほかの人に比べて，柔軟ではない．
- 物事が変化せず，予測できることを好む．
- 何かを特定の方法ですることを学習すると，同じ課題を別の方法ですることが難しい．
- 同時に複数の仕事をすることが難しい．
- どんな与えられた状況でも，大局的な見方よりも，細部に集中する傾向がある．

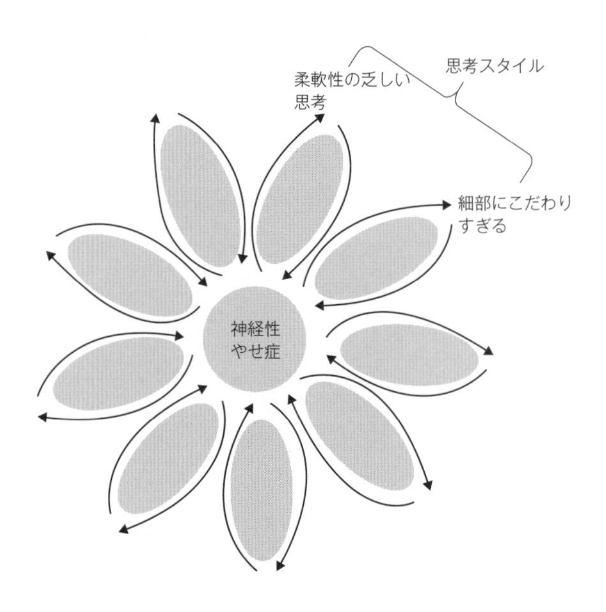

図 5-4　神経性やせ症を踏みとどまらせるもの

シャーロットの場合

シャーロットの思考スタイルは，普段から少し柔軟性に欠けていて，ものごとは単純で予測できることを好みました．しかし，神経性やせ症にかかってから，よりいっそうこの傾向が顕著になりました．ますます細部にこだわり，多くの状況でより大局的な見方をすることができなくなりました．

シャーロットは，もし何かストレスや脅威を体験すると，思考スタイルはさらに極端になりました．これにより彼女は，いつなら，何なら食べてよいのかについてやカロリー計算についての自分のルールでさらに頭がいっぱいになり，体の特定の部分のサイズにこだわるようになりました．また，勉強をますます頑張るようになり，人間関係で上手くいっていない些細なことをくよくよと考えるようになりました．総合すれば，これらのためにシャーロットは以前よりもますます消耗し，うんざりして，頑なに神経性やせ症にはまり込んでしまったのです．

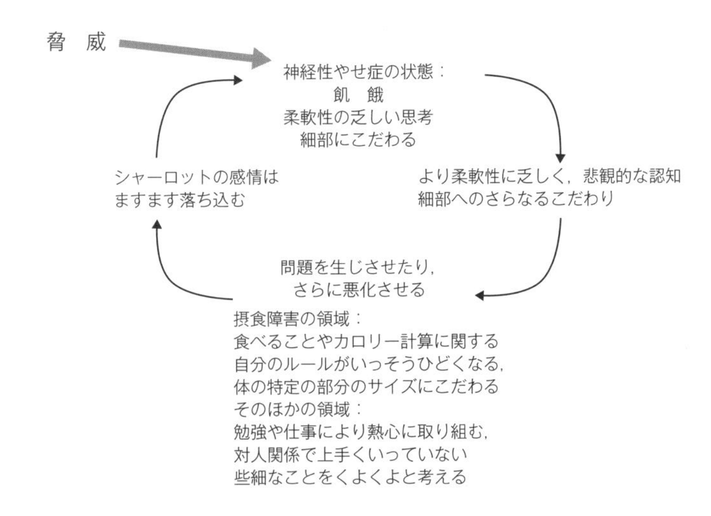

図 5-5　シャーロットの役に立たない思考スタイルの悪循環

シャーロットの思考スタイルがわかったら，下の空欄に，あなた自身の悪循環を書き込みましょう．

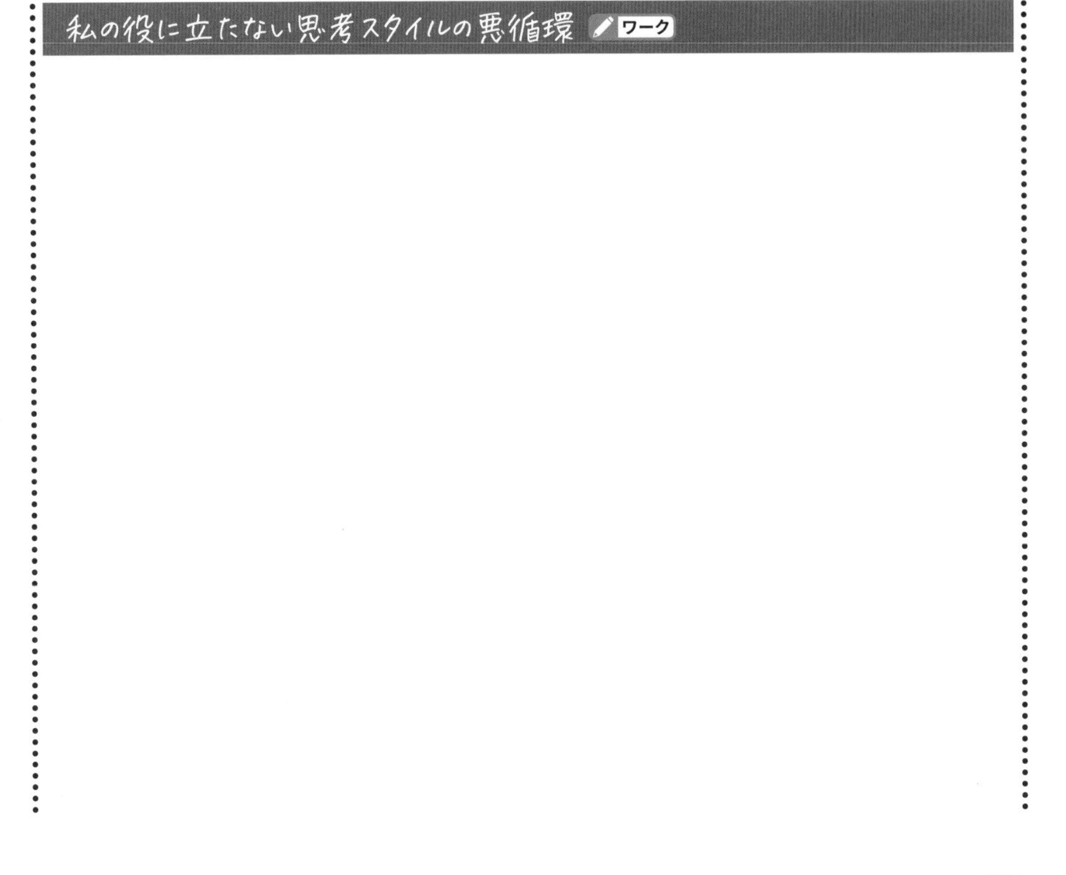

気持ちを慈しみ，他者の心を知る

あなたが感情や人間関係の領域で何か問題を抱えているようであれば，この部分が役に立ちます．以下の質問をチェックしてみましょう．

感情のループについて，以下の質問を使って探ってみましょう．

- あなたは自分の感情とふれ合うことで怖く感じたり，混乱することが多いですか？
- 激しく，圧倒されるような感情を体験することは多いですか？
- どんな犠牲を払ってでも，感情を避けたり抑えつけたりする傾向がありますか？
- ほかの人に，あなたの気持ちや，何が必要かを説明したりするのは難しいですか？
- 感情を表すのは弱いことだと思っていますか？
- 苦しくつらい気持ちになったときに，自分を慰めたり，落ち着かせたりするのに苦労していますか？
- ほかの人がどのような感情を日々感じているのかは，あなたにとって不可解ですか？
- 自分自身に厳しすぎる，もっと自分を労わるようにと言われることがよくありますか？

人間関係のループについて，以下の質問を使って探ってみましょう．

- 他人との関係において，いつもほかの人たちを喜ばせようとしていると感じるようなパターンが，よくありますか？
- あるいは，あなたは以下のように感じますか？

・ほかの人は，いつも自分より優れている．

・ほかの人の要望や考えには従わなければならない．

・必死になってほかの人を必要としたり，しがみついたりしている．

・放っておかれたり見捨てられたりするのではないかと怖い．

・愛する人のせいで息苦しく感じてしまう．

・恥ずかしがり屋で，誰からも隠れてしまいたい．

・ほかの人の負担になっている．

・友達や家族になじんでいると感じられない．

もしあなたのこれらの質問に対する答えに「はい」が１つ以上あるなら，ここからの内容はおそらく，あなたにとって重要でしょう．

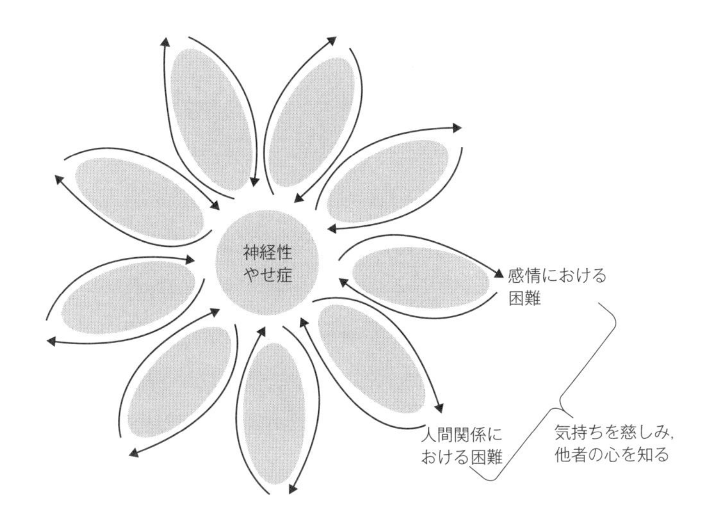

図 5-6　神経性やせ症を踏みとどまらせるもの

シャーロットの場合

シャーロットの例を再度考えてみましょう．すでにみてきたように，シャーロットは常に，兄のジェームズと比べて自分が劣っているように感じていました．彼女は年月を重ねるにつれて，ジェームズに対してだけでなくほかの人たちに対しても，自分は「二番手」なのだと信じるようになりました．そのため，ほかの人との関係においてはいつも，自分を受け入れてもらうために常に相手を喜ばせようと努めました．彼女の努力が当たり前のことと受け取られてしまったり，気づかれなかったりすると，憔悴したように感じたり，いら立っていました．シャーロットの家族には，あまり口を開かず自分の思っていることを口に出して言わず，その代わり「淡々とものごとを進める」という傾向がありました．シャーロットは，ほかの人に自分の感情，特に兄に対する嫉妬心を表すべきではなく，そんなことをしたら家族に非難されると信じ込んでいたのです．

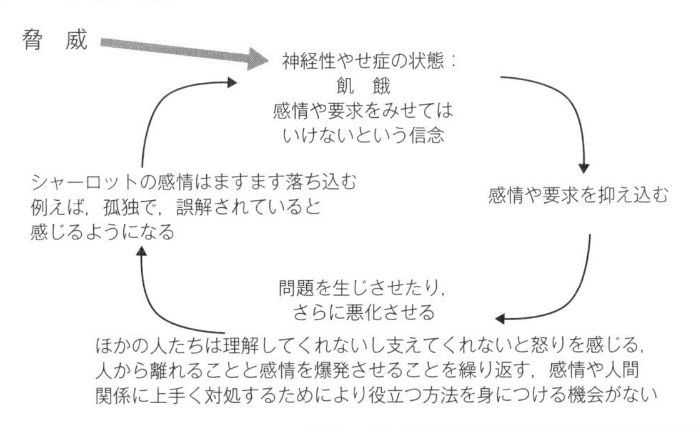

（Williams C による認知行動療法における５つの領域に基づく）

図 5-7　シャーロットの「抑え込まれた」感情の悪循環

どんな人間関係においても，誰かに言われたことやされたことで動揺したときには，彼女は感情をほかの人たちに表すのではなく抑え込んでいました．そのため彼女は怒りを感じ，ほかの人たちは自分のことをわかってくれないとか支えてくれないと感じました．その結果，彼女は動揺したときには周囲の人と距離を置くようになりましたが，ごくたまに感情が爆発することがあり，そんなときには恥ずかしく，疲れ果てたように感じることになったのでした．こうしたことは，彼女が人間関係の中で感情に上手く対処するためのやり方を身につける機会を奪っていました．そのため，シャーロットはますます孤独を感じるようになり，身動きがとれなくなりました．

私の感情における困難さの悪循環 ワーク

私の人間関係における困難さの悪循環 ワーク

他者がどのように神経性やせ症を踏みとどまらせるのか

親しい人たち，家族，両親や友人は普通，神経性やせ症をもつ人を心配して支援したいと思っています．ですがこのことがかえって逆効果になることがあり，彼らが神経性やせ症を長引かせてしまうような行動をしてしまうかもしれません．家族が神経性やせ症について話す中で生じるいくつかのことが，ものごとを上手くいかないままにしてしまう傾向があるということが研究によってわかっています．それは次のようなことです．

イネブリングや順応すること

これは周囲の人たちが患者さんの助けになろうとして無理をし，神経性やせ症のルールに従ってしまうこと，例えば患者さんのために特別な食べ物を買いに出かけていったり，安心させる言葉を多くかけてあげることです．こうしたことはたいてい，徐々に始まり，次第に強くなっていきます．最後には家族がすっかり神経性やせ症に「やられてしまう」ことになることもあります．これは本来，患者さんを手助けし，対立を減らすことを意図しています．イネブリングや順応することは，第３章（→ p.45）で取り上げた「カンガルー的反応」の一部です．

役立たない感情的な反応

第３章ですでに取り上げたとおり，これは周囲の人の神経性やせ症に対する反応に関係しています．それは過度に心配したり，回避すること（クラゲとダチョウ），怒りや敵対的な反応（サイとテリア），またはよくあるように，これらが混ざり合った反応などです．神経性やせ症への不安や葛藤から，周囲の人たちはその態度をコロコロ変えることがあります．こうした激しい感情の反応は，もしあなたが，その人たちと一緒に生活していたり，多くの時間を一緒に過ごしているのであれば，特に助けにならないものです．

周囲の人たちによってどのように神経性やせ症が維持されているかについての悪循環を**図 5-8**に示しました．

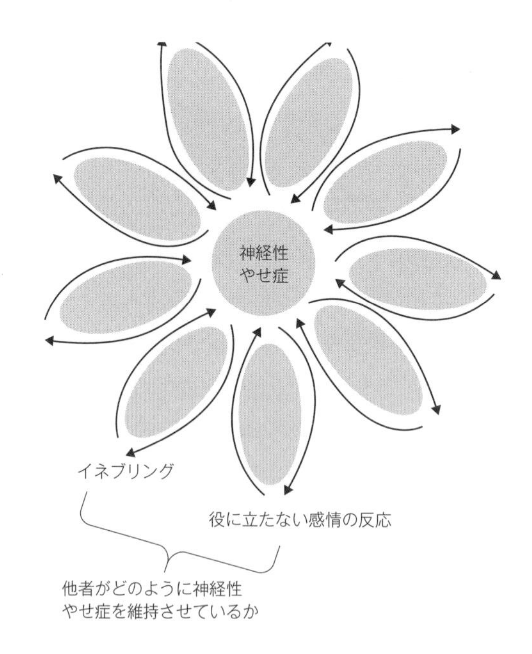

図 5-8　神経性やせ症を踏みとどまらせるもの

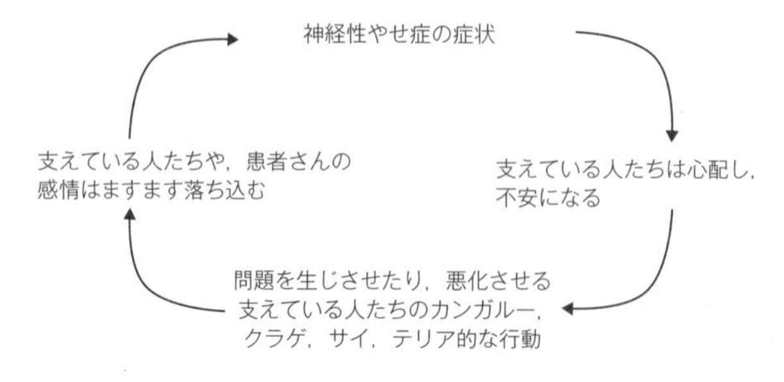

図 5-9　他者がどのように神経性やせ症を維持させているか

次のようなことが，あなたの家族やパートナー，友達に起こりますか？

- あなたは周囲の身近な人に，食べたものや食べようとしているもの，自分がどう見えるかについて，安心できる言葉を求めて繰り返し尋ねますか？　そのほかの方法で，神経性やせ症を強化するような質問をしましたか？
- 周囲の人たちは，神経性やせ症に関連して，生活を組み立て直す必要がありましたか？
- 周囲の人たちは，特別な食べ物を買ったり，キッチンに入らないようにしたり，特定の時間に食べたり，そのほかの形で神経性やせ症のルールに従うことで神経性やせ症を助けるよう常に努力していますか？
- 神経性やせ症のせいで，周囲の人たちが悲鳴を上げたり，泣いたり，叫んだり，文句を言ったり，距離を置いたりすることがありましたか？
- 周囲の人たちは，カンガルー，クラゲ，ダチョウ，サイまたはテリア的な行動をしましたか？

Point

神経性やせ症に関してカギとなる対人関係を振り返ることは，まるで大切な人たちを批判しているかのようで恐ろしく感じられることがある，と言われます．忘れないでほしいのは，誰かの反応が神経性やせ症において役に立っていないことに気づいたからといって，その人があなたの人生にとって重要な役割を担っていないとか，悪気があるというわけではないということです．ただ，その人たちの性格が，神経性やせ症が不調和を生じさせるやり方と，ある意味でかみ合ってしまったというだけのことなのです！　時には，あなたにとってさほど近しくない人たちの方が，あなたをとても愛していてあなたが苦しむ姿に耐えられないと感じている人たちよりも，回復へのサポートになることがあるのです．

身近な人たちが私の神経性やせ症を踏みとどまらせている役割　ワーク

そのほかの維持要因

最後に，このモデルではすべてを補いきれないようなあなた特有のさまざまな要因が，あなたの神経性やせ症を踏みとどまらせているかもしれません．何か思い浮かんだら，次のワークに書き込んでみましょう．

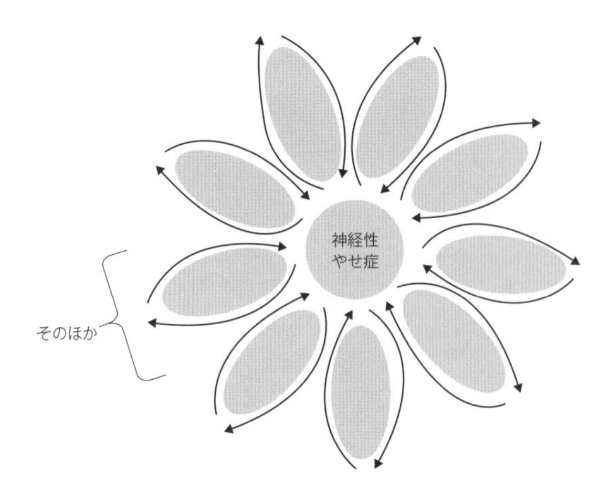

図 5-10　神経性やせ症を踏みとどまらせるもの

私の神経性やせ症を踏みとどまらせるそのほかの要因　ワーク

あなたの地図：すべてを入れてみましょう

さあ，次の**図 5-11** について考えてみましょう．あなたがここまで書き込んできたことを使って，それぞれの空欄と花びらに書き込んでいきましょう．完成した「地図」を見たときに，それはあなたに何が起こっているかを理解するのにどれくらい役立ちますか？　次の章では，あなたが起こしたいと思っている変化を導いてもらうためにこの地図を使えるように，私たちが手助けしていきます．

Point　あなたの神経性やせ症の地図を完成させる手助け

- この地図の一番下の空欄を，本章の最初の部分の情報を使って，完成させてみましょう．
- できれば花びらに自分自身の例を 2 つ，書き込んでみましょう．
- もしくは, 自分自身のことについてたくさんのスペースを使って描くために, 大きな（A4 サイズの）紙に，自分の図を描き出してみましょう．

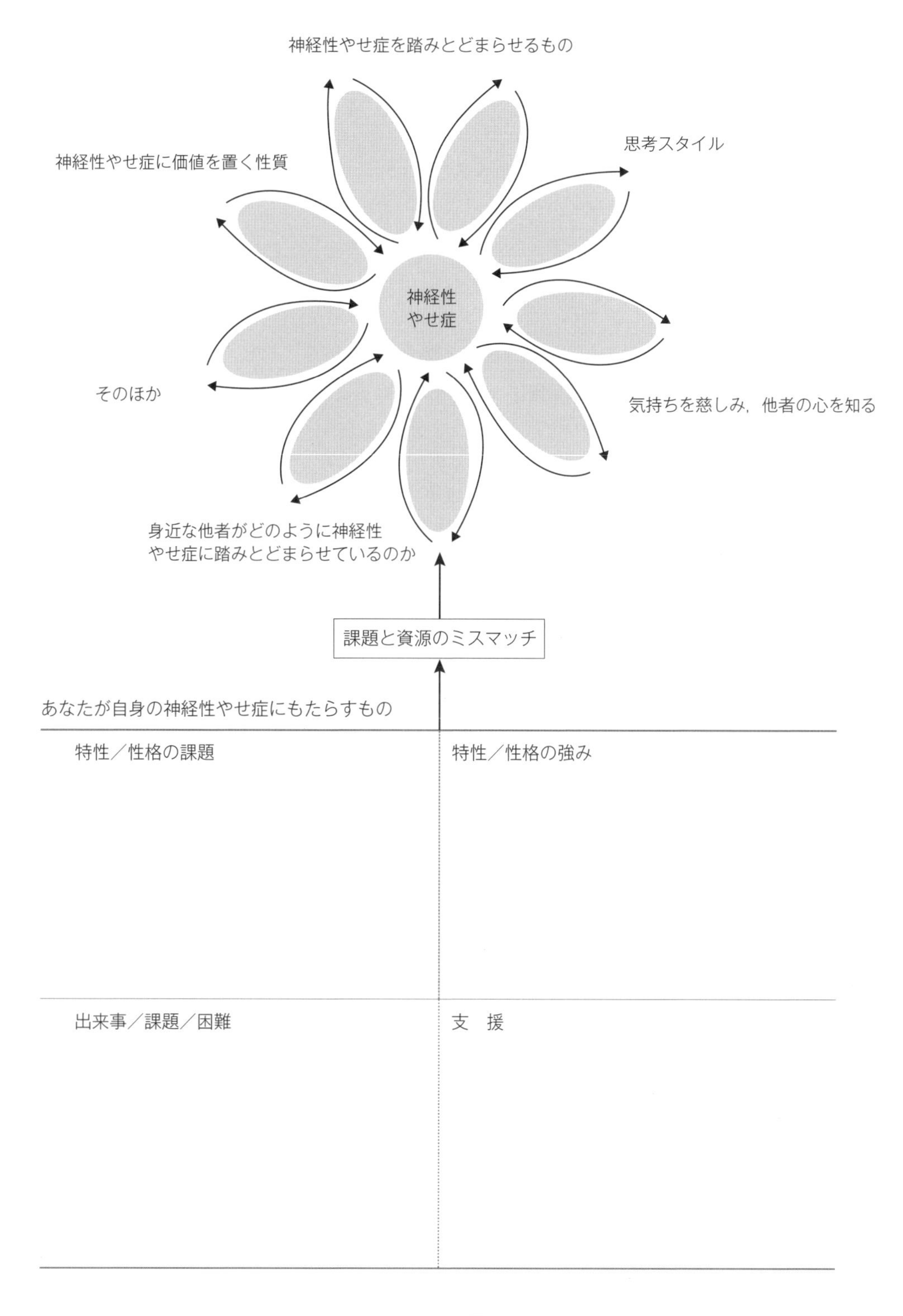
神経性やせ症を踏みとどまらせるもの
神経性やせ症に価値を置く性質
思考スタイル
神経性
やせ症
そのほか
気持ちを慈しみ，他者の心を知る
身近な他者がどのように神経性
やせ症に踏みとどまらせているのか
課題と資源のミスマッチ
あなたが自身の神経性やせ症にもたらすもの
特性／性格の課題
特性／性格の強み
出来事／課題／困難
支　援

図 5-11 ワーク

自分の神経性やせ症がどのように起こり，なぜ維持されているのかについて，どれくらい理解したと感じますか？

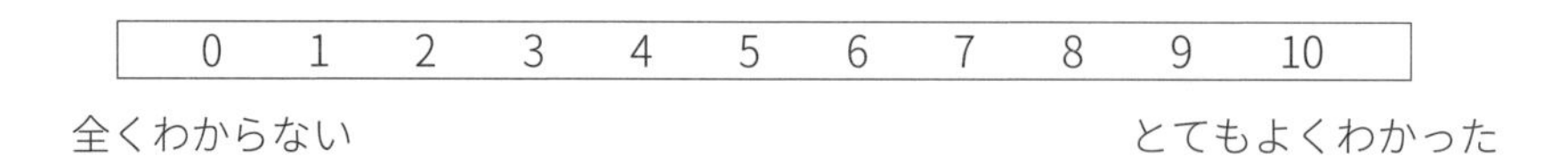

全くわからない　　　　　　　　　　　　　　　とてもよくわかった

振り返り

本章では，あなた自身の神経性やせ症の「物語」について，また，今ここであなたが神経性やせ症に踏みとどまっている要因について考えられるよう，手助けしてきました．

- スケールに最初に点数をつけてから，あなたの神経性やせ症に対する理解に変化がありましたか？
- あなたの神経性やせ症に関して，以前には考えてみなかったことでどんなことを発見しましたか？
- このようにあなたの神経性やせ症について知ってみると，どんな気持ちがしますか？　こうした発見の過程で，どんな気持ちが生じましたか？
- あなたの人生の中で，あなたが神経性やせ症について新たに発見したことを共有したい人はいますか？
- この後の数章で，もしあなたが望むのであればこのような維持要因の中のいくつかに取り組む手助けをしていきます．そうすることで，神経性やせ症を超えた対処方法の選択肢をもつことができます．

最後に，以下に示すのは私たちの患者さんからの役に立つヒントです．

本章とこの本の残りの部分に取り組んでいく人には，取り組む中で難しいことや混乱してしまうことがあっても，先送りしたりあきらめたりしないことをお勧めします．続けていき，問題にさまざまな方向からアプローチして，理解できるまではそのために必要な質問はすべてしてください．私もそうだったように，最初に苦労したことが，長い目でみると回復にとって最も役立つことに，あなたもきっと気づくはずです．

引用文献

1) Schmidt U, Treasure J:Anorexia nervosa: valued and visible. A cognitive-interpersonal maintenance model and its implications for research and practice. Br J Clin Psychol 45:343-366, 2006.

2) Treasure J, Schmidt U:The cognitive-interpersonal maintenance model of anorexia nervosa revisited: a summary of the evidence for cognitive, socio-emotional and interpersonal predisposing and perpetuating factors. Journal of Eating Disorders 1:13, 2013.

3) Cain S:Quiet: The Power of Introverts in a World That Can't Stop Talking. Crown Publishers, 2012.

4) Greenberger D, Padesky CA, Beck AT:Mind Over Mood: Change How You Feel by Changing the Way You Think. Guilford Publications, 2015.

悪循環の図については，すべて文献4）より引用した．

第6章

治療の目標を考えよう

以下は，神経性やせ症から完全に回復した患者さんのうちの1人が語ってくれた言葉です．

結局は，神経性やせ症よりももっと大切な何かを見つけなければいけないのです．

治療の目標を定める

あなたはここまで治療者とともに，あなたの経験，あなたが難しいと感じていること，そしてそれらがどのように結びついているかについて地図を描き上げてきたので，どのような領域に取り組みたいのかをはっきりさせ，治療の目標を決めることは難しいことではないかもしれません．

このことが何を意味するのか，数分間考えてみてもよいかもしれませんね．

夢，期待，希望，願望と治療の目標

夢，期待，希望，願望といったものは，ある種の理想的な状態や問題解決の方法を象徴することがあります．それらはあなたの価値観や信念に基づいたものなのです．夢，期待，希望，願望は，「大局的な視点」となって，あなたに示唆を与え，やる気を出すのに役に立ったり，船を正しい方向へ導く灯台と似たような役割を果たすようになるかもしれません．この本の最初の方の章（→ p.15）で，摂食障害のない人生について想像したなかで，これらのことについてすでにいくらか考えたかもしれません．

治療の目標はさまざまです．自分が何をどのように成し遂げたいのかについてより詳しく説明することがより重要なのです．夢，期待，希望，願望を達成できるかどうかは完全にコントロールできるものではないかもしれませんが，自分の夢に向かって一連の目標を定めることはそれを実現するための一番の近道であることは明白なのです．

人生のほかの場面と同じように，自分の夢や期待を実現するためにどうするかを小さい目標に分解していくことで，大局的な視点と夢や期待を実現するための詳細な行動の間を行ったり来たりできるよう，十分柔軟であり続ける必要があるでしょう．

賢明（SMART）な目標

治療の目標はSMARTである必要があります．SMARTとは以下の頭文字をとったものです．

- Specific：特定できる
- Measurable：測定できる
- Achievable：達成可能である
- Realistic：現実的である
- Tangible：実体がある

特定する

何を達成したいのか考えましょう．障害物，費用，制約，必要なものはそれぞれ何でしょうか．そして，目標を達成することの明確な理由や目的，利益はそれぞれどのようなものがあるか考えましょう．必要に応じて，期間と場所をはっきりさせ，巻き込むべき人を挙げてみましょう．

具体例

強い希望，もしくは願望

これは，素晴らしい社会生活と友人との大きな交友の輪をもつ，というようなことかもしれません．

これに関連した特定の目標の具体例は，今週末，親友のジェニーとサラと出かける予定だけど，新しい同僚のピーターも誘おうと思う，というようなものかもしれません．

測定できる

自分で定めたそれぞれの目標への到達度を測る具体的な基準を作成しましょう．自分の目標が測定できるかどうか判断するために，次のように自分に問いかけてみましょう．どうやって測る？　目標が達成されたとき，どうやってそれがわかる？

達成可能である

ここでは，目標達成にどのような段階が必要か，そして，それぞれの段階でどの程度時間がかかるのかを考えてみましょう．

現実的である

現実的になるためには，目標が自分の時間を割くのに十分重要だと思えるものや，自分でもできると思えるものを表していなければなりません．

実体がある

目標は，それを五感のうち 1 つで感じられるときに実体が伴うといえます．つまり，味覚，触覚，嗅覚，視覚，聴覚です．あなたの目標が実体があるものであれば，それを特定できて，測定でき，それゆえに達成できる可能性が高いといえるでしょう．

シャーロットの願望と目標

シャーロットは自分の治療者とともに，食事と体重に関すること以外で自分が取り組みたい領域を見つけることができました．

「私は○●に取り組みたい」

- なかなか消えないマイナス思考と自己批判．
- いつも他人とある程度距離を置いてしまうこと．
- 完璧主義を軽くすること．
- いつも「麻痺してしまう」感情．
- 自分の感情や欲求を他人に表現すること．
- 健康な食事についてもう一度勉強し，運動を減らすこと．

- 彼女はこの困難についてのリストを，それぞれの領域で達成したいことを考え，そのための目標を設定し始めるために使いました．
- **表 6-1** のような希望や願望のリストは役に立ちます．このリストを使ってシャーロットと彼女の治療者は，それぞれについて賢明（SMART）な目標を設定し，その後どのようにその目標を達成して，どのように評価するかについて詳細な計画をつくることができるのです．

表 6-1

問題となっていたり，困難であること	希望，願望
なかなか消えないマイナス思考と自己批判	より現実的で，自分を大切にするセルフイメージを育てる
いつも他人とある程度距離を置いてしまうこと	人間関係において，より信頼関係を築く
完璧主義	「十分だ」という感覚を受け入れるようにする
「麻痺してしまう」感情	感情を識別し，理解し，処理できるようになる
感情や欲求を他人に表現することが苦手なこと	他人に直接感情や要求を伝えられるようになる
食行動や運動習慣に関する厳格なコントロールの必要性	食事摂取や運動に関して柔軟な対応ができるようにする

あなたの希望や願望

- これまでやってきたワークを振り返り，自分が取り組みたい主な問題となっていたり，困難であることは何かを考えて，それらを次の表の左の欄に記入しましょう．
- さあ，見つけたそれぞれの問題において達成したいことを考えて，あなたの希望や願望を次の表の右の欄に記入しましょう．

表 6-2　ワーク

問題となっていたり，困難であること	希望，願望

これらの願望に向かって取り組みながら，その進捗が把握できるようになるために，どのようにしたら**賢明（SMART）な目標を自分で設定できるか**を，治療者と一緒にもう少し詳しく考えてみましょう．

自分の目標を選ぶ

美しい花びらをもつ珍しい花を育てたいと思い，そのためにかばんいっぱいにその花の種をもらったところを想像してみてください．

その植物を育てるためには，種に定期的に水やりをし，肥料，良い土壌，そして適切な温度を与えなければなりません．さらに，どうやったら最も上手く育てられるかのアドバイスも探し求めなければならないでしょう．

苗へと成長したらすぐに，間引きや植え替えをしたり，強風やその他の悪天候，ナメクジなどの害虫から守ってあげることが必要になります．そして大きくなってくるとすぐに，支柱を立てたり，根がダメージを受けないようにしながらそばに生えている雑草を抜いたりする必要があるかもしれません．それら一つひとつはさほど重要なことにはみえなかったり，単独では取るに足らない些末なことであっても，すべてを行うことで，あなたの願望をかなえることができるでしょう．

目標はシンプルなものになるかもしれません．わかりやすく，例えば一定期間内にこの本の関連のある部分に取り組んで，かつ自分にとってそれがどのような意味があるのかよく考えるといったような，ありふれた1回限りの行動であったりします．

ある一定の期間にわたって，**定期的に何かを行うというような目標**もあります．これは，新しい技術を身につけようとしている状況（例えば，特定の状況に対してより柔軟に対応しようとしているときや，自分自身に対してより優しくしようとしているとき）や，何か（例えば，友人と出かけること）を避けようとしている状況に対して有用でしょうし，定期的なことに加えて何かをすることで選択肢を増やすことが助けになる，というときにも役立つでしょう．

日常的な練習が必要になる目標を達成するためには，どのようにその新しい技術を練習したのかについて日記や記録をつけてもよいでしょう．または，治療者やその他の信頼のおける人に，この目標に関してどのように取り組んでいるか定期的に話してもよいでしょう．

Point

目標を決めるときは，小さな目標から考えましょう．特にあなたが完璧主義であった場合，高い期待（「明日までにＸもＹもＺもやり切らないといけない」）が邪魔になってしまうことや，意欲的すぎる目標を自分に課してしまうことはとてもよくあることです．これと同じことが，同時にあまりにも多くの目標に取り組みすぎる，という形で現れることもあります．

一歩進んだ目標設定

WOOP

大きくて重要な目標への踏み石として，細心の注意を払って小さな目標を設定したとしても，ものごとを進めていく力を得て，維持していくことがとても難しく感じられることはよくあるでしょう．すべてのタスクをこなさなくてはならない理由を心にとどめ続けることは難しいでしょうし，障害となるようなものがあなたを失敗させることはそれほど難しいことではありません．WOOP という技法は，このようなタスクをこなす理由や障害となるようなものを心にとどめておこうとするものなので，ものごとを進める力を得て，維持していくときに役に立つでしょう．

WOOP は，ニューヨーク大学の心理学者であるガブリエル・エッティンゲン博士のグループにより開発されました[1]．WOOP は Wish（希望），Outcome（結果），Obstacle（障害となること），Plan（計画）の略語です．科学用語としての WOOP は「計画の実行を意図した精神的な対比」という意味で，言い換えると，自分が何を本当にやりたいと思っていて，それがどのように自分の人生を変えるのかについての考えと，起こり得る障害とそれにどのように対処するかを組み合わせるということです．WOOP は希望や願望を見つけそれを実現することや，役に立たない習慣を変えることを手助けしてくれる戦略なのです．健康や対人関係，仕事や勉学など，さまざまな領域における目標を達成するために役に立つと，多くの研究によって支持されています．WOOP は 4 つのステップからなる単純な構成をしています．

WOOP の 4 つのステップ

WOOP の練習をこれまで一度もしたことがない人であれば，次のワークに約 20 〜 25 分間はとってみましょう．携帯電話の電源を切り，気が散ってしまうようなものはすべてできるだけ遠ざけておきましょう．そして，リラックスしましょう．ほかのすべてのことを後回しにしましょう．**自分のための**時間なのです．

ワーク

Wish（希望）

自分の希望が何なのかをはっきりさせましょう．それは大きいものでも小さいものでも問題ありませんが，自分に関係があり，また大切なことでなくてはなりません．やりがいがありながらも実行可能であるものの方がよいでしょう（つまり，限られた時間の中で到達可能な目標がよいでしょう）．

以下に自分の希望を記入してみましょう（短めの文章で）．

(Best) Outcome〔(最善の）結果〕

自分の希望を満たす，もしくは，自分の悩みを解決することと関連した，**一番**の出来事を考えてみましょう．それはどんなことで，そのときどんなふうに感じるでしょうか？　目を閉じて，心を解き放ち，この想像をきちんとするためにしっかり時間をとってください．良い側面を多く思いつくことができたら，その中で一番大切なものを選びましょう．

短めの文章であなたが想像した最善の結果を記入しましょう．

目を閉じて，この最善の結果を心の中で体験することに集中しましょう．心にとどめ，想像することに時間をかけましょう．

(Key) Obstacle〔(カギとなる）障害となること〕

考えてみましょう．あなたが希望を満たすのを妨げていることは何でしょう？　あなたの中にあるその障害は何なのでしょう？　あなたにとって一番重大な**内なる**障害となるものは何でしょう？　それは，振る舞い，感情，思考，衝動的な欲求，急に生まれてしまう悪い習慣や思い込みなど，いろいろと考えられます（あなたはすでに実行可能な希望を選んだことで外からの障害には対処しているのです）．想像力を自由に発揮しましょう．繰り返しますが，複数の障害を考えつくのであれば，その中心にある障害を選択しましょう．

カギとなる障害に関して記入しましょう．

目を閉じて，この障害を心の中で体験することに集中しましょう．心にとどめ，想像することに時間をかけましょう．

「if-then プランニング」

障害を乗り越えたり，回避したりするのに，何ができるでしょう？　あなたができる考えや行動で，一番効果的だと思うものを挙げてみましょう．そして，その障害は次にいつ，どこで起こるのか考えてみましょう．「もし××〔障害（その状況，いつ，どこで）〕が起きたら，○●〔障害を乗り越えるための効果的な行動（振る舞いや考え）〕をする」という形で，if-then プランニングをつくってみましょう．

以下に，if-then プランニングを記入してみましょう．

WOOP を役立てる

誰しも WOOP の技法の一部を自然と用いていることはよくあります．例えば，より良い未来を夢見たり，試験や（自分の）仕事が終わったときなどにはどれほど気分が良いだろう，というような前向きな幻想にふけったりすることが多いです．しかし，精神的な対比（すなわち，希望や望んでいる結果と潜在的な障害を対比すること）は，私たちの多くにとっては自然に思いつくようなことではなく，ましてや if-then プランニングを行うことはさらに思いつけないでしょう．精神的な対比や if-then プランニングも合わさってこそ，人生に大きな変化を起こすことができるのです．この変化を起こし始めるために，ある特定の状況やある特定の日に限った希望で，WOOP を練習してみましょう．時間をかけて，WOOP の習慣に取り入れられる 1 回限りの希望を繰り返すことで，WOOP をより素早く行い，より大きな希望に WOOP を用いることができるようになっていきます．次に，ある実例を紹介します．

ナディアの場合

ナディアには，彼女の学習の一環として，1ヵ月以内に書かなくてはならない大切な課題がありました．ナディアは優秀な生徒で，自分自身にとても高いレベルの要求をしています．そのため，取り組んでいるどんな課題に対しても，彼女はたいてい莫大な量の準備をしますが，実際に提出する締め切りの直前になってやっと，実際に書くことに着手します．これは多くの場合，彼女が書くものが長すぎ，また，完成したものを確認する時間がほとんどないことを意味します．書いていく過程は，たいていの場合，彼女にとって非常に不安を引き起こし，ストレスでもあります．また多くの場合，徹夜して書かなければならず，最終的には完全に疲れ果てて，みじめに感じるのです．

以下にナディアの WOOP を示します．

- Wish（希望）：一連の課題を適切な時期に終わらせたいですし，もっと安定したゆっくりとしたやり方で課題を書き上げ，毎日コツコツと文章を書き，最後に見直す時間を残す方法を見つけたいと思います．
  ・短めの文章で：急がず，着実に書く．
- Outcome（結果）：ストレスや不安を感じることや打ちのめされたように思うことがずっと減り，疲労も少なくなるでしょう．よく眠れるようになり，より落ち着き，より自分がコントロールできると感じるようになるでしょう．
  ・短めの文章で：より冷静に，より自分をコントロールできるように．
- Obstacle（障害）：私はテーマを詳細に理解するために準備できる本はすべて読みますが，そうすると非常に興味深いけれど，実際に書くべきことにはあまり関連していない問題の内容の本を読むことに引き込まれてしまいます．私はおそらく，深く掘り下げていかない限り，傑出した作品ではなく平凡な作品しか生み出せないと思っているのではないでしょうか．私はこれを書きながら，この問題の中心には自分が十分ではないことへの心配があることに気がつきました．
  ・短めの文章で：十分ではないかもしれないという不安．
- Plan（計画）：自分の文章が十分ではないことが心配になり始めたら，3回深呼吸をして，「ここで起こり得る最悪のことは何だろう？　必要があれば後で訂正することもできる」と自分に言い聞かせるようにします．

課題を書く1ヵ月の間，ナディアは毎日，書きたい量を決めて，結果と障害を想像し，計画を繰り返すという WOOP を実行しました．彼女は1ヵ月以内にゆとりをもって課題を終え，最後に書いた内容を見直すための時間を十分にとることができました．生まれて初めて，彼女は制限字数内で課題を書き上げることができました．以前は，彼女の書き上げた課題はいつも非常に長くなってしまい，推奨される長さをかなり超えていて，そのせいでときどき低い点数を与えられていました．ナディアは言いました．「この方法が私にとってこれほど上手く機能していることに非常に驚きました．最初は疑わしかったのですが，書いている途中に私は本当に落ち着きを感じ，より自分をコントロールできるようになりました．そしてなんと，普段よりも良い点数をとることもできました」

Point

WOOPで最も難しいことは，良いif-thenプランニングを作成することです．「if-then」プランニングを作成する際のよくある間違いは，「if-then」構造は成り立っているものの，指定された用語をその他の用語に置き換えてしまっていることです．例えば，**「もっと食べたら，気分が良くなる」**のようなものです．この例では，希望を期待される結果と結びつけてしまっています．しかし，作成する計画は，自身で特定した障害や困難な状況がどのような形で現れるかということに結びつける必要があります．**「もし××（障害や困難な状況）が起きたら，○●（障害を克服するための効果的な行動）をする」**，例えば，「今夜の夕食のときお腹が空いていなくて，完食しない誘惑にかられた場合，食べ物は私がより幅広く健康的な人生を送るための栄養であることを思い出すようにします」のようなものにしましょう．

WOOPを行うためのワークシートを，この章の終わり（→ p.130）に掲載しています．

行動実験

ある特定の困難や悩み事に取り組んでいると，時に特定のルールや信念によって縛られることで，前進し行動を変化させることが困難になります．行動実験とは，重要で有意義な何か新しいことを試すことであり，特定の状況における自分の普段の考え方や感じ方を，振り返ったり疑念を抱く機会を与えてくれます．行動実験は，あなたがとった普段と異なる行動について，予測や観察，認識，振り返りの機会を与えてくれます．あなたは治療者と，自分にとって適切な行動実験を検討する必要があるかもしれません．この章の終わり（→ p.131）に，2つのワークシートがあります．1つはあなたを目標の達成から阻んでいるかもしれない考えや信念について考えることに役立つもので，もう1つは行動実験を行うためのワークシートの例です．

おわりに

あなたは，SMART，WOOP，行動実験の3つの技法のうち，どの技法をどの状況で適用すればよいかを考えているでしょう．実際には，3つの技法すべてが相互に補完し合い，それぞれほかの技法に基づいて構築されているのです．SMARTな目標を定義し設定することは，さまざまな願望，もしくは，より大きな希望を，実行可能な行動に分解していくための最初の堅実な一歩です．WOOPはこのプロセスをさらに一歩進めて，特定の領域に取り組みたい理由についての大局的な見方（最善の結果）を念頭に置き，障害が起きたときに特定の行動を実行できるようにします．あなたのカギとなる障害が，特に根深い信念（例えば「私はどんな状況でも常にベストを尽くさなければならない」）であることが判明した場合，目標に取り組む前に，この信念を修正するのに役立つ行動実験を最初に行うのがよいでしょう．

引用文献

1）Oettingen G：Rethinking Positive Thinking: Inside the New Science of Motivation，CURRENT，2014.

この本の著者は，この本と一緒に利用できるアプリも開発しています．

2）Fennell M：Overcoming Low Self-Esteem，Robinson Publishers，1999.

（訳者注：2021年4月現在，App StoreおよびGoogle Playにて文献1）の著者による「WOOP app」がダウンロード可能である．また同著者によるWOOPについてのサイト〈https://woopmylife.org/〉は日本語による閲覧も可能であり，WOOPを学ぶのに役立つ．）

App Store

Google Play

WOOP ワークシート ワーク

Wish（希望）

・短めの文章で：

(Best) outcome〔(最善の) 結果〕

・短めの文章で：

目を閉じて，最善の結果について心の中で真剣に考えましょう．

Key Obstacle〔(カギとなる) 障害となること〕

・短めの文章で：

目を閉じて，この障害について心の中で真剣に考えましょう．

if-then プランニング

もし________________〔障害（どこで，いつ)〕が起きたら，

________________〔行動（障害を乗り越えるために)〕をする．

行動実験を計画する ワーク

いろいろな実験を計画するにあたって，以下に記入することで役立つでしょう[2)].

● 私がこれまでもっていたルール（考え／信念）は以下のようなものでした.

・

・

● このようなルールは，私の生活に以下のような影響を及ぼしていました.

・

・

● このようなルールが機能しているのには，以下のような理由があります.

・

・

● 以下のような理由があるので，私がこのルールをもっているのは無理もないことです.

・

・

● でも，以下のような理由から，このルールはあまり合理的ではありません．

・

・

● このルールに従っていると最終的に以下のようなしっぺ返しをくらうことになります．

・

・

● このルールに従っていると以下のようなデメリットがあります．

・

・

● もっと現実的で，役に立つルールは以下のようなものです．

・

・

● 新しいルールを試しに使ってみるために，以下のような試みをして私の生活に上手く当てはまるかどうかを知ることが役に立ちます．

・

・

行動実験の計画と記録　ワーク

検証される信念（考え方）

この信念が正しいという確信度（%）

信念の妥当性を試すための実験	起こり得る問題	問題に対処する方法	実験を行う日程	結　果	現在の確信度（%）

第7章

気持ちを慈しみ，他者の心を知る

まず，私たちのある神経性やせ症の患者さんは，どのように自分の感情との関わり方が変わっていったかについて次のように話してくれました．

> 感情があなたにとって全く役に立たないものになってしまうと，世界はよそ者になり，よそよそしい場所になってしまいます．自分の体重が増えるにつれて，あちこちで感情が現れるようになり，それがどんどん強くなっていって，突然，至るところに現れました．最初は怖気づきましたが，だんだんそれに慣れてくると，逆に感情を判断材料にして，自分のその場所での様子や，その場所や一緒にいる人が好きなのかどうかを判断できるようになってきます．すごく便利なんです！

これまでみてきたように，感情の見極めやコントロール，表現が難しいことによって，神経性やせ症は進行したり，維持されたりします．重要なのは，神経性やせ症の人が自分の感情と上手く付き合うことができるようにサポートしてもらえれば，病気に左右されないようになる可能性があるということです．この章は，あなたが自分の感情と上手く付き合っていくことに興味をもち，自信をつけられるように書かれています．時間をかけて，あなたがより簡単に感情と付き合っていけるように，そしてそれにより**感情的・社会的な健康**を育て，高めていけるようサポートします．

ララは，これまで自分が取り組んだことは，何でも完璧に成し遂げてきました．学校では素晴らしい成績でスポーツ万能．皆が彼女のことが好きだと言い，褒められてばかりでしたが，彼女はちょうど16歳のときに神経性やせ症を発症しました．優秀な少女が，これほどひどく体調を崩すとは，誰も予想していませんでした．周りにいる人は，彼女が思春期に近づいて体が変わり，さまざまな感情が湧き上がるようになるにつれて，気持ちが不安定になって恐怖を感じ，ひきこもり始めていたことに気づけなかったのです．皆はララが何でも優秀にこなすことが当たり前になっていたので，彼女が苦労していることに気づいてあげることができませんでした．

ララは自分がよく経験していた「ややこしさ」や「困惑」といった感情のせいで，どのように自分がコントロールを失い，恐怖を感じるようになっていったかを話しました．彼女は治療の中で，自分にとって扱いやすい世界と，そうでない世界があったことに気づきました．テストで好成績をとったり，生徒会長になったり，プロのオーケストラで演奏したりするといった「頭で」こなせる世界のことには，自信もあったし，実際に能力もあると感じていました．しかし，感情というややこしい世界のことになると，極端に自信がなく，いつも不安を感じていました．さらに悪いことには，周りのみんなは彼女が「できる」ことに慣れっこになっていたので，彼女は誰にも助けを求めることができないと感じていたのです．

この，「頭」と「心」の分断は，神経性やせ症の患者さんにはよくあることです．感情がないのではありません．むしろ逆で，神経性やせ症の人は最も感受性が高く，空気を読む人です．ただ，感情や対人関係といったあいまいな世界のことになると，とても不安になり，脅威にさえ感じ，それによって，感情を麻痺させてしまいたいという傾向が出てくるのです．長期間の食事制限は，感情を麻痺させるのにかなり良い働きをしてしまうということがわかっています．ララは，神経性やせ症が長引けば長引くほど，どんどん感情の世界から遠ざかり，より病気に守られていると感じるようになっていきました．そのため，ララにとっての治療は，彼女が自分の感情の世界とどのように関係を再構築するか，そしてそれにより最終的には彼女が病気を手放し，必要なときに他者へサポートとケアを求められるようになることでした．

では，なぜ私たちには感情があるのでしょうか．感情についての有名な研究者であるレスリー・グリーンバーグは，次のように述べています．

> 感情は，生き残り，意思疎通を図り，問題を解決するために極めて重要なものです．感情は取り除かれたり，無視されたりするような厄介者ではありません．むしろ感情は，人間に欠くことのできない重要な側面なのです．

このように，感情は耳を傾ける価値のある重要なシグナルです．感情が私たちの行動を形づくるのです．感情を通じて，人は現在の状態や，欲求や目標や意思を他者と共有します．感情は他者の行動にも影響を与えます．

感情的・社会的な健康は，以下のことを可能にします．

- あなた自身の感情に気づき，受け入れ，その声を聞くことができます．感情は，あなたの人生において自分の欲求を満たすために役立ちます．
- 他者の精神状態（感情，意図や信念など）を，その人の表情や声のトーン，行動などから理解することができます．
- 社会的な相互関係に自分の振る舞いを適応させ，他者とのつながりをより実りあるものにするために，他者の視点を考慮し，他者の見方を取り入れることができるようになります．

- あなた自身と他者に対して，役に立つような（公平で，思いやりのある）感情的なあり方を育てることができます．

この章には６つのパートがあります．この中には，あなたと関係がないものもあるかもしれません．信頼できる人と一緒に，どれがあなたにとって役に立ちそうか考えるために，各パートの内容に目を通してみるとよいかもしれません．

Part1：感情とは何か，なぜ私たちには感情があるのか？

このパートは，あなたが自分自身の感情が嫌いで，感情の起伏がない生活を好む場合，または感情自体がどのようなものかわからない場合に役に立つでしょう．また，神経性やせ症がどのように感情に影響を与えているかを理解したいときにも役に立つでしょう．

Part2：状況に応じた人間関係

このパートは，生活における感情や人間関係のあり方についてイメージをつかむのに役立つようにつくられています．もしあなたが，よく他人と自分を比較して劣っていると感じていたり，人間関係の中で良くないパターンを繰り返していたりするならば，このパートが役に立つでしょう．

Part3：自分の感情のエキスパートになる

このパートでは，あなたの感情や，感情が伝えるあなたの欲求は何かということに耳を傾け，感情の背後にある自分の信念やルールを明らかにし，適切に，はっきりと感情を表現することを学びます．

Part4：極端で圧倒されてしまうような感情をコントロールできるようになる

このパートは，あなたが不安の強い気質で，よく強烈な感情にさいなまれてしまうため，自分を落ち着かせるスキルを学びたい場合に役立つでしょう．

Part5：他者の感情的側面

このパートは，あなたが他者の気持ちを読み取るのが難しいと感じていたり，他者の思考や，感情，意図をあまり考えない傾向がある場合に役に立つでしょう．

Part6：自分自身への思いやりを身につける

このパートは，あなたが自分自身にどちらかというと批判的である場合に役立ちます．自分自身を思いやることや許すこと，受け入れることを学びます．

＊　訳者注：神経性やせ症の患者さんはその多く（90％以上）が女性である．

Part1：感情とは何か，なぜ私たちには感情があるのか？

ある患者さんが自分の感情について学ぶ中で経験したことで，私たちに教えてくれたことがあります．

> ある感情の違った側面を探索することは，その感情自体を理解したり，区別したりできるようになるのに役立ちます．それだけでなく他者のしぐさやその背景にある感情や考えに対して，即座に否定的なものだと感じてしまうことを疑うための根拠になります．

感情とは，自分の周りで実際に起きる出来事への反応，もしくは将来起きるだろうことや，起きるかもしれないこと，過去に起きたことについて自分がもっている考えのような，心の中のきっかけに対する反応です．

喜び，怒り，不安のような特定の心の状態は，身体感覚や思考，行動の傾向といった，いくつかの側面によって構成されます．次のページの例をみてみましょう．

Point 「頭」ではなく「心」に注目しよう

- 感情に注意を向けたいときには，静かな時間を選びましょう．目を閉じ，体に神経を集中します．感覚がどこに位置しているか，その感覚にどんなイメージが湧いてきているか，どんな記憶が関係しているかを考えます．
- 感覚に触れることにひるんでしまったり圧倒されたりするときは，まずは数分間だけ注意を払うところから始めて，そこから時間を長くしていきましょう．

例 ワーク

怒り

怒りの感情は，次のようなものを伴います．

- 筋肉の緊張や，毛が逆立つような**身体感覚**．
- あなたを怒らせた人を嫌ったり，仕返ししてやりたいというような**考え**．顔が火照っているイメージや，あなたを怒らせた人を怒鳴っているイメージ．
- 怒った顔をする（眉をひそめる，睨む），大声を出す，前のめりになって自分を大きく見せようとする（偉そうにする），脅すようなジェスチャーをする（拳を振り上げる）などの**行動傾向**．

恐　怖

恐怖の感情について考えてみましょう．あなたがとても恐怖を感じた状況を思い出し，その状況のイメージを頭の中で集めてみてください．イメージできたら，その状況でどのような身体感覚，考え，行動傾向が伴ったか，下の空欄に書いてみましょう．

- 身体感覚

- 考え／イメージ

- 行動傾向

知っていましたか？

研究によれば，脳内には感情を生み出すための**高速のルート**と**低速のルート**があることがわかっています．

高速のルート

緊急の感情や行動反応を生み出します．例えば，獰猛な犬があなたに向かって走ってきたときなどです．この反応によって，あなたは考えることで貴重な時間を浪費することなく，すぐさま行動することができるので，この反応が有用なのは明らかです．現代では，このような反応を引き起こすのは野生動物ではなく他人とばったり出くわすことであるのが普通です．

神経性やせ症の人の高速のルートはあまりにも過敏で，どんな些細な変化や困難にも，まるでそれが大きな脅威であったり，生死に関わる問題であるかのように反応してしまいます．急速に感情が過活動になり，「闘うか，逃げるか」のシステムが作動してしまいます．はっきりしない状況や，少しあいまいだったり不確かな状況（例えば，誰かがあなたを見ているけれど，なぜ見ているのか理解できないときなど）でさえ，神経性やせ症の人はそれが脅威であると認識してしまい，高速に感情が反応するシステムが作動してしまいます．これは病気を発症する前からの心配症の気質の一部かもしれませんが，一度神経性やせ症を発症してしまうと，その気質は悪化し，知覚した脅威に対してより過敏になってしまうことがよくあります（これは重度の栄養失調状態が，体に対して大きなストレスになっているためです）．神経性やせ症の人によると，食事摂取の制限は短期間であれば感情を麻痺させ，不安を軽減させることを助けてくれるので，どんなストレスに対してもとりあえず「食べたくない」という反応になってしまうといいます．飢餓が体に与えるこのような二面性のある影響は，少しわかりにくいかもしれませんが，落ち込んでいる人の脳内におけるアルコールの効果と少し似ているのです．短期的には，飲酒すると元気になるかもしれませんが，長年にわたって飲みすぎると，落ち込みがさらに強くなってしまうことがよくあります．

もし，あなたにこのことが当てはまるようであれば，この章のパート 4 （→ p.170）が役立つでしょう．

低速のルート

周囲の状況の中で感情にとって重要な情報は，まずあなたの脳の一部で処理されます．それからほかの情報と統合されるので，どのように反応するかよりゆっくりと考えることができます．これは，よりあいまいで複雑な情報を処理したり，感情に基づいた最初の印象を訂正するために重要です．

例を挙げましょう．ある人がバスに乗っていると，後ろの方に座っている女性客が，甲高い悲鳴を上げるのが聞こえてきたとします．悲鳴を聞いた人の即時的な感情の反応は，おそらく恐怖でしょう．心臓の鼓動が強くなり，逃げてしまいたいと感じるでしょう．しかし，悲鳴の後に笑い声が続き，その人が振り向くと，友人とふざけ合っている若い女性が見えたとします．追加された情報を考慮して状況をとらえ直すことで，感情の反応は，面白いと思うか，うるさくてちょっとイライラするかに変わります．

感情のタイプ

どのような文化にも，**喜び・驚き・嫌悪・恐怖・悲しみ・怒り**の6つの**基本的な感情**があることがわかっています．

- 世界のどこの生まれでも，これらの基本的な感情に関連づけられた表情は，常に同じです．
- これらの**基本的な感情**のほかにも，私たちは多くのより**複雑な感情**をもっています．例えば，罪悪感，**妬み**，**落胆**，**恥**，**嫉み**などです．
- 数百万年前なら，ある出来事が自分たちの幸せにどのように影響するかということを見極めるのに，基本的な感情だけで十分導いてもらえましたし，助けになっていました．しかしながら，複雑な現代社会では，私たちは他者とより複雑な関係性をもっています．そのため，これらの複雑な感情が，多くの重要な情報を私たちに与えてくれるのです．

いつ，どのように感情が問題を引き起こすのか？

さまざまな形で，感情は人々にトラブルを引き起こします．

研究によるエビデンスでは，神経性やせ症の人は次に示す領域のいずれかで難しさを感じていることがわかっています．次のうちあなたに当てはまるものがあるかどうか，見てみてください．

多すぎるか，少なすぎる感情

感情は，それが非常に長く続く，激しく苦しいものであったり，ちょっとしたきっかけで生じて，そのきっかけに不釣り合いなくらい強い脅威に感じられるまで続いたりすると，問題を引き起こします．

例えばジャッキーは，感情がほとんど麻痺した状態と，まさにキレてしまう状態のどちらかになってしまったものでした．彼女にとっては，自分の感情が急に高まるきっかけを観察することは，感情の爆発の瞬間をとらえ，抑え込むためにとても役に立ちました．前述したように，飢餓状態では否定的な感情はより強くなることがあります．そして，飢餓がもたらす一連の影響のうち，その対極にあるのは，嬉しいこともその逆も，どんな感情も感じられなくなってしまうということです．神経性やせ症の人々は，飢餓状態だと喜びや肯定的な感情を経験しにくいことが多いのです．

ジェーンは，自分が感情から切り離されていることを「壁」と呼んでいました．その「壁」に守られて彼女は，世界や人間関係からの要求から身を隠していたのです．

感情を読み取る

自分自身や他者の感情を読み取ることが難しい人もいます．感情のシグナルを正確に拾い上げることが苦手だと，自分自身に何が必要か，他者が自分に何を求めているのかを理解するのが難しくなることがあります．飢餓状態では，自分自身の感情を読み取る力が障害されます．これが，神経性やせ症の人が，自分が何を感じているのか教えてくれている身体感覚を感じ取り解釈することが苦手な原因の一部になっています．他者の感情や心の状態を読み取る力も，同じように障害されます．これは，社会的な相互関係をより精神的に疲れるものにします．

ジャッキーはキレてしまいやすいのですが，彼女が怒るきっかけになっていたのは，人が自分のことを無視したり拒絶していると感じたときが多かったと気づきました．彼女は，友達の表情が何か否定的な意味だと解釈してしまいがちな自身の傾向がその理由の一部であると徐々にわかるようになってきました．

感情を表出する

どのように感情を表出すればよいかわからなかったり，怖くて表出できないという場合には，ほかの問題が生じます．特定の社会的状況においてどのくらい感情を表出することが許容でき，また望ましいかというのは，文化によって異なります．例えば，イギリス人は悲しみやおそれに対して弱音を吐かないことが評価されますが，イタリア人はより感情を表出します．家族間において感情を表出する方法はさまざまであり，感情の表出が豊かな家族も，感情を抑え込む家族もいます．家族はまた，「泣くのは弱虫のすることだ」というように，感情の表出についてのルールを教えます．神経性やせ症の場合，飢餓やストレスから感情の反応が抑えられがちです．さらに神経性やせ症の人の多くは，感情をみせることは否定的な結果を生むかもしれないとおそれているため，自分の感情をあえて隠し，ほかの人と比べてあまり感情を表出しないことがよくあります．もし**常に**感情を抑え，押しつぶし，無視しようとしているなら，それは助けにならないことでしょう．その人にとって必要なものと距離を置き，他者から切り離しているのであり，ほとんど予想外のタイミングで，押しつぶした感情がふつふつと沸き上がってきてしまうことがあります（次のページの「ピンクのゾウの効果」も見てみましょう）．例えばジャッキーは，最初に自分の爆発的な感情をしっかり把握しようとし始めたとき，感情をコントロールすることは感情を抑え込むことと同じだと勘違いしてしまいました．沸き立つ大釜のような感情を抑え込もうとして，結局は自分の感情を無視し続けたことで，後からひどく疲れ切って落ち込んでしまう結果となりました．怒りの早期のサインに気づけるようになり，怒りに支配されてしまう前にその怒りを表出できるようになったとき，物事がうまくいくようになりました．

社会的な場面において，感情を表出しない人がいると，周りの人は非常に不安になってしまいます．私たちのコミュニケーションの大部分は，非言語的なサイン，特に表情を通じて行われています．神経性やせ症の患者さんは表情が抑えられたり失われたりしているので，ロボットみたいだとか，冷たく，感情がない人だととらえられてしまいます．コンピュータグラフィックス（CG）においては，これは「不気味の谷現象」[*1]として知られています．感情がないように見え

＊1　訳者注：人間に似せてつくったはずのCGのキャラクターの表情が，どこか人間と違って，むしろ不気味に感じられること．

る人に対する反応として，周りの人は血圧が上がって緊張し，このよそよそしくて人間味のない人と距離をとりたい衝動に駆られます．母親がしばらくの間，赤ちゃんに冷たく接するふりをして，どんな表情もみせないようにすると赤ちゃんに何が起こるか，YouTube の動画を見てください（YouTube で “still face paradigm” と検索してください）．神経性やせ症の人の感情表出が欠けていることは，ほとんどの場合がわざとではなく，飢餓による二次的な結果ですが，このことがその人にさらなる孤立やストレスをもたらしてしまうという悪循環をつくり上げてしまいます．

なお，これは感情を発散すること自体が，本人やその周りの人にとっていつでも必ず良いことであるという意味ではありません．哲学者のアリストテレスは，はるか昔にこのことを知っていました．彼は「怒ることは誰にでもできるが，適切な程度で適切な時に適切な方法で，適切な人に怒ることは簡単なことではない」と残しています．

ピンクのゾウの効果　ワーク

逆説的ではありますが，もし自分への影響をおそれて特定の感情や感情の記憶を避けようとすれば，その避けられた感情や記憶は，以前より強く表面へと沸き出てくるかもしれません．このことは，感情の影響についてのその人の信念を強め，この感情の影響を避けるためにより多くの努力をしなければならないと感じてしまうことになります．これがどのような仕組みになっているのか，少し時間をとって次のワークをしてみてください．

ワーク

- １分間，ピンク色のゾウのことを想像してみてください．
- そのゾウはどんなふうに見えるのか，どんな濃さのピンクなのか，ショッキングピンクなのか，ピグレットピンク（訳者注：あわい子豚のようなピンク色のこと）なのか，それともほかのピンクなのか．あなたの心の目で，実際に思い浮かべてみてください．
- これから１分間は，決してピンクのゾウのことを思い浮かべないよう頑張ってください．どのようなことに気づきましたか？

学習ポイント

思考や感情を抑えようとするには，かなりの精神的な努力を要するのです．

振り返り

- 自分自身の感情や他者の感情を理解できること，そして，それを行動の参考にできることは重要です．自分の個人としての欲求や，人間関係における欲求を把握し，また他者の欲求を把握するのに役に立つからです．このことに関してあなたにとって実際に意味があると思えるような例を挙げることができますか？
- 神経性やせ症の人は，とても敏感な感情の高速のルートをもっていることがよくあります．そのため，その状況の脅威もしくは認識した脅威とは不釣り合いなほど激しい，生死に関わるような激しさの感情による反応を体験してしまいます．あなたにとってはどのくらい当てはまりますか？
- 食事を制限することでの短期間の効果は，感情を麻痺させることですが，長期的な飢餓の効果は，ストレスに過敏になってしまうことです．自分の感情の世界における飢餓の役割についての評価は変わりましたか？　もしそうなら，どのように変わったか考えてみましょう．
- 神経性やせ症は自分自身や他者の感情，精神状態を読み取りにくくさせることがよくあります．それは社会的な相互関係を，困惑するような怖いものにしてしまいます．これはどのくらいあなたに関係があるでしょうか？
- これらのことが合わさって，役に立たない悪循環ができてしまいかねないのです．

Part2：状況に応じた人間関係

村全体で子どもを育てる

人間は社会的な生き物です．私たちの最も基本的なニーズ（食事，住まい，侵略者からの防衛）において，他者からの援助なしには生き残ることはできません．成長し，広い世界の中で自身の役目を果たすようになるには，肉親やより広い社会的集団によって約20年の間育ててもらい，世話してもらい，保護され，教育してもらうことが必要です．つまり，「村全体で子どもを育てる」ということです．

何千年にもわたる人類の発展を経て，私たちは身近な他者（養育者，パートナー，子ども）と強い結びつきを形成し，彼らが自分を大事にしてくれていないとしても，彼らを愛するように進化してきました．私たちはまた，所属したい，つまりより広いグループに受け入れられたい，その一部になりたいと感じるようにプログラムされています．これは，突如として仲間が極端に重要になる思春期において特に強くなる特徴です．全体的には，私たちは他者との親密な結びつきや，笑顔，温かさ，楽しみ，親切，思いやりといった親密な信頼関係をもたらす社会的なシグナルから，大きな喜びを得ているのです．

肉親やより広い社会的集団から追い出されるのをイメージすることや，実際に追い出されることは，非常におそろしいことであり，孤立し寂しさを経験することは，ほとんどの人にとって非常に不快なことです．神経性やせ症によって人は孤立し，孤独を感じやすくなってしまいます．

社会的階級と，「周りの人に負けないように見栄を張る」

集団には通常リーダーがいて，はっきりとした「序列」や社会的な階層・階級によって組織されています．このような階層はおそらく，資源（食事や仲間の入手など）の競争を解決するため，そして人々の行動を統制し集団の結束を維持するために発展してきました．伝統的には，最も身体的に強い男性が集団を率いてきました．動物界では，社会的階級の低い動物は攻撃されないようにするために，支配的なほかの動物に対して従属的に振る舞う傾向があります．階級の低い動物にとっては，逃げられる機会があるならばこのような振る舞い方が問題になることはありません．しかし，従属的な動物が逃げる機会を失う（例えば罠にかかるなどの状況になる）と，深刻なストレスを経験し，死んでしまうことさえあります．ポール・ギルバート教授は，人類の場合はうつ病が，支配的な他者や支配的な（囚われた）状況から逃げられないことに対する，そのような従属的な振る舞いが心理的に現れたものであると提案しています．人類においては，階級が低いと認知することによってこのほかに自尊心の低下，恥，屈辱といったことが結果としてもたらされます．

関連する概念として，社会的比較という概念があります．社会的比較とは，階級の観点（劣っているか優れているか，無能か有能か，才能がないのかあるのか，弱いのか強いのか）や，いかにうまく集団に適合できるかの観点（仲間外れか受け入れられているか，異なるのか同じなのか，部外者か内部者か），魅力という観点（好ましくないか好ましいか，魅力的でないか魅力的か）において，他者と比較して自分がどうであると感じているかについてのものです．摂食障害の人は，他者と比べて自分を否定的に感じることがよくあります．彼らは摂食障害を発症する前からこのような傾向をもっていたかもしれませんが，一般的には摂食障害を一度発症すると，この傾向は強くなります．

私たちを腹立たせたり，妬ませたり，不当に扱われていると感じさせるような，否定的な社会的比較の力の大きさは，私たちがインターネットでみつけた，エドガー・アルバート・ゲストがつくった「あの男」という詩 < https://www.poemhunter.com/poem/the-other-fellow/> に示されています．もしあなたが女性ならば，「あの男」を「あの女」や「あの娘」に置き換えてもよいでしょう．

個人の欲求と望み 対 集団の要求

どのような集団の中でも，集団のニーズやルールと個人の欲求や望みとの間には，ある程度の緊張関係が存在しています．ある集団や社会の中では，その集団におけるニーズやルールに従わせるための非常に強い圧力が存在しています（例えば宗教団体など）．一方で，近代の西欧社会では，個人の欲求や望みは常に集団のニーズより優先されるべきであるという意識が認められることがあります．あなた自身の欲求とあなたの周りの他者の欲求とのバランスをとることは，かなりの社会的な知能とスキルを必要とします．

関係性のパターン

人間が互いに関わり合う方法は多種多様である一方で，いくつかの基本的な交流のパターンや，その基礎となる役割分担があります．私たちは大人として，こういった役割のすべてを必要に応じて柔軟に身につけ，適切にそれらの役割を切り替えられるようになりたいと感じています．ある特定のパターンに固執し，そのパターンを適切でない形で用いたり，2つの極端な役割（例えば服従と反抗など）の間を揺れ動くと，ものごとはうまくいきません．

ケアする／ケアされる

このパターンは，親と子どもの間の関係性に特徴的です．親の役割は養育し，保護することであり，子どもの役割はケアされ，親を頼り，従うことです．

ジャッキーは，兄が障害をもっており，兄に多くのケアを必要とする家で育ちました．ジャッキーの両親は長時間，多大なストレスにさらされており，ジャッキーが兄の世話をしてくれることを期待していました．彼女が成長するにつれてこの期待は，彼女が兄の主な養育者となるところまで膨らんでいくようでした．ジャッキーは成長して家を出たときに，兄との関係性のパターンを繰り返すことにとらわれているのに気づきました．ジャッキーは恋人との関係においても，彼を喜ばせるためにいつも自分自身の欲求を抑え込んでいたのです．ジャッキーの治療者は，いつも自分の欲求が押しつぶされてしまっていることを考えると，怒りが爆発することがよくあっても不思議ではないと彼女が気づけるよう手助けをしました．

一方カレンは，やっと生活が落ち着いたと思ったら，いつも何かが変わってしまうと感じていました．世界が彼女に何を要求しているのかについてずっと不安を感じており，それを自分が完璧にこなさない限り，悩んでも無駄だという考えでいっぱいでした．学校で風邪をひくと，母親は学校を休ませました．大学に行くのが不安だと言うと，母親は彼女に，1年間ゆっくり家で過ごしてみてはと提案しました．カレンはケアしてもらい，いろいろなことから守られることが好きでしたが，治療者によって，彼女は自分が抑え込まれ，独り立ちすることを阻まれていると感じていることに気づきました．彼女が本当に自分自身のことをケアするということは，世界の中に飛び込んで失敗することだったのです！

この役割の肯定的な特徴と否定的な特徴

▶ **ケアする**

他者の欲求を優先し，養育し，資源を与え，無欲で利他的であること．つまり，救い，殉教者となること，他者を抑圧すること，見捨てること．

▶ **ケアされる／ケアを引き出す**

援助やケア，資源を受け入れること，人に頼ること，依存すること，自分自身の欲求に焦点を当てること，助けてもらうこと，無力感，保護してケアしてもらう必要があると発信すること，しがみついて離れないこと，見捨てられること．

協力／競争

このパターンは，パートナーや仲間（つまり対等な関係にある人々）との関係性に特徴的です．資源を獲得するために，人々は協力して働くこと（チームワーク）ができなければなりませんが，同時に競い合えることも必要です．ジョーはいつも自分自身と他者を比較して競争する傾向があり，このことに多くのエネルギーを使っていました．徐々に彼は，人と一緒に働くこと，人と行動をともにすることもまた，自分の人生を充実させるものでもあると学びました．

この役割の肯定的な特徴と否定的な特徴

▶ **協　力**

チームプレーをすること，資源を蓄えること，分け合うこと，大多数の意見に異議を唱えないこと，調和すること，自分の欲求よりも他者の欲求を優先すること．

▶ **競　争**

向上すること，いっそうの努力をすること，懸命に試みること，他者と比べて優れている点を探し求めること，人を出し抜くこと．

支配する／服従する

このパターンは，社会的階級が異なる人々の間の関係性に特徴的です（力の差が実際にある場合，もしくは差があると感じられる場合など）．例えば，トリシュナはいつも他人に力を「与えて」いました．つまり彼女は，人を尊敬し，常に自分を比較して下にみる傾向があり，人の要望に従いがちでした．しかし徐々に，彼女は力を「取り戻し」て，自分自身の考えや信念に関して自信をもつことができるようになりました．

この役割の肯定的な特徴と否定的な特徴

▶ **支配する**

年長，専門家，リーダー，上司，自分の意見を押し通す，コントロールする，批判する，強要する，虐待する，いじめる．

▶ **服従する**

年少，初心者，部下，委ねる，喜ばせる，なだめる，コントロールされる，押しつけられる，批判される，強要される，虐待される，いじめられる．

次に，これらのパターンのうち，どれがどのようにあなたに関係しているか考えてみましょう．

私の関係性マップ ワーク

あなたの人生で重要な関係性にあるのは誰か，考えてみましょう．**図 7-1** の円の中央にあなたを置いて，次にあなたの人生に関係するほかの人を書いてください．家族や友人，生きている人や亡くなった人，あなたの近くにいる人，遠くにいる人を含みます．

- どれくらい親密に感じているかに応じて，その人たちを円の中に書いてください．親密でサポートしてくれる人は，親しくない友人よりもあなたに近い位置になるでしょう．
- もし，あなたの人生において重要だけれど，あなたとの関係がより複雑だったり，難しい，つらいような人たちがいれば，その人たちも円の中に書いてください．ただしその人たちは，あなた自身から遠いところに書いてください．
- では，違う色のペンで，もう一度同じ作業をやってみましょう．しかし，今度は神経性やせ症になる前のあなたの関係性について考えてください．
- 最後に質問です．神経性やせ症をこの図の中のどこに置きますか？　その場所は，時間とともに変わってきましたか？

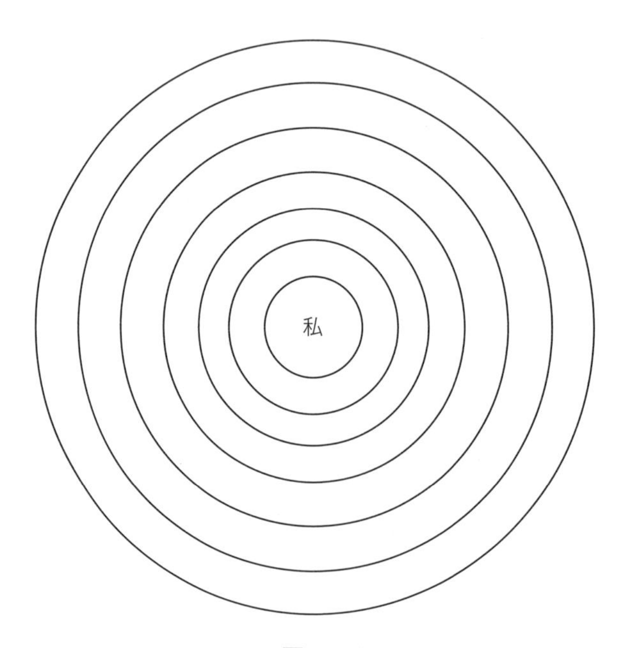

図 7-1

振り返り

- あなたはこのワークから何を学びましたか？
- 何か驚きはありましたか？
- あなたが神経性やせ症を発症してから，あなたの人間関係はどのように変わってきたでしょうか？

関係性のパターンをマッピングする

では，完成させた関係性マップに示された，あなたの人生の一部でもあるさまざまな関係性について考えてみましょう．あなたがよく使っている関係性のパターンや役割は何かありますか？その関係性の中であなたが担っている役割と，それによって実現されるあなたの欲求について考えてください．このことに関係する良い面と悪い面は何でしょうか？

Point　関係性のパターン

- 自分の関係性のパターンを明確にするのがとてもやりにくいのであれば，自分自身に「私の主な人間関係でよくあることは何だろう？」と問いかけてみましょう．ミッシェルは，自分がうらやましく思いがちな，有能で「完璧」にみえる友人と付き合う傾向があることに気づきました．彼女は，自分の関係性のパターンは自分が優れていると認識した人に従うことだとわかりました．そうすることで，彼女はその人たちがすべての決定をしてくれるという居心地のよい感覚の中にいることができたのです．ですがこれは，より対等で，持ちつ持たれつのような「本当の」人間関係であればもたらされたはずの，楽しさや親交といったものを彼女から奪い取っていたのでした．
- 次の**表 7-1** を埋めてみてください．もし大変なようであれば，あなたの中にいる賢くて思慮深い友人に，自分の関係性のパターンを「みる」のを手伝ってもらえるよう，助けを求めましょう．

表 7-1　ワーク

関係性のパターンや役割	私にどのような欲求を伝えているのか	私は何を得ているか	私はどのような機会を逃しているのか？どのような気持ちになったか？	私の問題は何か？欲求を満たす別の方法は何か？

注：他人と比べて劣っていると感じてしまうと，より従属的に振る舞ってしまったり（他人を喜ばせたり，争いを避けようとするなど），逆に挑戦的に振る舞い，成長し他人を上回るために努力したりすることはよくあります．どちらのパターンも，摂食障害の人によくみられます．

振り返り

- あなたはこのワークから何を学びましたか？
- あなたの親密な関係性は，バランスがとれていますか？　とれていませんか？
- あなたのさまざまな人との関わり方に，共通点やパターンはありますか？
- そのことはあなた自身について何を教えてくれますか？
- あなたの人生における特定の関係性のパターンに伴う感情は何ですか？　どのような感情や欲求が表出されていて，どのような感情やニーズが隠されてしまっていますか？　あなたが神経性やせ症になってから，それはどのように変わってきましたか？

私の隠された部分

自分だけが本当の自分を知っています．実際，私たちの大切な部分は，他者，それも最も身近で親密な人に対してでさえ，隠されてしまっていることがあります．これは，あえて隠している部分（思考，感情，人柄，してきたことや関わってきたこと）であったり，他者にぜひ気づいてほしいけれど，どのように伝えたらよいかわからない側面だったりします．神経性やせ症は，その人の性格において独裁者のような立場をとってしまうことが多いので，あなたは自分には隠している部分がたくさんあると感じているかもしれません！　次のワークは，こうした隠された部分をみる手助けになります．

Point 私の隠された部分

自分自身の隠された部分に触れるためには，神経性やせ症を超えてみることが必要になります．どういうことかというと，まず，あなたの中の神経性やせ症の部分を少しの間脇に置いて，残された「あなた」の部分を思い切ってみてみるのです．残された「あなた」の部分は，必死に見てもらいたい，聞いてもらいたいと頑張っています．

私たちの患者さんは，前述の（→ p.25）非常に心が揺れる手紙を書いた後に，治療者に次のように話しました．「私の心の中で起こっていることを，あなたが全部理解できているとは思えないわ……！　このいまいましい神経性やせ症に支配されている私の心の中で何が起きているかなんて，とても話せない……恥ずかしいし……みんな私のことを誤解するし……なぜだかわからないけど……本当に話せない……でも書くほうがまだ安心できた……書いていて悲しくなったけど，なんとか書くことはできたし，少なくとも今は，あなたは理解してくれた」

書く実験* ワーク

時間を設定して（20 分程度），「ほかの人が見ていない，聞いていない，気づいていない私についてのこと」を書いてみましょう．実際の友人でも想像の友人でもよいので，友人に宛てる手紙のように書いてみるとよいでしょう．

始める前に，書く内容について次のことを考えてみましょう．

＊　もしあなたが，書くことがどのように役立つかについて詳しく知りたければ，この本の付録2（→ p. 293）を参照してください．この章の多くのワークは，ジェームス・ペネベーカー博士による，患者さんが自分で取り組むことのできる書籍である “Writing to Heal” に基づいています〔詳しくは，この章の最後にある参考文献（→ p. 199）を見てください〕．

- 書く準備はどのくらい整っていますか？

0	1	2	3	4	5	6	7	8	9	10

全く　　　　　　　　　　　　　　　　　　　　とても

- 書く自信はどれくらいありますか？

0	1	2	3	4	5	6	7	8	9	10

全く　　　　　　　　　　　　　　　　　　　　とても

- 書いてみたらどんな結果になると予測しますか？

- 書くことへのハードル（障害）になるかもしれないのはどんなことですか？

- そのハードル（障害）を克服できるかもしれない方法はどんなものですか？

- 書くための時間をいつ（何日の何時に）とろうと思いますか？

- どこで書こうと考えていますか？

振り返り　ワーク

● このワークが終わったらすぐに，次の０～10のスケールで計ってみましょう．

・あなたの一番深い考えや気持ちを表現することは，どのくらいできましたか？

0　1　2　3　4　5　6　7　8　9　10

全く　　　　　　　　　　　　　　　　とても

・今あなたは，どのくらい悲しみや心の乱れを感じていますか？

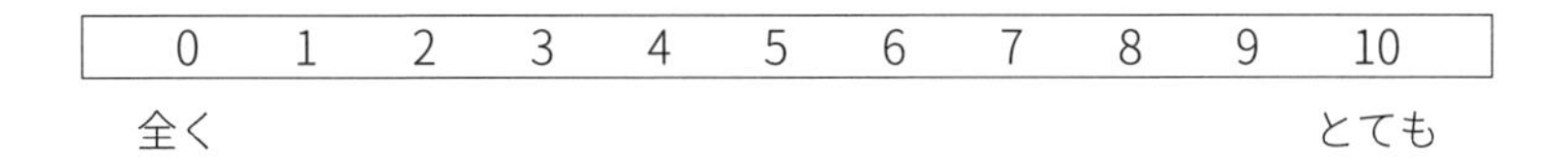

・今あなたは，どのくらい幸せな気持ちを感じていますか？

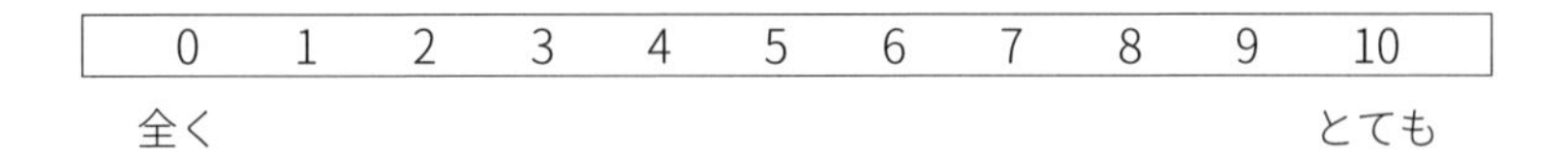

・今日書いたことは，あなたにとってどのくらい価値や意味がありましたか？

0　1　2　3　4　5　6　7　8　9　10

全く　　　　　　　　　　　　　　　　とても

● では，数分間（3～4分は超えない程度）で，書いてみてどうだったかを記録しましょう．

・何を学びましたか？

・これらの隠されている側面は，あなたについてや，あなたと他者との関係性について，何と言っていますか？

・神経性やせ症は，あなた自身やあなたと他者との関係性にどのように入り込んでいますか？

・書いてみた内容が，どんなふうに変わったらよいなあ，と思いますか？

・もし勇気が出るなら，信頼できる友達か家族と，自分の隠された部分のいくつかについて話してみてください．

Part3：自分の感情のエキスパートになる

このパートでは，自分の感情に耳を傾けることが，いかに素晴らしいことかがわかるようお手伝いしていきます．信じられないかもしれませんが，これは本当に役に立つのです！　あなたが自分の感情のルールブックを理解し，適切に感情や欲求を表出できるようになるためのサポートをしていきます．

感情を探索し，うまく働かせる！

私たちがどのように感じているかを言葉にするのは，いつも簡単であるとは限りません．エドワードは，２年ちょっと神経性やせ症になっていた青年です．彼は，自分が感覚や欲求を表出しようとするたびに罪悪感を感じてやめてしまうので，その気持ちを長い間抑え込んでしまうことになり，無感情でみじめな状態になってしまっていたと話しました．エドワードは，なんとか自分の感情に名前をつけようと努力しましたが，方法を変える必要があると理解しました．エドワードにとって感情というのは，一度会ったことはあっても，その人のことを本当に思い悩んだようなことはない，遠方の親戚のようなものでした．感情は彼にとってあまり馴染みのないものだったので，何から始めたらよいのかわかりませんでした．まずペンをとり，描くことで自分自身を表現することが，エドワードにとって自分の感情ともう一度繋がるための最初の一歩でした．エドワードは，この方法は感情をなんとか言葉にしようとするよりも「安心」に感じると話していました．これが決定的に重要な転換点となって，彼の感情の世界は灰色の世界からどんどん彩りを取り戻し始めました．

試しにやってみませんか？　ワーク

- 雑誌，新聞，インターネット，もしくはあなた自身がつくった作品を使って，絵やコラージュ，画像などをつくり，以下のリストの中からいくつかの感情を表現してみましょう．

恐怖	悲しみ	怒り	嫌悪	恥	幸せ	妬み	罪悪感	麻痺

- あなたは，詩や本の一節，歌詞の一部を書き留めてみたいと思うこともあるかもしれません．そこには正しいも間違いもなく，ただあなたにとって意味のある何かを選ぶということが重要なのです．
- あなたが好きなだけ創造力を発揮して，ただただ自分のために何かを制作してください．覚えておいてほしいのは，創造的な作品には，完璧であることや「正しい」作品を生み出そうという考えはやめておく必要があるということです．
- この練習では，あなたの創造的な側面を働かせてあげることが重要です．なぜなら，感情を扱う心の部分は，論理的な思考や議論の中よりも，絵や歌や詩などの中での方がずっと落ち着いていられるからです．

Point 感情を探索し，うまく働かせる

あなたはこのワークに取り組んでいるときに，自分の批判的な側面が「こんなばかばかしいこと」とか「自分がやっていることは正しくも，十分でもない」と言っていることに気づくかもしれません．頭の中の批判的な会話に気づいたら，それは脇によけて，自分の隣の椅子の上に置いておきましょう．それには関わらないようにして，気づくだけにとどめて，自分の感情に集中することを続けましょう．感情が私たちを人間らしくしていることを覚えておいてください．あなたには，感情と触れ合うという基本的な権利があるのです．

感情は私たちを助けてくれる

私たちには，日常生活において私たちを助けてくれる感情が備わっています．ただ，このことは信じがたいときもあります．特に，感情が強かったり嫌な気持ちになっていたり，他人に自分が本当はどんな気持ちなのかを見られることが心配になっていたり恥ずかしかったりするときは，信じがたいことです．しかし，先ほどのエドワードは，いったん自分の感情に気づけるようになり始めると，自分の感情が情報源になることや助けになることを実感するようになってきました．彼はある面談で，自分がこの１週間ずっと動揺を感じていたことに気づいたと語りました．そして，彼がどのように感じているかを描写している詩やポストカードを見たことで，彼はパートナーが自分に対して批判的なときにはいつも動揺を感じていたということに気づきました．エドワードが動揺するのも，無理ないわけです！　彼の感情は，必死に何かを伝えようとしていました．それは，彼が非難されてしまうような関係性の中にはこれ以上い続けようとは思えなくなっている，ということでした．自分の感情に耳を傾け始めるにつれて，エドワードの人生が少しずつ変わっていったことをあなたもイメージできると思います．

先ほどあなたがつくり出したイメージを見てください．そして，その一つひとつについて，自分自身に次のワークのタイトルにある質問をしてみてください．

私や他者にとって，この感情はどのような働きをするのか？ どのような助けになるのか？　ワーク

それぞれの感情があなたに伝えたり，もたらしたりしているかもしれない肯定的なことを書き出してみましょう．例えば，次のようなことについて考えてみましょう．

「怒り」の感情

あなたや他者にとって，「怒り」にはどのような良い面がありますか？

エドワードの例：「怒りは私に，誰かが私のことをきちんと扱ってくれていないと教えてくれる．そのことに気づくことは，私が気分良く過ごせるように人生を変えていく助けになっている．」

▮「恥」の感情

あなたや他者にとって，「恥」にはどのような良い面がありますか？

カレンの例：「恥は，自分が神経性やせ症であることが現実に私の周りの人を傷つけているということに，はっと気づかせてくれる。恥の感覚は耐えるのが難しいけれど，私にとってものごとを改善するきっかけになった。」

▮「悲しみ」の感情

あなたや他者にとって，「悲しみ」にはどのような良い面がありますか？

リアンの例：「悲しみは意識するべき素晴らしい感情には思えないかもしれないけれど，私にとっては，家で1日中カロリーや運動計画のことばかり考えていることは，本当に満足できるような1日の過ごし方じゃないと気づかせてくれた。」

自分のことについて書いてみましょう．

▮「＿＿＿＿＿＿＿＿」の感情

あなたや他者にとって，この感情にはどのような良い面がありますか？

▮「＿＿＿＿＿＿＿＿」の感情

あなたや他者にとって，この感情にはどのような良い面がありますか？

▮「＿＿＿＿＿＿＿＿」の感情

あなたや他者にとって，この感情にはどのような良い面がありますか？

感情は，私たちが何を望んでいるのかを教えてくれる

私たちは皆，好きか嫌いかにかかわらず基本的な欲求をもっています．温かさや栄養，人との交流だけでなく，自分の能力を精一杯働かせたり，自分の潜在能力を生かしたいという欲求もあります．感情はシグナルや，一種の道しるべになり得るものであり，私たちが自分自身あるいは他人から何を必要としているのかを示唆してくれます．

もう一度，あなたのつくったイメージ（→ p.155）を見て，そのイメージで表現したあなたのさまざまな感情を引っ張り出してみてください．そういった感情を抱いている人はどのようなことを必要としているのかを，自分自身に聞いてみましょう．

エドワードはパートナーに対する動揺する感情と悲しみを，ケアされることや尊重されることといった基本的な欲求が満たされていないことのサインだととらえました．自分のことをきちんと扱い，ありのままの彼を愛し，ケアし，安心させてくれる人に出会うことを必要としていたのです．

あなたがつくったイメージのそれぞれについて，次のように書いてみましょう

ワーク

- **悲しみ**を抱いている人は，

________________________________を必要としています．

- **怒り**を抱いている人は，

________________________________を必要としています．

- **恥**を抱いている人は，

________________________________を必要としています．

- **恐怖**を抱いている人は，

________________________________を必要としています．

● **嫌悪**を抱いている人は，

____を必要としています．

● **妬み**を抱いている人は，

____を必要としています．

● **罪悪感**を抱いている人は，

____を必要としています．

Point 感情は，私たちが何を望んでいるのかを教えてくれる

もしあなたが，感情の背後にある欲求にたどり着くのに苦労しているのであれば，それはおそらく，欲求がより原始的で基本的なものであることを忘れて，大人の「頭」を使って考えようとしているからかもしれません．欲求は，私たちが赤ちゃんや子どもだったころから根づいています．そのため，欲求を把握するのに苦労しているときは，あなたが子どもだった頃のことや，あなたが本で読んだり映画で見たりした子どもの気持ちに耳を傾けてみましょう．子どもが必要としているのは何でしょうか？　例えば，愛情，温かさ，導き，養育，安全や保護，挑戦などでしょうか？　あなたの場合は，どんな欲求が当てはまりますか？

私の人生で，感情は私に何を伝えようとしているのか？

では次に，あなたのつくったそれぞれのイメージ（→ p.155）を見て，それが表している感情について見てみましょう．あなたがその感情を強く感じたときを思い出してください．

ワーク

- あなたはどこにいましたか？　誰と一緒にいましたか？　あなたの人生に何が起きましたか？
- この感情がどのようにあなたを助けようとしていたのかを考えてください．
- 最後に，この感情はあなたが何を必要としていたと伝えているのか考えてください．

あなたが感情と繋がることを認めるということは，とても重要です．そのため，このワークはあなたの論理的な思考のみではなく，それ以上のものを使います．目を閉じて，その感情に伴うイメージを集めて，そのイメージを飾り立てましょう．それは何も正確である必要はなく，記憶でなくても構いません．ただ，その感情に伴う絵であればよいのです．

表 7-2

状　況	どのような感情を抱いたか？	この状況で，その感情は私にどのような良いことをしようとしていたか？	この感情を抱いたとき，私は何を必要としているか？
シャーロットの例： 妹は全国統一テストに合格し，とても褒められていた．学校の授業内容が難しくてとてもストレスを感じていたのに，みんなが私のことを無視していたことを思い出した．	怒り 妬み	その感情は，私が大事な欲求や感覚をもっていて，それが受け入れられていないと思っていることのシグナルだった．	私も助けてほしいし，褒めてほしい！ 私は，自分の欲求や感覚も大事なんだと教えてくれるようなサポートや安心感（ちょっとした言葉やハグ）を必要としている．

あなたが何を感じ，何を必要としているかを理解する練習

簡単な質問に挑戦してみましょう．これは，あなた自身の重要な欲求や気持ちを，あなたの親密な人に満たしてもらうためにはどのようにしたらよいかをみるためのものです．次の表に書いてある内容について，あなたがどれくらいの頻度でそのように行動しているか，当てはまる欄にチェックを入れてください．

表 7-3　ワーク

どのように自分の欲求のサインを送っているか	めったにない	ときどき	いつも
自分の感情を説明し，必要なものを求めて自己主張する			
他者が私の心の中を理解し，私が感じていることや欲求をわかってくれるのを待っている			
他者が私の欲求を満たすことができるという望みをあきらめ，悲しみに暮れている			
自分の感情を封じこめているが，私の欲求を推し量ってもらうために，話すことを拒否したり，食べなかったり，立ち去ったりといった小さなシグナルで，自分の不満や怒りをひそかに訴えている			
自分が無視されるような不正義は怒りに任せて激しく非難し，私の欲求が満たされるよう要求している			
自分自身が何を感じ，何を必要としているのかはよくわからないが，私が欲しくないものはわかっているし，他者が私のことを推し量ってほしいと思う			
何も感じないし，自分の欲求をどのように知らせればよいのかわからない			

振り返り

- これらの方法のうち，どれを一番よく使っていますか？
- あなたの欲求を満たすためのそのやり方の利点は何でしょうか？
- 何か欠点はありますか？
- あなたにとって，より上手くいくかもしれない方法は何でしょうか？

感情についてのあなたの信念を探る

人は，感情や気持ちについてさまざまな信念をもっています．神経性やせ症の人にみられる，いくつかの例を示します．

- 私は強い感情に耐えられない．
- 感情を見せることは安全ではない．
- 感情は危険である．
- もし私が感情を見せたら，他者は私を罰したり傷つけるだろう．
- もし強い感情をもっているなら，それは私が弱くて，悪くて，コントロールを失っているということだ．
- 人は良い感情だけをもつべきだ．
- 私がもし「悪い」感情（怒りや妬みなど）を抱いているなら，私は悪い人間である．

あなたに当てはまる信念がいくつかありますか？

信頼している友達の助けを借りて，感情や気持ちについての自分の信念はどのようなものか考えてみましょう．次の質問について考えてみるのが，その役に立つかもしれません．

- 強い感情をもつことの，最も良くない点は何でしょうか？
- 他者と気持ちを共有することの，最も良くない点は何でしょうか？

感情についてのあなたの信念を試してみる

いったん，気持ちについてのあなたの信念が理解できたら，自分の信念が本当に正しいのか試す方法を見つけるためのワークに，思い切って治療者と一緒に取り組んでみるとよいでしょう．

サムの例

サムは，他者は自分を傷つけないと信頼できないものであり，もし彼女が自分自身の感情を見せれば，他者は彼女を弱いと感じ，彼女を拒否したり傷つけたりするだろうと思いこんでいました．そのせいで，彼女は感情を内に閉じ込め，外には怖い顔をしていました．

この信念が本当に正しいのか試してみるために，サムは自分の近しい人に，自分はその人にとってどんなに大切なのか，そして神経性やせ症のことで最も動揺したことは何かについて手紙を書いてくれるように頼みました．彼女は書いてくれた人の前で手紙を声に出して読み上げ，あえて自分の感情をさらけ出して，何が起こるかを試しました．

彼女は，みんなが彼女を弱い人のように扱うのではなく，むしろ温かく彼女をケアしていることがわかり，驚きました．

エレンの例

エレンは，人前で何かを食べることに強い不快感や恥ずかしさを感じていて，その感情に耐えられないと確信していました．

彼女は治療者と一緒に，実験としてカフェでランチをしました．治療者はエレンを励ましサポートして，自分の感情がどれだけ強く，どれだけ耐えられるものかをたどっていくよう手助けしました．エレンにとって，この実験はとても大変なものでしたが，時が経つにつれて感情の強さが減っていくことがわかりました．エレンは強くて耐えるのが難しい感情でも，なんとか耐えることができるとわかったのです．

それからは，エレンは強い感情をもったときでも，「それは私が好きな感情ではないかもしれないけれど，その感情に耐えることを選べる」ということを思い出せるようになりました．

Point

- あなた自身の信念を「試す」計画をするのは怖いことのように思えるかもしれません．しかし突き詰めてみれば，これは単に，今のあなたの対処方法がまだ役に立っているかどうかや，自分がもっと満足できるような，世界における自分のほかのあり方があるかどうか見つけるための手段にすぎないということです．だから，勇気をもって試してみてください．以下のことが，自分自身の実験を考える上で役に立つかもしれません．
- もし，あなたが自分の感情についての信念を試してみたいと思うなら，頭だけでなく心を巻き込むことも重要です．積極的に動くことで，心をこの計画に参加させましょう．
- あなたにとってどんな実験が有意義になりそうか，信頼できる友人と考えてみましょう．

私の感情についての実験 ワーク

- 正しいかどうか試してみる信念はどのようなものですか？

・例

サム：「他者は自分を傷つけないものだと信頼することができず，もし私自身の感情を見せれば，他者は私を弱いと感じ，私を拒否したり傷つけたりするだろう」

エレン：「人前で食べることに，強い不快感や恥ずかしさを感じている．その感情に耐えられない」

- どのくらい強くその信念を信じていますか？　最大を 100 として，数字を入れてください.

→＿＿＿＿＿／100

- **表 7-4** に記入してみましょう.

表 7-4

日　時	状　況	予　想 ●あなたが確実に起こると思ったのは何か？ ●どのくらいはっきりとそう思っていたか？	実　験 ●予想を試すために，あなたは何をしたか，できたか？	結　果 ●実際に何が起きたか？ ●予想は正しかったか？	学んだこと
エレンの例： ●●年●月●日	人前で何かを食べることができない.	強い不快感や恥ずかしさを感じ，その感情に耐えられないだろう.	治療者と一緒に，実験としてカフェでランチをした.	時が経つにつれて，感情の強さが減っていった.	強い感情をもったとしても，「その感情に耐えられる」ことを思い出せるようになった.

● 今はどのくらい強くその信念を信じていますか？　最大を 100 として，数字を入れてください．

→＿＿＿＿＿／100

では，あなたが新しく学んだことを，1 つのシンプルな文，つまり新しい信念としてまとめてみましょう．例えば，キャンディの新しい信念は「自分の感情を出しても大丈夫．他者がいつもそれを受け入れてくれるとは限らないけれど，その感情が他者を壊してしまうことはない」というものです．

また，ジョシュは「自分自身のことを友達と共有することで，みんなと一緒により楽しむことができた」と学びました．

あなたの新しい信念は何でしょうか？　この実験をして，あなたは自分について何がわかったでしょうか？

● 私の新しい信念

あなたの欲求や感情を表現する：自己主張する！

今，あなたは自分自身の欲求や感情を突き止め始めたので，次のステップに進んで，ある状況に直面したときに違った方法で取り組むことの役に立つよう，これまでの情報をどのように使うのか考えてみるとよいでしょう．そのために役立つ方法として，「スクリプティングアプローチ」と呼ばれるテクニックを使ってみましょう．多くの人がこの方法が役に立つと感じているので，まずはやってみましょう．

スクリプティング

スクリプティング[1]とは，自分が本当に言いたいことについて，構造化した形で，頭の中か紙の上で前もって計画を練っておくことです．これには４段階のアプローチがあります．

- **出来事**：あなたにとって重要な，状況，関係性，現実的な問題．
- あなたの**感情**：状況や問題について，あなたがどう感じているか．
- あなたの**欲求**：状況が変わるために，何が起きてほしいと思うか．
- **結果**：これらのポジティブな変化を起こすことで，あなたや他者にとって状況がどのように改善するか．

　スクリプティングでは，それぞれの段階において何を言うのかを計画しておきます．

- **出来事**：あなたが何について話しているのかを述べます．ほかの人に，あなたが言及している状況は何かを，正確に知らせます．
- **感情**：その出来事が，あなた自身の**感情**にどのように**影響**したのかを表現します．意見については議論することができますが，**感情については議論できません**．自分の感情をはっきりと表現することで，多くの混乱を避けることができます．
- **欲求**：人は心を読めません．あなたは，自分が何を求めているかを人に伝える必要があります．そうしないと，人はあなたの欲求を満たすことができないかもしれませんし，その結果その人のことを恨んだり，誤解することになるかもしれません．
- **結果**：もしその人があなたの欲求を満たしてくれるのであれば，それは自分と相手にとって良い結果をもたらすことを伝えましょう．結果については明確にしましょう．

　スクリプティングの実践を始める良い方法は，あなたが実際にその状況になる前に，自分が言いたいことを**書き留めておく**ことです．

「出来事」や「感情」の部分は，何度も繰り返して使うことができます．いったん相手に話し合いに参加してもらうことで，「欲求」や「結果」を生じさせることができるでしょう．

例

　ジョンとアニーはきょうだいで，ルームシェアをしています．２人は引っ越してきたときに，掃除，買い物，料理の当番を決めました．先週はジョンが当番の週で，アニーは留守にしていました．

　アニーが日曜の夜に旅行から帰ってくると，ゴミ箱はあふれかえっていて，冷蔵庫は空っぽ，台所はぐちゃぐちゃでした．その後，ジョンはアニーに，次の日まで友達のリーの家にいるとメールしてきました．ジョンが帰ってきた後の会話を見てみましょう．

アニー：「お帰り，元気？」

ジョン：「うん．旅行楽しかった？」

アニー：「楽しかったわ，ありがとう．でも，帰ってきたらゴミ箱はあふれかえって匂ってて，冷蔵庫は空っぽで，汚れた食器がシンクにたまっているとは思わなかったわ．先週はあなたが家事をする当番だったわよね．」（**出来事**）

ジョン：「先週はほんとに忙しかったんだよ．だから掃除と買い物は週末にやろうと思ってたんだけど，急にリーから電話があって，彼の家に呼んでくれて，すごく特別なライブに招待してくれたんだ．それで，いろいろ予定がいっぱいになってしまったんだよ．アニーが帰ってくる前に，このことをメールしようと思っていたんだけど，リーのところに行ったときには忘れてたんだ．」

アニー：「私は長旅の後でとても疲れていて，やっと家に帰れるのを楽しみにしてたの．なのに帰ってきたら家がめちゃくちゃなのを見て，すごく頭にきたし，いやな気持ちだったし，しかも食べるものがなかったから余計にそう思ったわ．」（**感情**）

ジョン：「ごめん．ほんとにやらかしてしまったよ．」

アニー：「あなたとルームシェアするのは本当に気に入っているし，普段の家事分担は２人にとってうまくいっているように思うわ．ここで仲良く一緒に生活を続けたいと思っているけど，そのためにはあなたが信用できないといけないの．」（**欲求**）

ジョン：「うん，僕もそう思うよ．自分がやってしまったことは，悪かったと思う．許してほしい．同じ失敗はもうしないよ．一緒にやっていきたいと思ってる．」

アニー：「ありがとう，ジョン．お互いに自分の当番はしっかりこなすように頑張りましょう．それでもし，ちょっと予定通りに当番がこなせないようなことがあるときは，お互いちょっと前にそのことを知らせて，大きな行き違いや喧嘩にならないよう対処していきましょう．」（**結果**）

あなたの会話のスクリプティングを次の空欄に書き込んで，計画を立てておきましょう．

Point

最初は，思いついた中で最も難しいような会話は選ばないようにしましょう．まずは，扱いやすくて実際に取り組めそうなものから始めましょう．だんだんそこからできるようになってきます！

ワーク

出来事

感　情

欲　求

結　果

振り返り

- このような方法を試してみて，どうだったでしょうか？
- 自分自身や自分の感情について，何を学びましたか？
- 新たな自分を発見した結果，あなたが変えていきたいと思うことを２つ挙げるとすれば，どのようなことですか？

Part4：極端で圧倒されるような感情をコントロールできるようになる

神経性やせ症の人は，自分の感情と極端な付き合い方をしているとよく語ります．つまり自分の感情を押し込めようと頑張りすぎるか，その感情が何らかの形で爆発して圧倒されてしまうことにおびえるかです．これはあなたにも当てはまりますか？　このパートの目的は，こういったより極端な感情について考えられるように，そして物事をもっと対処しやすく，バランスのとれたものにしていけるようにあなたを手助けすることです．私たちの目的は，あなたの感情が，たとえそれがつらい感情であっても，それが自分自身についてや，自分がどのように人生を生きているのかを学ぶのを助けてくれるということを，あなたが気づく手助けをすることです．

ジェシカは，治療の半ばで次のようなことを急に実感したといいます．それは，難しい感情と「向き合う」ということは，そういった感情からおそれを取り除き，自分の人生を自分にとってより実りある報われる形に組み立てる方向に，彼女を実際に向かわせてくれているということです．彼女は，自分の感情が爆発的にならなければいけなかったのは，そうしないと自分の感情が無視されてしまったからだったということに気づきました．それはまるで，泣いている赤ちゃんを無視すると，赤ちゃんはなんとか聞いてもらおうと必死に泣き叫び始め，それさえも無視されてしまうと，最終的には諦めて呆然と疲れ切った様子で閉じ込もってしまうようなものです．時間が経つにつれて，おそらく赤ちゃんは閉じ込もったり泣き叫んだりを繰り返すでしょう．人の感情は，ケアされたり思いやってもらうことを通して，初めて両極端の絶望的な状態から抜け出して落ち着きを得られるのです．

つらい感情へのあなたの関わり方について考えて，次の空欄を埋めてみてください．

ワーク

- 困難で動揺するような感情を**コントロールするために，あなたは何をしていますか**？

- このように困難な気持ちや感情を**コントロールすることで何が得られますか**？

- このように困難な気持ちや感情をコントロールすることによる**意図的でないマイナス面は何ですか**？

- 何を得て何を失うか考えてみてください．**その結果，あなたはどうなりますか**？

痛みを伴う感情から離れて，一休みする

全体的にみれば，動揺するような感情は抑え込んだり押し込めたりするよりも，きちんと向き合う方がよいでしょう．つまり，最終的には自分の自尊心を壊してしまったり，身体的・心理的に悪影響を及ぼしてしまうような行動で感情をどうにかするのは，ほとんどの場合は良くない考えです．

しかし，私たちは皆，時には落ち着ける方法を見つけ，圧倒的でストレスの多い感情から離れて一休みすることが必要です．感情や生活上のストレスから計画的に離れて休憩することは，私たち皆にとって欠かせないことです．

図 7-2 に，困難な感情から離れて休憩したり，落ち着かせようとするときに使える，危険のない方法を挙げます．こういった方法は，マーシャ・リネハン博士のアイデアに基づいています．彼女は，圧倒されてしまうような強烈な感情を，どうやって自分で落ち着かせ，抑えることができるかについて多くの方法を発展させました[2]．

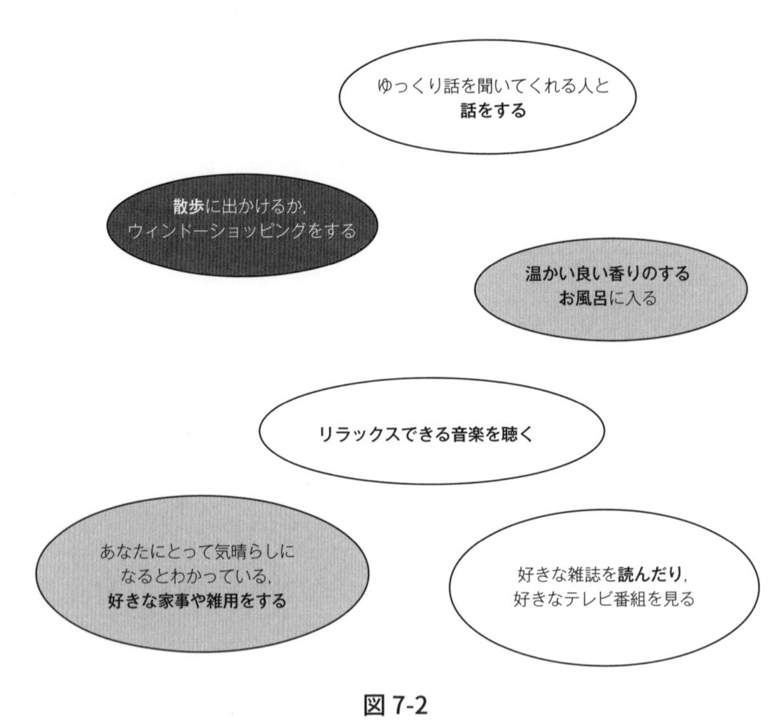

図 7-2

次のようなことが重要です．

- あなたが**本当に好きなこと**をすべきです．
- あなたが普段から**とてもやる気**を感じていることをしましょう．
- **無心になって**できることをしましょう．

- 必ずあなたに悪影響を及ぼすものではないことにしてください．
- 摂食障害を助長させないようにしましょう（強迫的な運動やスーパーマーケットでのカロリー計算は，おそらく助けにはなりません）．

もし興味があれば，マインドフルネスや，リラックス法を教えてくれるレッスンも利用できるでしょう．多くの都市で，比較的リーズナブルな価格で予約できると宣伝されています．

さらに練習してみましょう　ワーク

- 自分自身の癒しリストをつくってみましょう．次の**図 7-3** の中に，あなたが自分のためになり，やってみたい癒しになることをすべて書いてみましょう．

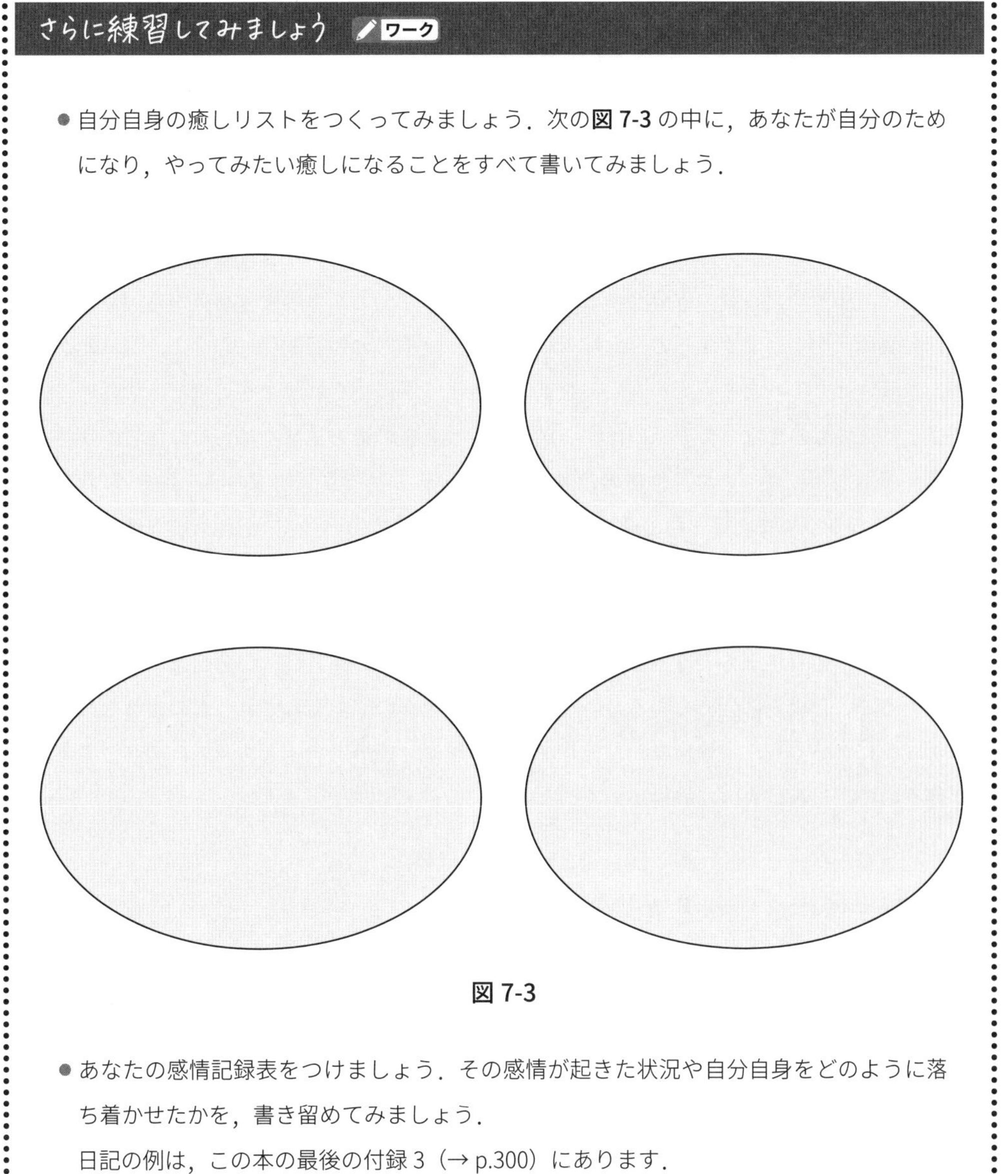

図 7-3

- あなたの感情記録表をつけましょう．その感情が起きた状況や自分自身をどのように落ち着かせたかを，書き留めてみましょう．
  日記の例は，この本の最後の付録３（→ p.300）にあります．

Part5：他者の感情的側面

社会脳

私たちの脳の多くの部分は，社会的な関係性を理解することに特化しています．そして私たちの社会脳は，感情を扱う脳の部分と密接な関連があります．これは脳画像研究から発見されました．社会脳は，他者と交流するのを助けてくれます．相手との相互関係において，次に何が起こるかを予測させてくれます．人が次に何をするかうまく予測できればできるほど，お互いの相互関係はより良いものとなっていくのは明らかです．社会脳の最も重要な性質は，他者の精神状態や思考，感情などに基づいて，他者の行動を予測できることです．他者の心を読むこの能力を，**「メンタライジング」**または**「心の理論」**といいます．この能力の多くは，他者の表情や声のトーン，体の姿勢，そしてそのときの社会的な文脈から感情や思考を正確に取り出すことができることと関係しています．

重要なのは，他者が伝えようとしている意図を扱う社会脳の部分は，自分自身の精神状態について考えることを扱う部分でもあるということです．人々の間で交わされるどのようなコミュニケーションにおいても，自分自身の，そして相手の思考，感情，意図をお互いに関して考えることが伴うので，これは大いに納得がいくことです．

神経性やせ症と他者の心を読む能力

研究によれば，神経性やせ症の人は自分自身や他者の心の状態について，正確に考えることについて苦労することが多いと示されています．これにはさまざまな要因が関連しています．一般的に，人がストレス状態にあるときは，他者の心の状態について考えることがより難しくなり，また単一的な見方や観点にとらわれたり，ものごとを実際より強い脅威のように感じたりしてしまいます．同様に，飢餓は他者の心を読む能力を弱めるため，社会的な状況に対応することもずっと難しくなります．私たちは24時間だけ飢餓状態にした健康なボランティアの人たちについて，他者の心を読む能力をテストしました．すると，普通に食事をとっていた別のボランティアの人たちと比較すると，心を読む能力は著しく弱くなっていました．

さらに，研究によれば，神経性やせ症の人は他者の顔写真を見たとき，神経性やせ症ではない対照群の人たちほどは，時間をかけて写真をくまなく見なかった（目を見ることを避けていた）こと，そしてそれゆえに他者の感情や考えについての手がかりを拾い上げることがより苦手なのかもしれない，ということがわかっています．最後に，親密な関係下であっても，自分自身や相手の精神状態を考えることが難しいと感じることはよくあります．

他者の生活の感情的側面をどれぐらいうまく理解できるか？

他者の心を理解することが上手くなると，自分に対する他者の行動や反応を理解しやすくなります．このことを，**共感力**を上げる，といいます．

共感できるということは，物事が他者にとってどうであるのか，どうして他者はそのような反応をしたのかを，あなたが本当によく理解することができる，ということです．

ワーク

- あなたが親しい人と対立したり，その人との間に緊張感が漂った状況をいくつか取り上げて，治療者とともに彼らの見方のイメージをつくり上げてみましょう．下の表が参考になるかもしれません．
- その後は，その相手と一緒に表を見直したり，その人に同じ表に書き込んでもらって自分のものと比べてみるとよいでしょう．

表 7-5

状　況	どんな感情をその人（例：母）は感じたか	その人はどのような考えをもっていたか	この考えから，その人はどのように振る舞ったか
朝食時に，私はオレンジジュースをこぼした．	怒り	神経性やせ症なので，わざとこぼした．私は神経性やせ症に悩まされている．	汚したことに対して悲鳴を上げて怒鳴り，わざとこぼしたのだろうと言う．

振り返り

- 他者の感情について何がわかりましたか？

書く実験１ ワーク

他者の見方を理解する

このワークの準備として，後で振り返りやすいように，この本の最後の方の付録２（→ p.293）にあるシートを使ってみましょう．各課題には５分程度の時間をかけましょう．

あなたの生活において最も親しい人のうちの１人（例えば両親のうちの１人やパートナーなど）と，最後にあなたの食行動について言い合いになったときのことを思い出してみてください．

- あなたが感じた強い感情のすべてを表現するような手紙をその人に書いてみましょう．

どのように感じましたか？　はっきりとした気持ちを表現する言葉を，たくさん使って書いてください（自主検閲はしないでください．関わっている人が手紙を見ることは決してありません）．

―休憩をとりましょう―

● もう一度ペンをとってください．では次に，相手の目から状況をみてみましょう．

相手は何を感じていたでしょうか？　どんな感情を抱いていたでしょうか？　なぜ相手は怒り，動揺したのでしょうか？　相手にとって，それはどのようなものだったのでしょうか？

あなたがその相手であるつもりになって，自分へ手紙を書いてみましょう．その相手が感じた感情をすべて表現してください．

● ２つの手紙を読み終わった後に，３つ目の手紙を書いてみましょう．今回は，賢く，公平な人の観点からです．もしあなたがそのような人を知らないのであれば，想像でつくり上げましょう．

その人の意見は何ですか？　その人はどのようにみていますか？　あなたたち２人の感情の中で，彼らが理解を示しているものは何ですか？

他者の生活の感情的側面の理解を助けるそのほかの練習

以下に，摂食障害の人が他者の感情について学ぶときに役に立つと感じた，そのほかの練習や実験を紹介します．気になるものを１つか２つ，選んでやってみてください．

情報を集める

▶ **手紙を収集する**

もうすでに，親しい人たちにとってあなたがどれだけ大事な存在なのかについての手紙を書いてもらうよう頼んでいるかと思います．もしまだ頼んでいなければ，すぐに頼みましょう（集まった手紙は，治療者やあなたをケアしてくれている人とともに読みましょう）．

▶ **調　査**

あなたの知っている人たちが，さまざまな状況において，何を考え，何を感じているのかを明らかにするための調査を行いましょう（あなたの治療者が調査を計画するのを手伝ってくれるでしょう）．

書く実験

もしあなたにとって書くことが楽しいのであれば，次の実験は役に立つかもしれません（これらの課題の準備や振り返りのために，本の最後の付録２（→ p.293）にある書く実験シートを使ってください）．

▶ **親しい誰かの１日の生活についての物語を書いてみましょう**

必ずその人の感情や信念，行動について書くようにしてください．その人は日中誰に会いますか？　何をしていますか？　どんなことをよく考えていますか？

▶ **感情の乱れやトラウマに対して視点を切り替えるために，書くことを利用しましょう**

私たちの人生の中で混乱するような出来事にはほとんどの場合，複数の人々が関わっています．あなたがその人たち全員の視点で見ることができるようになればなるほど，より上手くその出来事を処理し，理解することができるでしょう．「より大局的に見る」視点と，起こった状況に関わっている人それぞれがもたらす「細部を見る」視点との間を切り替えられるようになることも有用です．

次の実験では，あなたが混乱するような出来事について４回，それぞれ見方を切り替えて書いてもらいます．連続して，正直に，そして一気にすべての課題を行ってください．

- **大局的な視点**：あなたが考えていた感情の乱れやトラウマについて書いてみてください．何が起こって，誰が関わっているのかを書き出してみましょう．あなたや他者はこの出来事に対してどう反応したでしょうか？　現在，みんなにどのような影響が出ているでしょうか？（5分間で書いてください）
- **私は，私を，私の**：同じ出来事について，ただしあなた自身の視点にのみ焦点を当てて書いてください．あなたは何を考え，感じ，何をしていますか？　あなたの行動は他者にどのような影響を与えたでしょうか？　あなたの状況について，他者に何を知ってもらいたいですか？（5分間で書いてください）

- **他者**：同じ感情の乱れについて，別の人や集団の役割に焦点を当てて書いてみてください．彼らの心の中では，そのとき何が起こり，今は何が起こっているでしょうか？　彼らは何をして，何を感じましたか？　彼らはほかの人に自分のどんな視点を知ってもらいたいと思っているでしょうか？

  彼らの心の中を見ようと努力してみてください．彼らも，少なくともあなたと同じくらいには心の中が複雑であるということを想定しましょう．（5分間で書いてください）

- **そのほかの大局的な視点**：書き始める前に，これまでに書いたものを見てください．あなた自身について，そして他者について正直に書けているでしょうか？

  最後の5分では，再び混乱するような出来事についてのストーリーを書いてもらいます．しかし今回は，何が起こったかということについて，広い視点をもってください．あなたや他者は，この経験からどのような価値や意味を見いだすことができたでしょうか？　（5分間で書いてください）

練　習

▶ 共感スキルの練習

あなたの信頼できる友人に手伝ってもらうよう頼んで，お互いに交代で，静かに相手の話を聞く練習をしてみましょう．

- 相手にすべての注意を払ってください．
- 相手が話し終えたら，話していたことを要約してください．
- 相手が何を感じていると思うかを話してください．

▶ 空の椅子技法

あなた自身や他者の生活の感情的側面を探索するためのものである空の椅子技法には，多くのバリエーションがあります．

- 多くの人が効果があると感じている1つのやり方は，あなたがその関係性に難しさを感じている人がまるでそこに座っているかのように，空の椅子に対して話かけ，その人についてあなたがどのように感じているかを表現するというものです．
- 一度話し終えたら，椅子を交換し，相手になりきってあなたの感情について言い返してみることもできます．
- この練習を最大限に活用するためには治療者の助けが必要でしょう．

振り返り

- この状況で，あなたが感情について学んだことは何ですか？
- 避けている感情はありましたか？
- 表出した方がよいだろうということはありましたか？
- 他者について理解をしておいた方がよいだろうということはありましたか？
- あなたが失うことを受け入れなければならないかもしれないものはありましたか？

書く実験 2 ワーク

▌変化するために，他者の生活の感情的側面を理解する

あなたの生活において，変わってほしいと思うような人や，もっとこうしてほしいと思うような人はいますか？　この実験は，このことの解決に役立つようつくられています．

ワークの準備や後の振り返りに役立てるために，この本の最後の方の付録 2（→ p.293）にあるシートを使ってください．それぞれの課題は 5 分程度で行ってください．

● その人に，あなたが感じている傷つきや痛みについて伝える手紙を書いてみましょう．

どのようにがっかりさせられたり無視されたと感じているのか，あなたがその人からより必要としているのは何か，ということを説明してください．

休　憩

● 再びペンをとってください．では，その人から見たあなたとの関係性について考えてください．

その人は何を感じていますか？　どのようなプレッシャーや問題がその人に影響しているでしょうか？　何がその人をそのように振る舞わせるのでしょうか？　まるでその人があなたに手紙を書いているかのように，書いてみてください．

●２つの手紙を読み終わった後に，３つ目の手紙を書いてください．今回は，賢く，公平な人の視点からです．もしあなたがそのような人を知らないのであれば，想像でつくり上げましょう．

その人の意見は，どのようなものでしょうか？　その人はどうみているでしょうか？　あなたたち２人の感情について，その人が理解していることは何でしょうか？　その人からあなたに，どんなアドバイスがあるでしょうか？　あなたが必要だと思っていることを実際に求めるべきでしょうか？　それとも，それをあきらめて，自分が求めることは決して得られないという悲しみを受け入れるべきでしょうか？

誰かに変わってほしいと思うこと

あなたが感じていることや必要なものを理解し，はっきりと自己主張して求めることが有用でないときもあります．私たちは時に，必死になって誰かに自分の扱いを変えてほしいと思ったり，自分の欲求を満たすのを助けてほしいと思い，しかしその人にはそれができない，ということがあります．

リサの物語

リサの父親は，彼女が幼いときには彼女ととても仲良くしていました．父親といろいろなところに行き，楽しいことを一緒にした思い出がたくさんありました．しかし，リサが10歳のときに事態は変わりました．彼女の両親は頻繁に言い合いをするようになったのです．父親は多くの時間をパブで過ごすようになり，毎夜酔っ払い，週末も1日中飲んでいました．リサは仲が良かった頃の昔の父親に戻ってほしいと思いましたが，彼女が父親と話そうとしたときは，父親はいつも酔っぱらって怒っているように見えました．リサは父親の注意を引き，愛情を取り戻すために，できることはすべて試し続けました．しかし，彼女が食事制限をして病気になったときでさえも，父親は飲酒をやめて彼女をケアしてくれるようにはなりませんでした．

リサの回復の一部分には，彼女が父親に自分の欲求や感情をわかってもらうためにしてきたことのすべて（自己主張したり，脅かしたり，訴えたり，病気になるなど）に目を向けることが含まれていました．彼女は，父親を変えるためにできることは何もないのだと理解しました．リサが知っている父親はもういなくなったのです．父親はまだ彼女の生活の中にいて，彼女はまだ父親のことを愛していますが，父はアルコール依存のために，頼りにならず落胆させられることが今では多いのです．父親は感情について無神経であり，情緒が不安定で予測できません．

ワーク

- **リサは昔の父を二度と取り戻せないとわかったときに，どのような感情を抱いたでしょうか？**

- **あなたの人生において，あなたが本当に欲しいと思っている情緒的なケアやサポートが実際に得られるのかどうか考えた方がよいような人間関係はありますか？**

- **あなたは求めているケアやサポートを得るために，本当に大変な努力をしているのかもしれません．それは現実的でしょうか？**

- **自分が望んでいるものは，たとえそれを望む相手が毎日一緒にいるような人であったとしても，決して得られないのだということを受け入れるときが来たことをあなたに教えてくれるものは何でしょうか？**

リサは手紙を（ただ彼女が読むために）書くことが役に立つとわかりました．その中で彼女は次のように書きました．

「さよなら，私の望んでいたお父さん」

この手紙の中で，彼女は父親から過去には得たいと思っていたけれど得られなかったこと，今ではあきらめなければいけない望み，そして将来も決して得られないであろうことのすべてについて書きました．

彼女は自分自身に宛てて，次のような題名で別の手紙も書きました．

「私の本当のお父さん」

この手紙は，彼女の父親について率直で公平な説明をすることを目的としていて，父親の良いところ，悪いところ，強み，そして限界などが含まれていました．彼女は父親が彼女に与えることができたもの，できないものについて，偽りなく書きました．

あなたも治療者と一緒にこのような手紙を書いてみてもよいでしょう．

他者の中の親切な意図を認識する

ほかの人とのコミュニケーションに何かしらの難しさを感じたり，動揺したりする場合には特に，その人の動機や意図に焦点を当てるよりも，その人との相互関係の内容や結果に焦点を当てる方が簡単です．これから１週間，他者のあなたに対する親切な意図を見抜くことができるかどうか挑戦してみてください．

これは，**表 7-6** の最初の例のように，些細なことかもしれません．もったいぶったそぶりや，何か大きなことでなければいけないわけではないのです．次の表を使って記録してみましょう．ほかの人の親切な意図のきっかけとなっている考えや感情を把握することができるかどうか，やってみましょう．

私たちのある患者さんは，この練習について次のように感じました．

私はある状況について，ほかの視点からみることができるようになりました．そして，人がしたことや言ったことに対して（もしそれを無意識に否定的にとらえたとしても）イライラしたり動揺することが減りました．それだけでなく，私のことをサポートしたり，私のためになることをしようとしてくれている人たちに囲まれていることがわかって，その人たちにより感謝できるようになったし，身近に感じられるようになったし，その人たちのことを「敵」ではなくて，神経性やせ症と闘うための味方だと思えるようになりました．

振り返り

- 他者の意図により気づけるようになることの良い点と悪い点は何でしょうか？
- 他者の親切な意図に気づくと，あなたの自分自身やその人に対する見方に，どのような影響があるでしょうか？

表 7-6　ワーク

何が起きたか	その人は何をしたか？	私は何を考えたか？ どう感じたか？ 私は何をしたか？	その人の親切の 意図とは何か？
私は寝過ごしてしまい，仕事に遅刻しそうになった。	母は起きていて，私が起きていないことに気づいたので，部屋に入ってきて私を起こした。	母が，私が遅刻しそうだと気づいてくれてありがたいと思ったし，私はラッキーだったと思った。私は仕事に間に合うように準備する十分な時間がとれて安心し，母にお礼を言った。	母は，私が仕事に遅れて，不安になったり恥をかいたりしないように助けたかった。
私の叔母が会いに来てくれた。叔母と最後に会ったのは，私の神経性やせ症がとてもひどかったときだった。	叔母は，私が今はだいぶ良くなっているように見えると言った。	私が最初に思ったのは，最悪だ，彼女は私が太っていると思っている！　ということだった。でもそれから，私は少し落ち着いて，叔母がどんなに良い人かということ，そして彼女が私を傷つけたいとは思っていないことを思い出した。	叔母は，私に正直な意見を伝えて，私が良くなっているのを見て安心し，喜んでいることを伝えたかった。

Part6：自分自身への思いやりを身につける

神経性やせ症の人の多くが，頭の中に強く自分を批判したり要求してきたりする声をもっていると言います．この声はとても要求が多く，攻撃的で，厳しいことが多いものです．この内なる声を，時に自分の人生の過去の人の中にみつけることがあります．

エイミーの父親はとても学業的に優れた人で，かなり要求の高い性格でした．振り返ってみれば，彼はただエイミーにできる限りのことをしてやりたいと思っていただけだったのだろうと思うのですが，彼女が大きくなる中で，エイミーはその声を常に完璧さを求め高い水準を要求する声として自分の中に取り込んでしまったのです．その結果彼女はいつも，その要求の多い内なる声に応えるために努力し続け，しかし決して自分のことを十分であったり満足であるとは思えませんでした．一方フランシスは，小さい頃に，家族ぐるみの友人から虐待を受けていました．子どものときから大人にかけての彼女の内なる声の特徴は，無慈悲に批判し，責めることでした．これがフランシスが経験した唯一の内なる声であったため，彼女にとってこの程度の日々のいじめは「普通の」ことでした．虐待者による内なる声は，虐待によるひどく悲しく不公平な後遺症です．もしあなたがこのタイプの虐待に覚えがあるなら，治療的なサポートを求め，小さい頃に強いられたつらい時期をふるいにかけて調べるための仲間を見つけることをお勧めします．あなたは，自分がなりたい大人になれるように，その経験を葬り去る資格があるのです！

では，あなたが批判的で要求の多い内なる声に苦しんでいるなら，次の練習をやってみましょう．

Point

- 神経性やせ症の人が教えてくれるのは，内なる声は自動的に，矢継ぎ早に出てくるので，ほとんどそれに気づくことができなくなっているということです．彼らはこのずっと続いている否定的な声に慣れすぎていて，まるでそれしか知らないかのようなのです．もしあなたもそうなら，賢くて思慮深い友達に，一歩立ち戻ってから自分の内なる声を「見渡す」のを助けてもらいましょう．その声はあなたの中でどんな調子で話してきますか？ その声はどんな種類のことを言ってきますか？　過去の誰かが思い出されますか？　もしくは誰にも当てはまらないのであれば，内なる声にはどんなイメージがついてきていますか？
- 次の練習においては，これまで発見してきたことすべてに手伝ってもらいましょう．

ワーク

● どのような批判的な声をもっていますか？

● あなたが思ったより多くのものを食べてしまったときや，普段は避けているものを食べてしまったときのことを考えましょう．そのとき聞こえるであろう批判的な声を書き出してください．

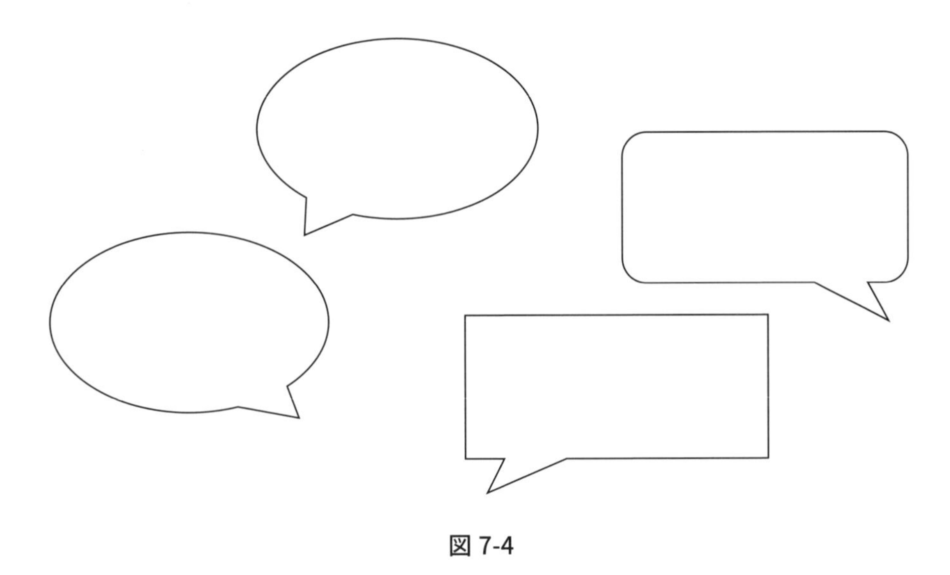

図 7-4

● 批判的な声はあなたにどのように言ってきますか？

例えば，声のトーンはどうでしょうか？　どのような種類の言葉を使ってきますか？　あなたの名前を呼んでいるのか，あなたは悪いと言っているのか，もしくはあなたに何か悪いことが起こると言っているのでしょうか？

● この声を聞いて，あなたはどのように感じていますか？

● この声は，あなたにどのような行動をさせようとしていますか？

表 7-7　批判的な声の長所と短所

長　所	短　所
あなたの批判的な声について，良い点や役に立つ点をすべて書き出してみましょう． ● それはあなたに対してどんな好意的な意図をもっているでしょうか？ ● もしそれがないと，起こるかもしれないとあなたが心配になることは何ですか？	あなたの頭の中にこの声があることの悪い点をすべて書き出してみましょう． ● 自分自身についてあなたがどう感じるかや，あなたができること，できないことに対して，この声はどのような影響を与えているでしょうか？ ● もしこの声が変化したり，親切になったり，励ましてくれたりサポートしてくれるようになった場合に起こり得る，最も良いことは何でしょうか？

振り返り

- あなたにはどのような種類の内なる声がありますか？
- あなたの内なる声の長所と短所は何でしょうか？
- 自分の内なる声について探索してみてわかった重要なことは何でしょうか？

声が手に負えなくなったとき

自分に批判的な声をもっていることには正当な理由もありますが，その声が手に負えないものになり，自分には価値があるという感覚や，自分が人生において本当に欲しいものを得る能力を傷つけてしまうように働いてしまうこともあると考える研究者や治療者もいます．

恥や自己批判を専門的に研究しているポール・ギルバート教授によれば，私たちは自分を攻撃するような形で自分と向き合うことがありますが，それは私たちが重要な目標（例えば他者から受け入れられる，もしくは十分に愛されるなど）を達成できなくなってしまうようなことをしている危険があることを心配しているからなのです．

問題は，自分自身を攻撃する声があまりに厳しすぎて，自分自身のことを途方もなく不愉快に感じてしまうということです．この結果，私たちの役に立たない行動（自分が食べるものすべてをコントロールすることで，十分であろうと一生懸命になることなど）が引き起こされてしまいます．こういった行動によって結局，余計に自己批判をすることになってしまいます．

エレンの例

- エレンはベストを尽くし，自分自身の気持ちをコントロールしなければならないと言われて育ってきました．彼女はこのメッセージを強く肝に銘じていたので，もしすべてのことを完璧に達成できなかったり，自分が動揺しているところを見せたりすると，拒絶されるかもしれないと心配していました．
- 十分でないということで拒絶されないために，エレンはとり得る対処方法をすべて用いました．その中には，すること全部を完璧にこなす努力をし，動揺する気持ちを他者から隠すことも含まれていました．エレンは食事を完璧にコントロールすることも達成しようとしました．このことのエレンにとっての良い面は，自分は拒絶される心配はなく，自分をコントロールできていると感じられたことでした．
- 不運なことに，これらの対処方法は，**予想外の副作用**がありました．彼女の神経性やせ症は，両親を心配させましたが，同時に両親を怒らせ，時には彼女を拒絶させることになりました．彼女は感情を隠すことで孤立してしまい，ほかの人は彼女に近づけなくなりました．
- エレンはその**予想外の効果**をみたとき，自分自身が自分にとっての脅威であると感じてしまい，問題を起こしている，完璧にできていない，両親を動揺させた弱くて出来損ないである自分を責めました．
- エレンは自分自身を攻撃する声による厳しい批判によって，よりいっそう努力し，さらに完璧であろうとし，自分の感情を隠すことで，拒絶される心配がないようにしようとしました．

あなたの要求の多い，自己批判的な声にこのように対処することには，どのような問題があると考えますか？

私たちのある患者さんは次のように語ってくれました．

自分を批判する声について，その口調や自分に何を言ってくるかを調べると，その声を本来の自分の内なる声と区別できるようになります．そうすると，そういう声が手に負えなくなったときに，これは意地悪な邪魔者の声だとわかるようになるのです．

内なる思いやりの質を高める

自分自身に批判的であることはとても精神的に疲れ，嫌な気持ちになってしまうということがわかっています．批判的な声や「内なるいじめ」に対処する方法の 1 つは，自分自身を思いやれるようになることです．これには以下に示すようなたくさんのことが必要です．

思いやりを大事にする

自分自身を思いやることは，自分が何らかの形で弱いとか，自分に甘いとか，成功への気力が足りないのかもしれないと心配になる人もいます．そのような人は思いやりを大事にしていないのです．しかしながら，その思いやりで高名な人たち，例えばブッダやキリスト，ガンジーやフローレンス・ナインチンゲール，ネルソン・マンデラのような人たちを「弱い」とか「成功していない」などとみなすことはとてもできないでしょう．思いやれるようになることは，実際には私たちをより強くし，そしてより自信をもてるようにしてくれるのです．

共　感

共感は，人がどのように考え，感じているかを理解できることを意味しています．つまり，その人の視点から物事をみるということです．この章のパート 5（→ p.174）で，このことを練習したかと思います．同様に，自分自身に共感することで，落胆や不安，怒りや悲しみといった，自分のつらい感情をより深く理解することができます．これは，私たちは自分の感情や苦悩に対して気づかないようにしたり，避けようとしたりするのではなく，敏感になる必要があるかもしれないということを意味しています．時に私たちは，あるがままに考えたり感じたりするべきではないと自分自身に言い聞かせ，自分の気持ちと協力するのではなく，否定しようとすることがあります．このことの問題は，自分の気持ちを探索して理解しないことで，それが自分にとって怖いものになってしまいかねないということです．どのように，なぜ自分に批判的になるのかを理解できるようになるのは，たいていは何かしらおそれを感じるためです．自分自身に共感できるようになることは，自己批判の背後に横たわるおそれがわかるようになることを意味します．

エマは自分の治療の中で，長年彼女が自分の内なる「いじめ」に耳を傾けて，浪費してきたこれまでのことを悲しみ，嘆いていた期間がありました．彼女は自分の内なるいじめの声が自分の父親の声であり，彼の声などは聞くに値しないと思えるようになるまで長い時間がかかってしまったことに気づきました．しかしいったんこのことを自覚すると，彼女は子どものときにずっと父親に面と向かって非難されていたことに耐え，それから今度は自分の頭の中の声に耐えてきたということについて深い悲しみを抱いて過ごすことになりました．コントロールできることがほとんどない子どもの頃とは違い，彼女は大人として，頭の中のその声を聞くかどうかを選ぶことができると理解し，安心しました．

同　情

同情は，頭で理解するというより，ケアしたい，助けたい，癒してあげたいというような気持ちの部分がより大きいものです．私たちは誰かに同情を感じると，その人と一緒に悲しくなったり，落ち込んだりします．自分自身に同情できるようになることは，落胆することなく（自分が悲しいと感じることについて，何か間違っているとか，悪いなどと言うことなしに）悲しめるようになるということです．自分自身への同情の中では，親切な気持ちにも焦点を当てることができます．

先ほどのエマも，父親が祖父から容赦のない虐待を受けてきたことについて，いくばくかの同情を感じるようになりました．だからといって，彼が子どもの頃の彼女にしたことは許されませんが，彼女が事情を少し理解する助けになりました．

許すこと

私たちの自己批判的な部分はとても容赦ないことが多く，責めたり非難したりできるどんな機会も１つも逃すまいとしています．しかし，許す技術を学ぶことは重要になることがあります．許すことで，変わることができるようになります．つまり自分自身の過ちを受け入れ，それらから学ぶことができるようになるのです．

エマは父親を許し，彼女自身を許し，自分自身により親切になることができました．

受けいれること／寛容であること

私たちは自分に関して変えたいところがたくさんあり，実際に変える方がよいこともあります．しかしながら，人として「あるがままの自分」を受け入れられるようになっていくことも重要です．受け入れることは，負けたときの感覚や，自分自身を気にかけないといった，受動的な諦めではありません．失敗しやすいことにも努力にも，すべてに対して寛大であることです．インフルエンザにかかったときは，ベッドで寝ておかなくてはいけないだけではなく，回復のために役立つことはすべてやることも受け入れる，というようにです．

グレッグは自分のセクシュアリティを受け入れ，それを両親が受け入れられないことも受け入れられるようになりました．彼は自分自身が幸せで充実していられるやり方で生きていけるようになり，喜ばせることができない人を喜ばせたいという欲求を手放すことができるようになりました！

温かい気持ちを育てる

これには，自分自身への温かい気持ちを生み出す経験と練習を始めることが必要です．そのために，温かい気持ちをイメージし，それが自分の中に入ってくるのを感じ取る練習をします．落ち込んでいるときは，この気持ちはおそらくとても小さくなってしまっており，生み出すことは困難なので，練習をしていかなければなりません．これは変に思えたり，怖かったりさえするかもしれません．ですので，一歩ずつ進めていかなければいけません．

グレッグは自分の生き方は受け入れられないと言われながら育ったので，自分に温かく接することに慣れていませんでした．彼は自分自身の多くの否定的なエネルギーを振り替えて，自分に対する温かさと愛情を生み出す方法を学ばなければなりませんでした．

成　長

思いやりは人々の成長や変化，発達を助けることに焦点を当てています．自己批判とは違って，人生を高めていきます．自分自身に思いやりをもつことができるようになると，次はミスをおかしやすい自分と折り合いがつけられるようになり，成長し変化できるのです．思いやりはまた，私たちが避けたいと思うようなつらい気持ちに直面するときの助けになります．

グレッグはあるとき，治療者に「自分が誰で，どう生きたいのかを否定していたときは，全然成長できなかったし，いつも悲しかった．今は自分のすべてを受け入れているし敬意をもっているから，今までで初めて生きていると感じられているよ」と語ってくれました．これが成長です．

責任をもつ

自分自身に思いやりをもつことができるようになるために大事なことの１つは，自分の自己批判的な思考に責任をもつことです．そのためには，自己批判がいつ起こっているのかを認識し，思いやりの心を用いてそれに代わる見方や気持ちをもつことができるようにします．責任をもつということは自分で決めるということなので，とても大きな権限をもつということです．私たちが話しているのは，あなたの内なる世界のことです．自分の内面が言っていることに対して，言いたいことを言いましょう！

トレーニング

私たちが自分自身を攻撃すると脳内ではある回路が刺激されているのですが，自分の努力を思いやり，支えることができるようになると，それとは別の回路が刺激されます．あまりに自分への攻撃や批判への刺激が多いために，自分への温かさや思いやりを刺激する能力があまり発達していないことがあります．この能力を発達させるためには，多くのトレーニングが必要です．このトレーニングは，練習をして特定の力をつける理学療法を受けるのと同じような部分もあります．私たちが本書の練習を通じて強化しようとしているものの１つが，あなたの脳内の思いやりのシステムなのです．

あなたが自分自身に対して意地悪にし，不親切にするトレーニングを数十年にわたってしてきたのはもっともなことです．ですから，自分自身への思いやりが一晩で育つという期待はしないでください．専念することや，練習，献身が必要なのです！

自分自身に思いやりをもつようになることの結果

自分自身に対して，より受容的に，親切に，そして寛大に関わることができれば，あなたの生活のさまざまな面で変化が出てくるでしょう．次の質問について考えてみましょう．そして，自分自身により思いやりをもつことができるようになると，それがあなたの変化や，なりたい自分になるためにどのように役に立つかについても，考えてみてください．

ワーク

それぞれの質問について，次のことを考えてみましょう．

- 自分に思いやりをもつようになると，どんなふうに今とは違ってくるでしょうか？
- 自分に思いやりをもつようになったことを，どのようにしてあなたは気づきますか？
- 自分への思いやりをもとにどのように進んでいけそうでしょうか？

1．あなた自身により思いやりをもつと，あなたの感じ方や自分への関わり方に，どのような影響があるでしょうか？

2．あなた自身により思いやりをもつと，人生における課題や困難，問題の扱い方に，どのような影響があるでしょうか？

3．あなた自身により思いやりをもつと，人との関わり方について，どのような影響があるでしょうか？

4．あなた自身により思いやりをもつと，人生の目標（数日，数週，数ヵ月といった短期的なものについても，人生にわたるものでも）をどのように選択し，それに向かってどのように努力するのかについて，どのような影響があるでしょうか？

5．あなた自身により思いやりをもつと，誤りや失敗，挫折や人生における危機に対する対処方法にどのような影響があるでしょうか？

6．あなた自身により思いやりをもつと，あなたにとって生活の上で大切なその他のことに，どのような影響があるでしょうか？

振り返り

- あなた自身に，より思いやりをもって接することができるということは，良いことだと思いますか？
- 毎日の生活の中に，どのように自分を思いやる心を取り入れていけそうですか？
- 自分を思いやることが難しいとすると，何が原因になるでしょうか？

思いやりのある手紙を書く

私たちの患者さんの１人は，次のように語ってくれました．

自分のことを悪いと思ったり，状況に対して罪悪感を感じたときにはいつも，この手紙を書くことに取り組みました．いつもノートとペンを持ち歩いていて，どこでも，いつでも書けるようにしていました．なんとか練習して，書かなくても自分に対して言葉で言えるようになって，だんだん早く言葉が出てくるようになりました．最後には，批判的な気持ちになってもすぐに思い直せるようになるといいなと思います．

もしあなたが自己批判的になりがちならば，自分に対して思いやりをもつようになるのは簡単なことではないので，思いやりの技術を練習する必要があるかもしれません．練習を始めるために，次のワークをしてみるとよいでしょう．このワークには，だいたい30分くらいの時間がかかります．

ワーク

あなたにの感情にとって重要な出来事について考えてください．そのことで自分自身に批判的になり，恥や罪悪感を感じたような出来事を選んでください．

この課題では，まず２人の違った読者に向けて手紙を書きます．そして次に**それぞれ**の聞き手の視点からあなた自身に宛てて返信を書きます．

ステップ１

● 公平で権威のある人物

その出来事について，あなたが公平で権威のある人に話をしていることを想像してください．

・その人は，その出来事に関連する人にするべきではありません．先生，裁判官，神父，親といったような人がよいでしょう．あなたが公平であると感じ，尊敬している人であるべきです．もしあなたがそのような人を知らない場合は，想像でつくり上げてください．

・この人にその出来事について，何が起こったのか，そのときと今のあなたの考えや気持ちについて伝えてください．また，あなたに与えた影響や，今も続いている影響についても伝えてください．

● 思いやりのある親しい友人

次は，同じ出来事について書きますが，心の中の親友に宛てて書いてください．あなたが深く信頼していて，あなたが何を言っても受け入れてくれるような友人です．

・この友人も，その出来事に全く関連がない人にするべきです．この場合も，もし誰も思いつかないようなら，想像でつくり上げてください．

・手紙の中で親友に対して，何が起こったのか，あなたの考えや気持ち，自己批判，そしてそのことがあなたの生活にそれ以来どのような影響を与えてきたかについて伝えてください．

10分間書き続けてください．

ステップ2

次のステップでは，あなた自身に手紙を返します．

- 最初に，**公平で権威のある人物**の視点から，そして
- 次に，**思いやりのある親しい友人**の視点から書いてください．

もう一度，10分間書き続けてください．

10分したらやめて，振り返ってみましょう．

〔振り返りを行う手助けとして，このワークブックの最後の方にある付録2（→ p.293）を使ってください〕

Point 思いやりのある手紙を書くこと

- あなたは，長い間自分に批判的だったでしょうから，私たちもあなたが自分への思いやりを生み出すことが簡単だとは思っていません．慣れない感じがするでしょうし，しばらくは「許されない」とすら感じるでしょう．しかし私たちは，**すべての人**がケアされるに値するという信念をもっていますし，あなたが自分自身についてより良く感じられるよう，ぜひ手伝いたいと思っています．これまでに，あなたに何らかの思いやりを示してくれた人を，誰か知っていますか？　ほんの少しだけでも？　もしかすると先生とか，叔母さんとか，家族ぐるみの友人などにいませんか？　映画を見て思い出すような誰かとか？　もし誰かいるなら，そういう人のイメージを心の中に集めて，この練習をするときにそのイメージに導いてもらえるよう助けを求めましょう．彼らからにじみ出る人柄について考えて，あなたが自分への思いやりを育てるためのお手本としましょう．
- もしそういう人を誰も思いつかないようなら，あなたが親切さや穏やかさを感じられる香りやちょっとした音楽はありませんか？　もしあるなら，しばらくそれを持ち歩いて，親切さを取り込めるようにしましょう．あなたが自分自身に思いやりをもった方がよいようなときにはいつでも，それを持っておくようにしましょう．

自分への思いやりの感覚を育むさらなるアイデア

ここでは，自分への思いやりの感覚を育むためのほかのアイデアを紹介します.

あなたの神経性やせ症の声に注目してみる

自分を責める声や，神経性やせ症の声を，できるだけはっきりと書き出してみましょう.

- どのように話しかけてきますか？
- 誰の声ですか？
- その声はどこから来ていますか？　あなたの知っている誰かに似ていますか？
- その声の特徴は何ですか？　それはどんな資格があってあなたに助言してくるのでしょうか？
- 長所と短所は何ですか？
- それは約束したことを守ってくれますか？
- あなたを喜ばせたり，悲しませたり，罪悪感を覚えさせたり，恥をかかせたり，間違えることに対しておびえさせたりしますか？
- キャッチフレーズは何ですか？
- その声はどんな偏見に満ちていますか？

その声をもっと理解するために，ほかの方法についても治療者と相談してもよいでしょう.

- どのように声が話しかけてきたか，声によってどのように感じたかを１週間くらい**記録をつける**ことが役に立つと言う人もいます.
- **空の椅子技法**（→ p.179）を使うことが役に立つ人もいます．まずあなたが批判的な声の役となって，その声の**肯定的な意図**について説明します．次に，そのように言われることに対してあなたがどのように感じているかについて説明します.
- また，批判的な声からあなたへの**手紙**を書き，そのように厳しいことを言われたときにあなたがどう感じるかを説明する温かい手紙を返信してもよいでしょう.

ケアしてくれる部分を作り出す

厳しく批判的な声の代わりに，あなたを育て導く助けとなるような，ケアしてくれる思いやりのある声をつくり出す練習をすることは，非常に役に立つでしょう.

あなたが誰かをケアしていたとき（例えばペットや子ども，純粋でケアを受ける価値があると感じる誰か）に，自分の心はどのようになっているかについて書いてみましょう.

- どのようなことを考えていますか？
- そのような考えの特徴とは何でしょうか？

- どのように話をしますか？
- 何をしますか？
- あなたの肯定的な意図とは何ですか？

- 思いやりやケアの感覚を形にしてくれるような，物や**写真を使って**みてはどうでしょうか．あなたが手紙の中で表現したケアしてくれる声を思い出すために使いましょう．あなたが自分自身に厳しくしそうになったときに，自分への思いやりをもつ能力を**個人的に思い出すきっかけ**として使ってください．
- 視覚化する練習*のような，思いやりをつくり出すその他の練習を使ってあなたを助けてもらうよう，治療者に頼んでもよいでしょう．

あなた自身へ新しい見方を適用する

自分自身への思いやりをもった新しい関わり方を育てましょう．

治療者にセッションをビデオで撮ってもらうか，自分が家でワークを行っているところをビデオに撮って，それを見てみましょう．見るときに，これは知らない誰かであると想像してみてください．知らないけれど，とても共感する誰かだと想像するのです．

ケアの心と温かい心をもってビデオを見て，悲しみや痛みの声を聞き取ってあげましょう．

その人の痛みや罪悪感，恐怖，悲しみを思いやってあげてください．

- ビデオの中の人をサポートする手紙を書いてみましょう．ケアや理解，そしてもしあなたの愛する人が苦しんでいたら示すのと同じくらいの，温かい気持ちを示してみましょう．
- サポートしてくれる温かみのある手紙を読みながら，もしくは温かい思いが心に浮かぶような，思いやりのある写真を見ながら，普段避けている物を食べてみましょう．あなたの罪悪感に何が起こっていると気づくでしょうか．

他者へ新しい見方を適用する

友人やあなたにとってカギとなる親密な人の心や行動に興味を向けてみましょう．

彼らにとって何が一番問題ですか？　彼らはどんな恐怖や希望，愛をもっていますか？　彼らの行動にはどんな理由があるのでしょうか？

＊　訳者注：「視覚化する練習」は，原文においては “visualization exercise” と表記されており，これは何かを目の前にあるかのように鮮やかに思い描けるようにすることを指している．このような視覚化ができるようになることで，自分の望む状況やものごとを具体的に思い描き，それに向かって行動することができる．

自分の欲求と気持ちを認識し，受け入れる

あなたの人生を広げ，前進していけるような適切な方法で，自分の気持ちをどのように表出していくのか，計画を立てましょう．

最後に

これでこの章は最後になります．考えることがたくさんありますし，あなたの感情や人間関係に対する姿勢を根本的に変えるような考え方と，これから取り組む課題に，まだ少し圧倒されたり，気後れしているように感じているかもしれませんね．

四つ葉のクローバーを心の中に思い浮かべてみてください．これはあなたの幸運を願っているだけでなく，どんな難しい対人関係においても，次の4つのことについて考えることが役に立つということを思い出してもらうためです．それは①**自分自身**と，②**他者**に，③**公平**で，④**思いやりをもつ**，ということです．もしあなたがこれを，この章のエッセンスとして覚えておくことができれば，大きく間違うことはありません．

引用文献

1) Williams C: Overcoming depression: a five areas approach. CRC Press, 2001.

2) Linehan MM: DBT Skills Training: Handouts and Worksheets. 2nd edition. Guilford Press, 2014.

参考文献

1) Pennebaker JW: Writing to Heal: A Guided Journal for Recovery from Trauma and Upheaval. Hew Harbinger Publications, 2004.

2) The Compassionate Mind Foundation ウェブサイト：<https://compassionatemind.co.uk/>
The Compassionate Mind Foundation（思いやりの心の協会）は，ポール・ギルバート教授によって設立されました．彼は思いやりの領域では著名な研究者の1人です．ウェブサイトには多くの役立つ資料が掲載されています．

3) Neff KD: Self-Compassion. <http://self-compassion.org/>
クリスティン・ネフ博士によるウェブサイトには，自分への思いやりについて役に立つ多くの資料や練習が載っています．また，あなたが自分をどれくらい大事にできているかを評価するための「自分への思いやり評価尺度」を使うことができます．

第8章

思考スタイルを探索する

私たちの患者さんが，思考スタイルについて学んだ経験に関して次のように話していました．

よく自分が笑いながら「またやっちゃった……．細かいところにこだわってる」とか「またやっちゃった……．昔と同じように，型にはまった同じやり方に従ってる」と言っているのに気づきます．こういう筋書きどおりのやり方で行動することから抜け出そうとしています．自由に！　でも気づいたのですが，こういうあり方も悪くはないですし，そんなにすぐには変われないのかもしれません．これもただ，世界に立ち向かう方法の１つだし，今の私は自分の強みを生かして取り組む方法もわかります．

私たちが，例えば休日の計画を立てるなどの日々の課題に取り組むときには，核となる２つの精神的な構成要素が作用しています．１つはとても明らかで，私たちの思考やイメージの**内容**です．つまり，いつ休日をとるか，行ってみたい場所についてのイメージ，１年のうちその時期の天気はどうなるだろうと考えること，どんな活動（スキー，日光浴，ウォーキングなど）ができるか，などです．もちろんこういったすべての思考内容は，興奮や幸福から，休日が来る前に片づけておかなければならない仕事の全部についての心配まで，さまざまな感情を潜在的に宿しています！　私たちが気づきにくいかもしれないのは，日々の課題を管理するにあたっては思考**内容**だけでなく，思考**過程**も関わっているということです．これはつまり，**何を**考えるかというより，**どう**考えるかということで，私たちは**思考スタイル**と呼んでいます．例えば，休日の計画を立てるのに，ある人は細かい予定まで全部事前にわかっていたいと思うかもしれません．かなり前から休みを予定して，いつもと同じ旅行業者で，どんな楽しみがあるか全部わかっているような，つまり何ができるか，どれくらい費用がかかるかや，どこに泊まるのかがわかっている同じような場所に行きたいと思うのです．これはつまり，その人が次の休みを計画するときには，より狭い範囲を詳細に調べるということになるのです．対照的に，もっと多様な休日の過ごし方を考える人もいるかもしれません．そこから何を選ぶかについても，いくつか大まかな基準をもっているだけです．飛行機と，数日の宿だけ予約しておいて，あとはそのときに自然と行きたいと思ったところに行くのかもしれません．おおざっぱにいうと，思考過程の違いというのは，即興が得意で，柔軟に「大局的な見方」で考えられるタイプなのか，型どおりにすることや先が見通せることに価値を置いて詳細にこだわる，より細部に着目する「計画的な」タイプなのかということです．想像できると思いますが，どちらの考え方も重要で，課題によっては一方の考え方がもう一方より役に立つことがあります（例えば，パスポートの申請書を書くときには，細部に着目する方を利用するというように）．しかし面白いことに，これには個人差があるのです．つまり，私たちはどちらか一方の考え方に偏りがちなのです．

もう１つの重要な思考スタイルは，計画を変更する必要が出てきたときに，どのように反応するかということに関わっています．例えば，あなたが友人とスキーに行く計画を立てていました．しかし彼女が急に「完璧な」休日を過ごすためのほかのアイデアをもち出してきたとします．あなたは，この新しいアイデアを柔軟に取り入れて，休日についての全体的な考えに組み込むことがどれくらいできるでしょうか．あるいは，この新しい提案に計画を狂わされたように感じて参ってしまうでしょうか．おおざっぱにいうと，この思考スタイルは，新しい情報にどれくらい「柔軟に」対応できるかという能力についてなのです．

私たちはこの２つの核となる過程を**思考スタイル**と呼んでいるのです．そして研究によれば，人はそれぞれが自然に，自らの思考スタイルについて異なる傾向をもっていることが示唆されています．私たちのチームの研究では，神経性やせ症をもつ人の多くは思考スタイルにおいて特定の傾向を示していました．どんな傾向かわかりますか？　そう，神経性やせ症をもつ人は何事においても，大局的な見方を犠牲にして細部に鋭い注意を向け，そして柔軟性に乏しいため，変化や不確実な状況について，ほかのほとんどの人よりも苦手に感じるのです．

この典型的な神経性やせ症の思考スタイルはたいてい，失敗することへのおそれや，自分に非常に高い水準を求めてしまう傾向とも密接に関係しています．あなたはこのような思考スタイルの側面が自分のことのように感じられますか？　さらに，このような特性は神経性やせ症の患者さんの体重が減少していくにつれより極端になる一方で，良い側面としては標準体重に回復すれば，考え方が「解放される」ということも研究で示されています．覚えておかなければいけない大切なことは，どういったタイプの思考スタイルも，良いとか悪いとかいうことはない，ということです．それよりも，自分の主要な思考スタイルが目の前の課題に合うものなのかどうかや，その課題が必要とすることに応じて思考スタイルを柔軟に変化させることができるのかということの方が大切です．私たちのチームの研究では，一定の条件のもとでは，決まったパターンの思考スタイルに頑なに従うことは，神経性やせ症を維持する要因になる可能性があると示されました．ですから，ここで大事なことは，あなたが自分の**思考スタイル**の傾向について関心をもち，認識し，その思考スタイルをいつ使い，いつ抑えるのかを知ることです．

この章では，私たちは「考えることについてより深く考える」ことにします．

- 私たちは**何を**考えるかよりも，**どのように**考えるかについて，そしてその思考スタイルがあなたの生活のさまざまな領域において何を意味しているのか，その課題と有利なことについて述べていきます．また，特定の思考スタイルに関連する行動の傾向についてもみていきます．
- あなたの思考スタイルのレパートリーを広げていくことで，さまざまな背景や状況に合った，最善の思考スタイルを使えるようにお手伝いしていきます．
- どのような環境が特定の思考スタイルを目立たせてしまうかや，ある状況において適切でない思考スタイルをどのように制御するかについてもみていきます．同時に，どのようにあなたの周囲の環境をあなた個人の特質に合うようにしていくかについても考えます．

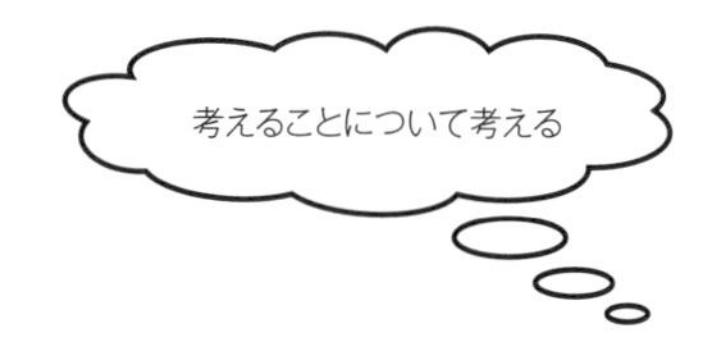

思考スタイルについてのイントロダクション

人はそれぞれ，さまざまな考え方をもっており，それを私たちは「思考スタイル」と呼んでいます．人の思考スタイルは，その人の性格の傾向と同調する傾向があり，そしてその人の振る舞い方や，状況への反応の仕方（行動傾向）に影響を与えます．

例えば，新しい情報に簡単に適応し，さまざまな考えや概念の間を容易に切り替えられる人がいます．こういう人たちは，新しい刺激をしきりに求めることが多く，新しい刺激をもたらしてくれる環境を好みます．また，多くの異なる課題（マルチタスク）を同時進行させることができるような人かもしれません．変化する環境や不安定な状況を，彼らは刺激的な機会であるとみているかもしれません．

一方で，一度に 1 つのことにだけ集中することが好きな人がいます．彼らは新しい刺激を統合することに時間がかかり，邪魔をされたり，課題を切り替えなければいけないようなときには，混乱したり参ってしまったりします．このような人は，ものごとをやりきったり，「何があっても最後までやり通す」ことがとても得意かもしれません．

大局的な見方をすることが得意な人もいれば，細部に集中することが得意な人もいます．

細心の注意を払ってものごとを時間をかけて行う人もいれば，ものごとが「そこそこよければ」満足する人もいます．

私たちは主に思考スタイルの 2 つ側面に焦点を当てていきます．
- あなたにとって異なる考えやルール，課題の間を切り替えることが，どれくらい簡単か．
- あなたが，どれくらい細部に集中しているか．

先ほども説明したように，これらの思考スタイルは，失敗することへのおそれや，自分に対して極端に高い水準を求めてしまうこととも関連していることが多く，そういったことについても一緒に考えていきます．

これらのことは，あなたの知性ではなく，あなたの脳内の「配線」が新しい刺激をどのようにまとめるかということに関係しています.

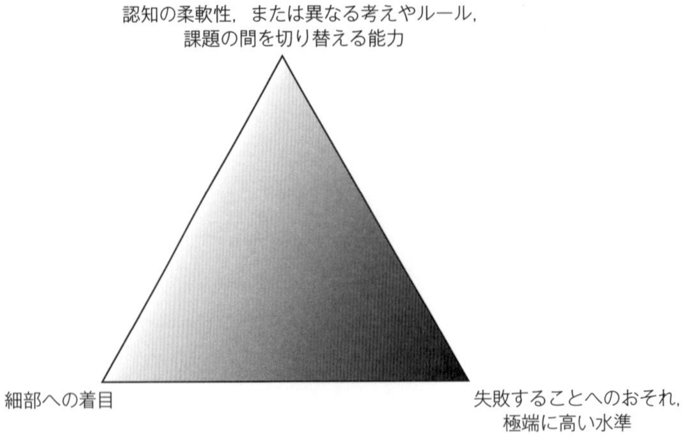

図 8-1

私たちの患者さんが，ここで学んだことを次のように見事に表現しています.

ズームアウトして，自分がしていることを見るんです…….そして，自分が細かいことばっかりに没頭していたら，**未然に防ぐようにするんです**.

Point ズームアウトして，自分を見てみる

- 「ズームアウト」して自分がやっていることを見る，というのは，私たちがこの章でぜひあなたに取り入れてほしい視点を，とてもうまく言い表しています.「ズームアウト」して自分を見続けることによって，好奇心と思慮深さを保ちましょう.
- もう 1 つの役に立つ作戦は，ものごとをあなたとは違った方法でしている人を見てみることです．例えば，多分あなたには，細かいことをあまり気にしない（おそらくこのことであなたはときどき悩まされているでしょう！）けれど，ものごとの本質をとらえたり，ずばり要点を言ったりするような素晴らしい能力をもった友人やパートナー，家族がいることでしょう．彼らを 1 週間観察してみましょう．彼らのやり方と自分のやり方，何が違うのかに着目します．何かに没頭しすぎそうになったときに，「未然に防ぐ」ことができるようになるかみてみましょう.

大局的な見方を犠牲にして過度に細部に焦点を当てているか？

では，あなたに考えることについて考えてもらったり，自分の主要な思考スタイルについて学んでもらうための，一連の面白いワークをやってもらいたいと思います．大局的な見方を犠牲にして細部に集中してしまう傾向について考えてみることから始めましょう．このことを調べる，簡単で使いやすいテストを示します．

ワーク

あなたが興味をもった新聞や雑誌の記事を読んで，そこからあなたにとって本当に重要な要点を 2，3 個抜き出してください（例えば重要な出来事，重要なテーマ，そこから学んだ大切なことなど）．

1. ____________________

2. ____________________

3. ____________________

もしこれが簡単にできる場合は，おそらくあなたは大局的な見方をすることや，優先順位をつけること，細かい点にはこだわらないことが得意でしょう．もしこの課題を本当に難しいと感じる場合は，あなたは細部に集中しすぎなのかもしれません．そのせいで「木を見て森を見ず」となってしまうこともあるかもしれません．

次の 2 つの絵を見てください．

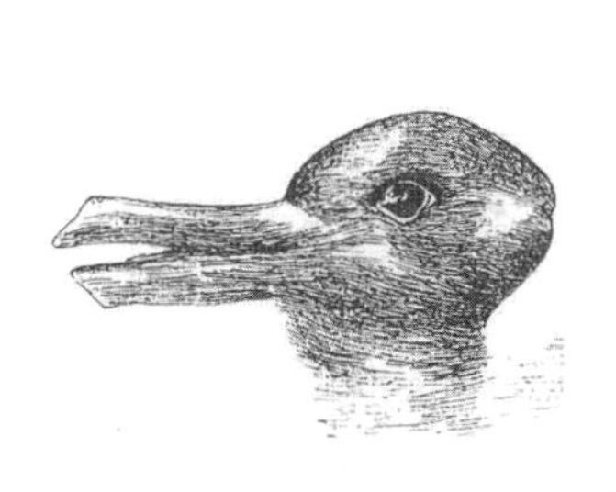
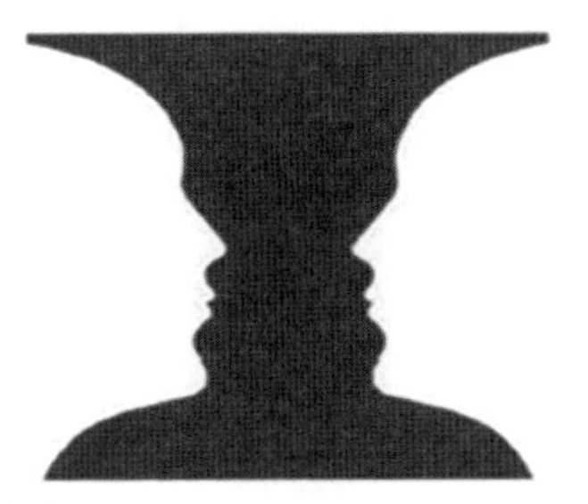

図 8-2

- すぐに２つのイメージが見えましたか？
- イメージを簡単に切り替えることができましたか？

もしイメージを入れ替えることが簡単でないと感じたとすると，それはあなたが生活の中で異なる考えや課題の間を切り替える能力や，ある状況を考えるときに違う視点をもつことがどれくらい簡単かについても，何かを表しているのでしょうか？（このような絵は，インターネットで他にも多く見ることができます．例えば coolopticalillusions.com を見てみてください*）

速さと正確さのバランス

どんな課題でも，普通は速さと正確さは引き換えになってしまいます．この後の課題を終えるまで，このことを覚えておいてください．

次に示す線や図形を見て，ペンか鉛筆を使ってそれぞれの線や図形の真ん中に印をつけてください〔このワークは Tchanturia K, et al.: Cognitive Remediation for Anorexia Nervosa.（www.national.slam.nhs.uk/wp-content/uploads/2014/04/Cognitive-remediation-therapy-for-Anorexia-Nervosa-Kate-Tchantura.pdf）より引用した．（訳者注：この URL は，2021 年 4 月現在アクセス不可能である）〕．

長さを測る器具はどんなものも使わないでください．おおざっぱに真ん中だと見積もった場所でよいのです．**どの線もやり残すことなく，しかし素早く課題を行ってください！**

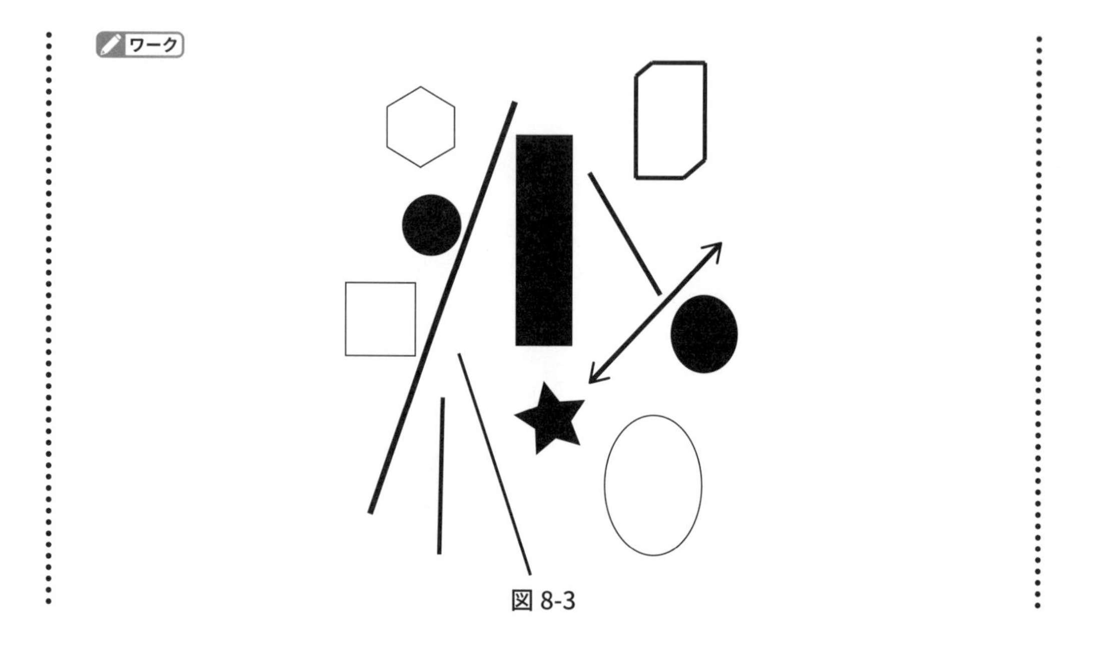

図 8-3

＊ 訳者注：日本語で見られるこのようなサイトとしては，NTTコミュニケーション科学基礎研究所による「イリュージョンフォーラム」(http://www.ked.ntt.co.jp/IllusionForum/index.html)がある．

振り返り

- 素早くこの課題をするのは，あなたが普段ものごとをする方法とは違っていましたか？
- 普段はこの種の課題には多くの時間をかけ，正しくできたかどうか何度もチェックしますか？
- この課題から何を学びましたか？

もしあなたがこの種の課題を行うのに多くの時間をかけ，正しくできたかどうか何度もチェックするような人であれば，それは**失敗することへのおそれ**をもっていたり，または**自分に非常に高い水準**を求めていたり，もしくはそのどちらももっているからかもしれません．次の課題では，あなたの個人的な思考スタイルがどのようなものかをさらにみていき，それがあなたの生活にどう影響しているかを考えていきます．

あなたの思考スタイルを徹底的に調べる方法は，詳細な神経心理検査を受けることで，これは研究のために思考スタイルを調べる方法と同じです．しかし，これが唯一の方法というわけではありません．次のチェックリストは，こういった思考スタイルによってあなたが毎日の生活でどのようにつまずいてしまうかを見つける手掛かりになるかもしれません．あなたが自分についてどんなことを見つけられるか，やってみましょう．

チェックリスト 1：毎日の生活において細部に注意を払うことの影響　ワーク

(ストレスや感情が高まっているときには，より細部に集中する傾向があることを覚えておいてください．そして，そのようなときのことについても考えてみてください．)

生活における状況／問題についての以下の文を読み，自分にどのくらい当てはまるか（0= 全くそう思わない，10 ＝非常に強くそう思う）をスケールに記入してください．

- 私は自分の生活においてやや視野が狭い見方をする傾向があるため，ものごとの全体像をつかむためにほかの人に頼っている．

0	1	2	3	4	5	6	7	8	9	10

- 私の視野の外にある脅威（や機会）を見逃がしてしまうので，よく傷つきやすく，安心できないと感じる．

0	1	2	3	4	5	6	7	8	9	10

- 私は完全に正しいとはいえないものごとを見たり感じたり，聞いたり味わったりするときには，強いレベルの不安や不快感を感じる．

0	1	2	3	4	5	6	7	8	9	10

- 私は課題や状況の１つの特定の側面に強く集中したり，固執したりすることがある．

0	1	2	3	4	5	6	7	8	9	10

- 私は潜在的な問題を深く分析したり，間違いが起こり得るすべてのことに焦点を当てる傾向がある．

0	1	2	3	4	5	6	7	8	9	10

- もし何か間違いが起こったら，私は起こったことの詳細のすべてをくよくよ振り返らずにはいられない．

0	1	2	3	4	5	6	7	8	9	10

- 私は映画や演劇，本などの話の筋を覚えておくことが難しいけれど，特定のシーンの細かい部分は覚えている．

0	1	2	3	4	5	6	7	8	9	10

- ほかの人は，私が重要でないことにこだわりすぎていると思ってイライラしていることがある．

0	1	2	3	4	5	6	7	8	9	10

- もしほかの人が怒っているのを見たら，私は通常，自分が何かしたからではないかと思ってしまう．

0	1	2	3	4	5	6	7	8	9	10

- もしほかの人がキスを表す記号や愛情のこもった言葉でメッセージを終えることを忘れていると，私は傷つく．

0	1	2	3	4	5	6	7	8	9	10

- 私は人が私のやり方でものごとを行わなかったら腹が立つ．

0	1	2	3	4	5	6	7	8	9	10

- 私は時間管理に問題がある（ほとんどの課題で想定の時間を超える）．

0	1	2	3	4	5	6	7	8	9	10

- 私は課題に対してほかの人よりも多く時間や努力を割いて，疲れ切ってしまうことがよくある．

0	1	2	3	4	5	6	7	8	9	10

- 私はその課題がとても重要かそうでないかにかかわらず，同じように時間をかけてしまう．

0	1	2	3	4	5	6	7	8	9	10

- 私には優先順位をつけることが難しい．

0	1	2	3	4	5	6	7	8	9	10

- 私は読んでいるときに要点を理解するよりも，細部にとらわれてしまうことがある．

0	1	2	3	4	5	6	7	8	9	10

- 私には新しい状況に直面するときにはわかりやすさやルールが必要で，ルールがないと容易に混乱してしまう．

0	1	2	3	4	5	6	7	8	9	10

- 私には簡潔に書くことが難しい．よく字数制限を超え，細かい内容のどの部分を削除するか決められない．

0	1	2	3	4	5	6	7	8	9	10

- 私はほかの人が見落としかねない細部を見る目がある．

0	1	2	3	4	5	6	7	8	9	10

振り返り

これらの質問に答え終わったら，次の３つの質問を使って，あなたの回答を振り返りましょう．

- 細部に注意を払うことは，ある状況において問題を引き起こしているか？

□　はい　　□　いいえ　　□　ときどき

- このことで私はものごとに対する自信が減り，生活上の制約が増えているか？

□　はい　　□　いいえ　　□　ときどき

- 全体的にみて，このことは私がどう感じるかに悪い影響があるか？

□　はい　　□　いいえ　　□　ときどき

もし，あなたが３つの質問すべてに「はい」か「ときどき」と回答した場合，この領域のワークのいくつかに取り組むとよいでしょう．チェックリストの特定の項目に対して強くそう思う場合は，それがどういった課題から取り組むべきかを理解するための参考になるでしょう．

チェックリスト2：毎日の生活において柔軟であることが苦手なことの影響 ワーク

- もし計画が最後に変わったら，非常にストレスに感じる．

0	1	2	3	4	5	6	7	8	9	10

- もしほかの人が遅刻することで私の１日の計画が邪魔されたら，腹が立つ．

0	1	2	3	4	5	6	7	8	9	10

- もし電話がかかってきて邪魔が入ると，集中力が必要な仕事に戻ることが難しい．

0	1	2	3	4	5	6	7	8	9	10

- 私は，やり終えずにしばらく中断した課題に戻って再開することは，最終的にはとりかかることができるものの難しく感じる．

0	1	2	3	4	5	6	7	8	9	10

- 私は一度にいくつかのことを行うこと（マルチタスク）が難しい．

0	1	2	3	4	5	6	7	8	9	10

- 私は特定の決まった順序や型にはまったやり方でものごとを行うことが好きだ．

0	1	2	3	4	5	6	7	8	9	10

- 私は変化が嫌いだ．

0	1	2	3	4	5	6	7	8	9	10

- ほかの人から新しい方法が提案されると，私は少し不安に感じ落ち着きがなくなることがある．

0	1	2	3	4	5	6	7	8	9	10

- 私は旅行や仕事のプロジェクトなどの段取りを計画することが好きだ．そして，もし計画を邪魔されるとイライラしてしまう．

0	1	2	3	4	5	6	7	8	9	10

- 私は１つの視点からほかの視点に切り替えることが難しいので，ひたむきだとか頑固だと言われる．

0	1	2	3	4	5	6	7	8	9	10

- 私には特定の状況をさまざまな視点でみることが難しい．

0	1	2	3	4	5	6	7	8	9	10

振り返り

これらの質問に答え終わったら，次の３つの質問を使って，あなたの回答を振り返りましょう．

- 柔軟性をもつことや焦点を変えることの難しさは，私が世界や他者と関わる上で問題を生じさせているか？

□ はい　□ いいえ　□ ときどき

- このことで私はものごとに対する自信が減り，生活上の制約が増えているか？

□ はい　□ いいえ　□ ときどき

- 全体的にみて，このことは私がどう感じるかに悪い影響があるか？

□ はい　□ いいえ　□ ときどき

もし，あなたが３つの質問すべてに「はい」か「ときどき」と回答した場合，この領域のワークのいくつかに取り組むとよいでしょう．チェックリストの特定の項目に対して強くそう思う場合は，それがどういった課題から取り組むべきかを理解するための参考になるでしょう．

チェックリスト３：失敗することへのおそれが生活に与える影響　ワーク

- 私はほかの人よりものごとをチェックするのに時間がかかる．

0	1	2	3	4	5	6	7	8	9	10

- 間違ったことを言うといけないので，私は公の場で手を挙げたり，質問をしたりしたくない．

0	1	2	3	4	5	6	7	8	9	10

- 私はめったに会話で主導権を握らない．

0	1	2	3	4	5	6	7	8	9	10

- 私は一度複雑な課題に取り組み始めると徹底的にやらなければならず，いつまで経っても終わらないので，複雑な課題はやらずに先延ばしにする．

0	1	2	3	4	5	6	7	8	9	10

- 私はすべての角度から問題や困難な状況について熟慮する機会をもつまでは，回答を避けようとする．

0	1	2	3	4	5	6	7	8	9	10

- 私はほかの人に見られる状況で，公の場所で話したり，複雑な課題（ダンスやロールプレイ）をすることは嫌いで，避けている．

0	1	2	3	4	5	6	7	8	9	10

- 私は自分が失敗してしまったかもしれないと思う状況を，繰り返し思い出すことに，多くの時間を費やしてしまう．

0	1	2	3	4	5	6	7	8	9	10

- 新しい状況では，何かをする前にまずは他者の行動を観察する．

0	1	2	3	4	5	6	7	8	9	10

- 私は最終的に何かを完成させたり，一連の作業に取り掛かったりする前に，自分がしてきたことやしようと思っていることが問題ないか，ほかの人からいつも再確認してもらいたい．

0	1	2	3	4	5	6	7	8	9	10

- 私は創造的であることが苦手で，自分が誤っていたり正確でないかもしれないとおそれるあまり，ほかの人の意見や考えを用いる傾向がある．

0	1	2	3	4	5	6	7	8	9	10

- 私は批判されることが苦手である．

0	1	2	3	4	5	6	7	8	9	10

振り返り

これらの質問に答え終わったら，次の３つの質問を使って，あなたの回答を振り返りましょう．

- 失敗することへの不安は，私が世界や他者と関わる上で影響を与えているか？

□ はい　□ いいえ　□ ときどき

- このことで私はものごとに対する自信が減り，生活上の制約が増えているか？

□ はい　□ いいえ　□ ときどき

- 全体的にみて，このことは私がどう感じるかに悪い影響があるか？

□ はい　□ いいえ　□ ときどき

もし，あなたが３つの質問すべてに「はい」か「ときどき」と回答した場合，この領域のワークのいくつかに取り組むとよいでしょう．チェックリストの特定の項目に対して強くそう思う場合は，それがどういった課題から取り組むべきかを理解するための参考になるでしょう．

チェックリスト 4：極端に高い水準による私の生活への影響を明らかにする　ワーク

- どのような課題でも，常にベストを尽くさねばならない．

0	1	2	3	4	5	6	7	8	9	10

- ベストを尽くすことで，疲れ果ててしまうことが多い．

0	1	2	3	4	5	6	7	8	9	10

- ほかの人は私がベストを尽くすことがわかっているので，ものごとを解決するために私のところへ来るだろう．

0	1	2	3	4	5	6	7	8	9	10

- 私は自分がベストを尽くしたときでさえも，満足できず，もっと努力すべきだったと思ってしまう．

0	1	2	3	4	5	6	7	8	9	10

- もし私が 1 日の終わりに完全に疲れ果てたように感じなかったら，怠けてしまったと思ってしまう．

0	1	2	3	4	5	6	7	8	9	10

- 私はほかの人の低い水準が認められないことを隠せずに，その人とトラブルになってしまうことがときどきある．

0	1	2	3	4	5	6	7	8	9	10

- ほかの人はものごとを解決するのに私を頼り，時に私を利用している．

0	1	2	3	4	5	6	7	8	9	10

- 私はいつも自分の環境（家，仕事場）を整理整頓している．

0	1	2	3	4	5	6	7	8	9	10

- 私は完璧なものができたか確かめるために，何度も何度も確認する．

0	1	2	3	4	5	6	7	8	9	10

- 私は出かける前に，私の容姿や服装に汚れがないかを確認するのに，とても時間がかかる．

0	1	2	3	4	5	6	7	8	9	10

- もしドレスに小さいしみがついていたら，それはだめになってしまっているので，二度と着ない．

0	1	2	3	4	5	6	7	8	9	10

- 私は自分自身に大きな期待を寄せている．

0	1	2	3	4	5	6	7	8	9	10

- 人はいつもベストを尽くすべきだ．

0	1	2	3	4	5	6	7	8	9	10

振り返り

これらの質問に答え終わったら，次の３つの質問を使って，あなたの回答を振り返りましょう．

- 私の高い基準は，ある状況では私にとって問題を生じているか？

  □　はい　　□　いいえ　　□　ときどき

- このことで私はものごとに対する自信が減り，生活上の制約が増えているか？

  □　はい　　□　いいえ　　□　ときどき

- 全体的にみて，このことは私がどう感じるかに悪い影響があるか？

  □　はい　　□　いいえ　　□　ときどき

もし，あなたが３つの質問すべてに「はい」か「ときどき」と回答した場合，この領域のワークのいくつかに取り組むとよいでしょう．チェックリストの特定の項目に対して強くそう思う場合は，それがどういった課題から取り組むべきかを理解するための参考になるでしょう．

あなたの思考スタイルは，あなたにとってどんな意味があるか？

次の図では，柔軟性があることと集中的にみること〔セットシフティング（訳者注：セットシフティングとは，状況が変化した際に，その変化に応じて柔軟に考え方を変えることのできる能力のこと）〕，細部に注目することと大局的にみることを２次元の図で表しています．おそらくあなたは直感的に，この図のどこに自分を置くべきかわかるかもしれません．

Point　木を見て森を見る！

- 私たちは，自分たちのやり方にあまりに慣れてしまっているため，木を見て森を見ないことがあります．もし自分を図のどこに置いたらよいかわかりにくいのであれば，信頼できる友人に，あなたがこれまで思考スタイルについて学んだことを要約して伝えてみてはどうでしょう．４つの要点にまとめるようにします（もし細部に注目してしまうということがあなたにとっての課題なら，このときに細部への注目が暴走してしまわないよう気をつけましょう）．
- それから，その友人に次の図で，あなたが入ると思うところがどこか書いてもらうように頼みましょう．さらにその友人自身がどこに入ると思うかも書いてもらってもよいでしょう．あなたや友人の特徴が日々の生活にどういった良い影響を及ぼしているか，話し合ってみましょう．

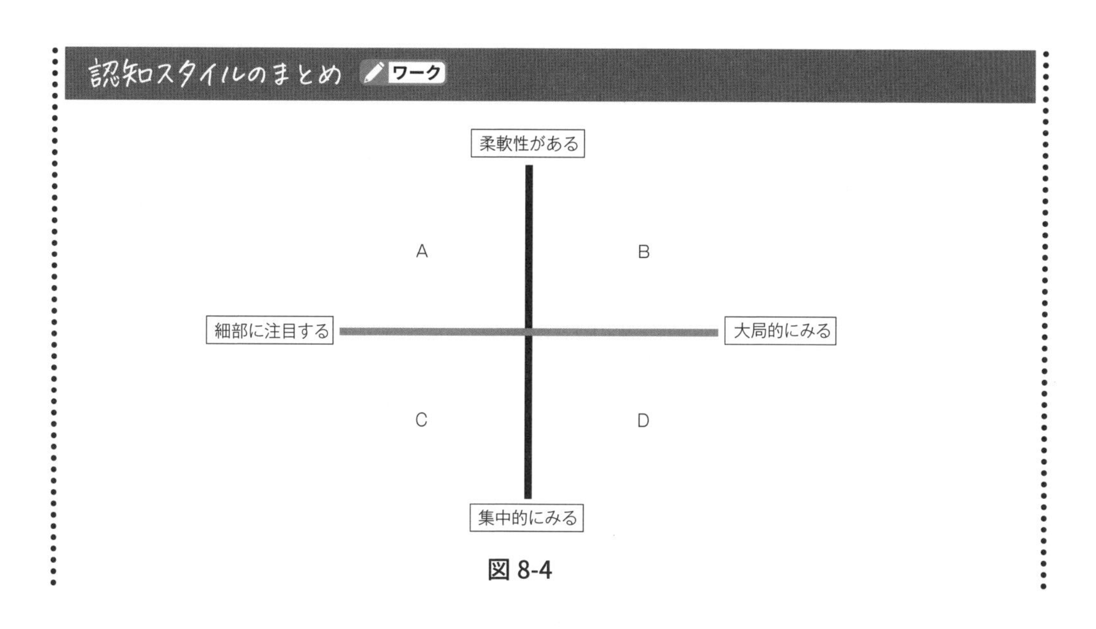

図 8-4

思考スタイルは世界でどのように活躍しているか

次の例では，これらのA~Dの4つの思考スタイルそれぞれに関連する，強みと弱みのいくつかを示します．それぞれの思考スタイルの職業的な機能における価値や，社会的機能における影響をみていきましょう．読んでみて，あなたに当てはまるか考えてみましょう．

柔軟性があり細部に注目する

この種の思考スタイルの人は，必要なときに細部を利用することに長けています．細部に着目するのはこの人の普段の傾向ですが，視点を切り替えて他者の視点を取り入れたり，他者の戦略を利用することもできます．努力や労力を要するかもしれませんが，大局的な取り組み方をすることも可能です．

職業的

この特性をもつ人は，不確かさや変化に対応しつつ，その上分析的な能力も求められるような仕事に向いています．例えば，こういった人はジャーナリストとして働いているかもしれません．時には，細部に注目し分析的な特性を生かすことが，手掛かりを追いヒントを見つけ出す役に立つでしょう．しかし，記事を書く際には，大局的に書く必要があり，見出しは主旨を要約しなくてはいけません．同様に，外科医もこの特性をよく発揮できる仕事です．この仕事の多くに，細部を拡大してみる能力が関わっています．しかし，もし患者さんに生理的異常が起きれば，外科医はズームアウトして一歩下がり，患者さんの全身状態の悪化に対応することができる必要があります．

社会的

もし細部に注目する傾向が極端であれば，その人も周りの人も疲れ果ててしまうでしょう．細部にこだわってしまう人は会話の一点に固執してしまうため，楽しく気さくに会話することも難しいかもしれません．時に彼らは，ほかの人が伝えていることの主旨を受け取れず，融通の利かない人のように見えるかもしれません．しかしこういった人は，計画が変わったときや失敗を経験したときには，うまく対応することができます．

柔軟性があり大局的にみる

職業的

もしマルチタスクや大局的な見方ができるならば，緊急事態や，素早く決断し高いプレッシャーに耐えなければならないような場所で働くことに長けている可能性があります．例えば，忙しい受付や救急病棟などです．あなたは複雑で変化する環境でリスクや緊急性を判断したり，課題に優先順位をつけたりすることは簡単だと感じるでしょう．しかし，ものごとをとても注意深く正確に行う必要がある状況にある場合は，煩わしくつまらないと感じるかもしれません．

社会的

柔軟性があり，大局的にみる人はいつも新しいことをしたいと思っているかもしれません．彼らは演劇や映画のような「文化的な」ものごとの多くをつまらないと感じているかもしれません．否定的な見方をすると，他者にとって彼らは信頼できず，不誠実で，いくぶん浅薄なようにみえるかもしれません．しかし肯定的な見方をすると，彼らは屈託がなく楽しいことが好きな人といえます．

細部に注目し集中的にみる

職業的

非常に集中的で分析的であることが，有用で役に立つかもしれません．あなたの考え方や認知スタイル，状況や問題への取り組み方がぶれないことは，有益なこともあります．例えば，あなたがデータのエラーを探す調査をしていたり，複雑なコンピュータープログラムに携わる仕事をしている場合などです．もしあなたが戦闘機のパイロットや航空管制官であるなら，異常を発見し，必要ならば細かい調整を行うことが重要です．一連のルールや手順に従い，何があっても決して逸脱しないことが求められます．

社会的

こういった特性をもつ人は，物語の筋がわからないとか，社会的な会話についていくことが難しいと感じているかもしれません．周囲の人たちは，このような人が極端な期待をしてくることに疲れ果ててしまったり，彼らが細部に強く興味を引かれることを，杓子定規でつまらないと感じているかもしれません．一方で，こういった特性をもつ人はたいてい，誠実で，頼りになり，ものごとをやりきる人たちです．

大局的にみて焦点的にみる

職業的

この思考スタイルの人は，芸術的な試みや学生に授業を教えるようなことがとてもよく合うかもしれません．例えば映画や演劇の演出をする際や，その設営を行う際に，全体を構想し，1つの要素に過度にとらわれずにいられることが重要でしょう．それだけでなく，プロジェクトの方向がどこに向かっているのかに目を光らせ，その勢いを維持することも重要です．こういった特性はまた，チームワークが必須となる軍隊などでも有用です．すべての要素を目標に向かって進め続けるためには，強いリーダーシップが必要とされるので，このような特性をもつ人でないと容易に参ってしまったり，不安にかられてしまいます．こういった特性をもつ人は，優れた起業家になれるかもしれません．

社会的

周囲の人たちはこのような人に対して反抗的になったり，ルールや計画に従うことを重視する確固とした厳格な立場を理解できないと感じるかもしれません．時にこういった特性をもつ人は，いじめをしているようにみられる可能性があります．一方で，効果的にものごとをやり遂げることのできる人でもあります．

ジェイクというある男性の患者さんは，次のようにこの章を理解しました．

> この章は，さまざまな考え方が混じり合っていることもあるし，それぞれ長所も短所もある，ということを理解するのに役に立ちました．また，より柔軟に考えられるようにしたり，完璧にやりたい気持ちを抑えたりするような役に立つテクニックも学べました．

振り返り

- あなたの思考スタイルはどのようにあなたの役に立っていますか？
- それは，どんな形で生活を妨げてしまうことがありますか？
- あなたの思考スタイルはどのようにあなたの感情の世界に影響を与えていますか？

続いて次の数ページでも，あなたの認知スタイルがあなたにとってどのような意味をもつかを，社会的な状況をみることで考えていきます．

あなたの社会的な状況にどのような影響が及んでいるか，考えられますか？

あなたの他者との関係性

細部に強く注目する

よく考えてみると，社会的な世界を曲がりくねりながら進むときには，それぞれの人の思考スタイルが非常に大きく影響しています．どういった社会に入るのを選ぶかは，社会的な関わりから何を得て，どのように感じるかと同じように，自分の思考スタイルに影響されています．１つ例を挙げると，もしあなたが他者とは違った見方で世界をみていると，あなたの他者との関係性は難しいものになってしまいます．

多くの人々は，大局的にみることが得意です．そのような人は，細部に集中することが必要不可欠である課題，例えば長い文書を校正する作業などにはストレスがたまってしまいます．彼らには，細部に集中することが得意な人にみえるものがみえません．その結果，あなたは実際，ただ自分がみたままにものごとをしているだけなのに，彼らはあなたが細部に集中することに対してイライラしたり腹を立ててしまうかもしれません．

あなたはまるでカメラをズームしたまま歩き回っていて広い画面を見ていないようなものです．あなたは世界をまるで製図のようにみていますが，ほかの人は世界を印象派の絵画のようにみているのです．あなたは視覚だけでなく，触覚，味覚，嗅覚，聴覚といったすべての感覚でこのように認知しているかもしれません．

あなたの細部への集中は，他者と葛藤を起こすことがあるかもしれません．あなたをひどく落胆させたり，焦らせるようなものごとは，他者にとっては取るに足りないものかもしれません．あなたの細かいことを何度も考える傾向は，他者をじれったくさせイライラさせてしまうかもしれません．逆に，もし恋人があなたへのメールの最後に「X（訳者注：キスを表す記号）」をつけるのを忘れたら，あなたは腹が立つかもしれません．あなたは他者が，正しいやり方（つまりあなたのやり方）で，ものごとをみたり行ったりすることができると期待しているのです．

あなたはあまりに激しい感覚（大きな騒音，強いにおいや味，高ぶった感情など）に対しては，参ってしまったり，不快に感じているかもしれません．そのせいで，あなたは流れに身を任せるのではなく，生活においての多くのことに「無理」と言ったり避けたりしているかもしれません．あなたは細部にとらわれてあまりに疲れ切ってしまうために，ほかの人たちから遠ざかってしまっているかもしれません．これはあなたを疎遠にさせ，孤独にし，空虚感をつくり上げてしまいます．

高機能自閉症やアスペルガー症候群の人もまた，世界をこのように断片的に，集中してみています．あなたは，アスペルガー症候群の人によって書かれた本や，そのような人について書かれた本に興味をもてるのではないでしょうか．そういった本では彼らがどのように対処し，人間関係を最適化できるようになるのかについて読むことができます．この章の最後に載せてある本の紹介が役に立つかもしれません．しかし，あなたと出会うかもしれない多くの人が，あなたに立ち止まって考える機会を与えてくれるでしょう．

柔軟性があまりない

もしあなたが生活において集中的に取り組むタイプであるなら，そのせいで周りの人と比べてやや頑固になっているかもしれません．あなたは自分のルールや決まったやり方を破り，計画を変更することをよく思わないかもしれません．周りの人はあなたの計画性や信頼性，誠実さに頼ってくるでしょう．

しかしあなたは焦ったときには,「感情的」にならずに一歩引いて「よくみる」ことが難しくなってしまいます．そのため，あなたが後悔するようなことを言ったり，してしまったりする可能性があります．そして周りの人にも，あなたのことを警戒させたり，時に距離をとらせてしまったりする可能性があります．

高い水準や失敗することへのおそれはこういった思考スタイルにどのように合致するのか？

極端に高い水準

あなたはいつも友人や家族よりも仕事を優先しているかもしれません．そしてこれは緊張状態を生み出す可能性があります．あなたは「完璧な人間関係」をもとうとして，他者を喜ばせたり他者に与えるために終わりのない努力をし，自分自身にはどんな欲求も要求も許さないかもしれません．正しいことをしようと常にとても努力し，道徳的美徳を目指すので，周囲の人からは少々「説教じみている」とか「威張っている」とみられてしまうかもしれません．あなたが人よりももっと良く，もっと賢く，もっと熱心に仕事に取り組もうと努力するために，周りの人はあなたの前でリラックスすることができなくなってしまいます．

失敗することへのおそれ

失敗することへの強い恐怖感から，生活上の制限が多くなり，安心感を得たり決断を助けてもらうために周囲の人に依存するようになるかもしれません．そのような人は，上手くいかないことをおそれて，プロジェクトや課題や会議を，ぐずぐず先延ばしにして進めていかないかもしれません．細部に集中する人は，失敗する可能性を減らすために，採用されることがよくあります．例えば，そういう人は何度も仕事の細部まですべて確認したり，どんな潜在的な問題や失敗も予想しようと，終わらない計画を立てたりしなければいけないと感じ，その過程で疲れ切ってしまうかもしれません．どんな失敗や社会的な失言にもくよくよと悩んでしまい，まるでそれが大惨事かのように考えてしまうかもしれません．

こういった思考スタイルはあなたの生活や仕事，友人関係にどんな影響を与えるか？

ここまでで，あなたは自分の思考スタイルがどのようなものかがわかり，そしてそれぞれの思考スタイルが，さまざまな環境によって長所と短所をもっているということを理解できたでしょう．次は，自分の思考スタイルをどのように実際のあなたの生活や他者との関係性に合わせていくかを考えていくことが役に立つでしょう．

- あなたの思考スタイルは，パートナーとしてや親として，仲間としてなどの，あなたのさまざまな生活上の役割にどのような影響を与えているでしょうか？
- あなたの思考スタイルはあなたの考えや振る舞い，気持ちや体の状態にどのような影響を与えているでしょうか？

表8-1を使って，自分の思考スタイルが生活に与える影響についてどう考えるか，簡単に書いてみましょう．

始める前に，次に示すジェーンの例について考えてみることが役に立つかもしれません．

ジェーンの物語

ジェーンは，30代前半で，18歳のときから摂食障害を患っています．ジェーンはIT業界で働いていました．彼女の指導者である上司によってしっかりとサポートされていて，彼のサポートでジェーンは役員に昇格しました．彼女はこのことをとても大変だと感じており，上司が引き継ぎ後に職を離れると言ったときには，特に不安になりました．彼女の摂食障害の症状は悪化し，パートナーとの関係も壊れてしまいました．

ジェーンは神経性やせ症の治療を受ける前に，詳細な神経心理学的検査を受けました．検査結果から，ジェーンは細部に集中する傾向が高く，話し合いの中で，自分自身に極端に高い水準を求めていることが明らかになりました．検査結果の説明を受け，前述のチェックリストを終えた後，ジェーンは生活における自分の細部に集中する傾向と高い水準についての，長所と短所のリストを書き上げることができました．

表 8-1　ワーク

他者との関係	教育，キャリア，役割
考　え	**振る舞い**
気持ち	**体の状態**

Point　ズームアウトすることを忘れずに！

自分の思考スタイルを探索するためには，視点を切り替える必要があることを忘れないようにしましょう．あなたは，自分の普段のやり方や取り組み方を「見ておく」必要があります．これは簡単なことではありません．1つの良い方法は，多くのサポートしてくれる人の力を借りて，新しい視点を得られるようにすることです．

ジェーンの思考スタイルについての長所と短所のリスト

表 8-6

長　所	短　所
何事も完璧にする	時間の管理に問題がある
正確性	疲れ果てる
集中	生活上の視野が狭く，他者に依存する
忍耐力がある	傷つきやすい，安心できない，視野の外にある脅威（または機会）をみることができない
ひたむき	不安
鋭い感覚，感情など	白黒思考
秩序立っている	破局的な考え
名前や数字や細かい情報を覚えておくことが得意	こだわりが強く強迫的に集中する
個々の部分に分けて状況を分析できるので，問題の核心に素早く迫れる	特に映画や本などの話の筋を覚えておくことが苦手
類似点を探し，異なる点を見つけることが得意	創造力があまりない
一貫している，信頼できる，頼りになる	関連のある問題や情報の繋がりをみつけることが苦手
徹底的，精密，正確	全体のバランスのとれた見方をすることが難しく，よく状況の１つの側面に集中しすぎてしまうので，バランスが崩れて，ほかの側面を無視してしまう

ジェーンは生活における自分の思考スタイルの長所と短所を見つけ出し始めた

- ジェーンは彼女の細部に集中する傾向が，IT 業界で仕事をするのにとてもよいということがわかりました．しかしながら，同僚はミスをしてもそれをさっと流して，まるでたいして何も起こっていないかのように仕事を続けることができることに気づき始めました．彼女は絶対にミスをしていないかを確認することに多大な労力を費やしており，仕事が少しでも完璧でないと，悔しい気持ちになっていました．
- 彼女は新しいアイデアを思いつくことや，戦略的に考えることが苦手でした．しかし，サポートがないと不安ではあるものの，アイデアを与えられればそれを練り上げることができました．
- 彼女はよくサポートしてくれる上司に恵まれたことで活躍できたということを認識しました．そして，直接的な関わりが少ない新しい上司と仕事をする現在の状況だと，なぜ心許ないのかを理解しました．彼女はまた，自分が役員に昇進したときに，スキルや能力の面で彼女が快適に仕事のできる範囲の外に出たのだ，ということも理解しました．

ジェーンは治療者とともに，一歩下がって大局的な見方をする能力を育み始めました．ジェーンはこの表を次のように埋めました．

表 8-7

他者との関係	教育，キャリア，役割
人が私の期待したことをしなかったときや彼らのために計画したことをしなかったときは落ち込む．例：日時を土曜日でなく木曜に設定した．詳細な計画を立てることを求める．休日にも平日の活動計画にこだわる．	集中することはIT業界での計画に従うにあたって役に立つ． 新しいアイデアを出すのが難しい． 変わることはとても難しい．
考え	**振る舞い**
3～7日前には生活の細かい計画をつくる． 何を着るか，いつ髪を洗うかなど．	まるで私の体が喜びを得ることに反抗しているかのよう． 例：過食をしてしまうこと
気持ち	**体の状態**
他者の計画とは簡単に合わせられないことで，無視されたように感じる．喜びを感じるような瞬間がなく，幸せや創造性の流れに従うことができない．	考慮されていない．無視されている．

振り返り

- 社会的な状況においてあなたの思考スタイルはどのように働いていますか？
- どの領域で，あなたの思考スタイルは上手く働きますか？
- どの領域では，あなたの思考スタイルは不適切で，上手く合わないですか？

あなたの手札を最大限に生かす方法

ブリッジのようなトランプのゲームのたとえが役に立つでしょう．人生というゲームに取り組むときに，強いマークの手札を出しながらも，それはほかの回では弱い手札を出すことになるためパートナーと戦略的に戦わなければいけないということがわかっている人は，「1 人で」完璧に，すべての回で勝ちたいと思っている人よりも上手くやれるのです．

いつものゲームプランへのこだわり：助ける，もしくは邪魔をする？

私たちは皆，ある程度習慣で行動する生き物です．習慣やルーティン，ルール，いつも決まった方法や手順で，決まった時間に行うこと，家や仕事場で決まった場所に物を置くことは，素晴らしく有用なことです．習慣やルーティンによって，私たちは精神的に自動運転をします．これは生活を管理しやすく，予測しやすくし，物を探したり選択を決定したりする時間や精神的なエネルギーを減らすことができ，また不安や不確かさ，混乱を減らすことができます．

しかし，柔軟性に乏しく，細部に注目して集中的にみる思考スタイルをもっている人々は，普段からほかの人よりもさらに習慣に依存していて，これは欠点になり得ます．厳格なルールや習慣は，新しい機会を得たり経験をしたりする妨げになってしまう可能性があります．人を孤立させ，永遠に続く退屈さと狭まっていく範囲の中に閉じ込めてしまうかもしれません．人との関係性をだめにしてしまうかもしれませんし，習慣やルーティンが（病気，ケガ，死別などで）崩れたときは，大変な混乱に陥ってしまうかもしれません．非常にきっちりと決められた時間に就寝するようしつけられた子どもを例にとってみましょう．その子は最後に必ずお決まりのテディベアを抱っこして眠ることになっているのですが，もし突然テディベアがいなくなったら，大騒ぎになってしまうでしょう．

人生において，より快適に環境や他者と馴染んでいくためには，あなたが普段と違ったスキルに順応し取り入れたりしていくか，もしくは違ったスキルをもった人と協力して働いていく必要があるのかもしれません．

あなたのスキルを発展させることを考え始める前に，次の**表 8-8** を見て，あなたの思考スタイルの長所と短所を振り返ってみましょう．そしてどのスキルを強化していきたいかを考えてみましょう．

表 8-8

細部に注目する分析的思考　VS　大局的にみる全体的な思考
● あなたの細部に注目する傾向（もしくはあなたがもっている偏った考え方）はどのように現れていますか？　仕事や勉強，人間関係において，家で，遊びで，家族と一緒のときなどについても具体的に例を挙げることができますか？　味覚や嗅覚，聴覚，触覚などのほかの感覚についてはどうでしょうか？
● あなたの細部に注目する傾向は食事や体型にどのように現れていますか？
● 細部に注目することの長所と短所は（一般的に，そして人生において）何ですか？
● この傾向の根源は何でしょうか？（ほかの家族もこの傾向をもっていますか？　あなたの幼少期の環境において，この傾向が促進されましたか？）
● コインの裏側，つまり大局的にみる傾向の長所と短所は何でしょうか？　あなたはこの見方もすることができますか？　そうすることができる親しい人はいますか？
マルチタスク　VS　注意を集中すること
● あなたの注意を集中をすることの強さやマルチタスクの弱さは，どのように現れていますか？　仕事や勉強，人間関係の中で，家で，遊びで，家族と一緒のときについてはどうですか？
● あなたが 1 つのことに集中してしまうことは，食事や体型にどのように現れていますか？
● 1 つのことに集中してしまうことの長所と短所は（一般的に，そして人生において）何ですか？
● この傾向の根源は何でしょうか？（ほかの家族もこの傾向をもっていますか？　あなたの幼少期の環境において，この傾向が促進されましたか？）
● コインの裏側，つまり柔軟性や適応力があり，大局的な見方ができる傾向の長所と短所は何でしょうか？　あなたはこの見方もすることができますか？　そうすることができる親しい人はいますか？
高い水準と失敗することへの不安
● あなたの高い水準や失敗することへの不安の強さは，どのように現れていますか？　例えば仕事や勉強，人間関係の中で，家で，遊びで，家族と一緒のときについてはどうですか？
● あなたの高い水準や失敗することへの不安の強さは，食事や体型にどのように現れていますか？
● 高い水準や失敗することへの不安があることの長所と短所は（一般的に，そして人生において）何ですか？
● この傾向の根源は何でしょうか？（ほかの家族もこの傾向をもっていますか？　あなたの幼少期の環境において，この傾向が促進されましたか？）
● コインの裏側，つまり完璧でなくてもほどほどでよいと自分を許せる，気楽に考え，自信をもつ傾向の長所と短所は何でしょうか？　あなたはこの見方もすることができますか？　そうすることができる親しい人はいますか？

振り返り

あなたの集中し失敗しない能力と，柔軟で適応力があり素早く，完璧よりもむしろほどよいところで済ませる能力はどんなバランスですか？

細部に注目し，出来事や知覚や考えを分析する能力と，大局的にみて，こういった要素を統合する能力はどんなバランスですか？

スキルを強化する

あなたの脳を鍛えることについての事実

あなたの思考スタイルを最大限に活用するための一歩は，「ズームアウト」することに慣れて，自分の思考スタイルのタイプを意識することです．まずはあなたの思考スタイルに合うように，環境を調整することから始められます．もしくは単に，あなたのものごとへの取り組み方だとより手こずったりストレスを感じたりしたときにそのことを記録しておき，できない自分を責めるのではなく，そのことに気づいて理解するのです．では，思考スタイルは変えられるのでしょうか．自分の不得意な思考スタイルを育てることはできるのでしょうか？　簡単にいうと，あなたはおそらくいつも自分の主な思考スタイルに流されてしまうでしょうが，それは意識的に再訓練したり練習したりすることで，あなたの苦手な思考スタイルを鍛えられないというわけではありません．きっと楽しいですよ！

まずは，毎日私たちを制御している脳という臓器を少しケアし，労わってあげましょう．私たちの脳は，働くのに１日に数百キロカロリーも消費する，エネルギーを多く必要とする臓器であるということを知っていましたか？

脳は常に働き，発達しています．学ぶのに遅すぎることはありません．体を鍛えることで，体の健康を増進させることができるのとまさに同じように，脳を鍛えることで心の健康を増進させることができます．

脳は高い「可塑性」をもった臓器であり，私たちの使い方によって変化します．つまり，多様な使い方をすればするほど，新しいニューロンとネットワークが発達するのです．ストレスや栄養の欠乏はこの過程を抑制します．いうなれば，「使わなければだめになる」ということです．

あなたは脳を発達させる前に，健康と生活状態を最善の状態にする必要があります．一度，自分の体に必要な基本的な栄養について注意を向け，それから心を鍛えることができる方法について考えていきましょう．最初は一生懸命努力して，多くの練習をこなす必要があるかもしれません．ですが何事もそうであるように，こなしていくにつれて，簡単に取り組めるようになっていきます．

これまで述べてきたように，神経性やせ症の人にとって，心を鍛えるということは通常次のことを練習し，できるようになることを意味しています．

- 柔軟であること．
- 細部にとらわれるのではなく，全体をみることができること．
- 目の前の課題に対して適切な時間とエネルギーを配分できるようになること．
- どんな労力を払ってでも完璧を目指して努力するのではなく，ほどほどでよいと思えるようになること．

自分の思考スタイルについての自己評価を振り返れば，あなたの考え方を鍛えてどんな目的にも合うようにするには，どんな練習が適切なのかわかるかもしれません．
いくつかの基本的なアイデアを示します．

表 8-9

もしあなたが次に当てはまる場合	次のことをするとよいでしょう
「細部に注意を払う」チェックリストの多くの項目にチェックがあり，強くそう思っている	ズームアウトして大局的な見方ができることを確実にする
「柔軟であることが苦手」チェックリストの多くの項目にチェックがあり，強くそう思っている	柔軟であること，ルールやルーティン，習慣を破る練習をする
多くの人と比べて課題に時間がかかる	課題で求められていることに見合うように，時間とエネルギーを配分する練習をする
「極端に高い水準」や「失敗することへのおそれ」チェックリストの多くの項目にチェックがあり，強くそう思っている	完璧よりもほどほどになり，失敗を受け流す練習をする

次に示す練習は，あなたが苦手な考え方におけるスキルを強化することで，その考え方を鍛えられるようにつくられています．

大局的な見方を強化する

次のアイデアを読んで，あなたがやってみたいと思うことすべてにチェックしてください．

- □ イメージや図表，フローチャート，マインドマップ，箇条書き，新聞のような見出しなどを使って，あなたの思考や記憶，感情，知覚を統合し，大局的な見方を考える練習をする．
- □ 新聞を読んで，記事を 1，2 文で要約する．
- □ 短い文章だけで，今日あなたに起こったことについて友達に伝えることから始めてみる．携帯電話でのメッセージであれば短い 1 文だけで，メールであれば 1 ～ 5 文で伝えられるようにしましょう．

□ ほかの人が言っていることを聞き，彼らが言っていることの要点をまとめられるようになる．

□ テレビ番組を見たりラジオ番組を聞いたり，本を読んだりして，その内容について３文で表現する．

□ あなたの人生の地図がどのようになってほしいかを実際に視覚化してみる．身体的・精神的な健康，パートナーや家族，友人との繋がり，市民としての身分や世界という観点からも考えてみる．

□ あなたが子どもだったときにどんな人生をイメージしていたか，または老後のより賢くなった自分から振り返ってみると，今のあなたの人生はどのようなものなのかを，それぞれ５つの箇条書きで書いてみる．

□ 過去にあなたがもっていた目標や理想について振り返って考えてみる．将来これらがどのように展開してほしいと思いますか？

□ あなたが生活の各領域（仕事で，勉強で，人間関係で，家で，遊びで，家族と一緒のとき，食事しているときなど）において，毎日細部をみることから一歩下がり，大局的な見方をするようにする．その日の出来事の大局的な見方を１日の終わりにノートにつけてみる．

□ 細部にこだわるのではなく大局的な見方をしている人の例をできるだけたくさん注意して探して，それをノートに書きとめていくことを続ける．

□ 先週あなたが身体的・精神的なエネルギーを費やしたことのすべてを並べて書く．次に，それぞれの横に，全エネルギーのうちの何パーセントを使ったかを書く．そして「私の人生の壮大な計画の中で，これらは私にとってどの程度大事か？」ということを自分自身に問い，その重要性をパーセンテージで書く．それぞれの２つのパーセンテージをみてみましょう．重要性とエネルギー配分の順位はどのぐらいそろっているでしょうか？

Point

- 快適な領域から出ていくことに備えましょう．小さなことから始めて，少しずつ練習してきます．
- 特に，あなたが１つかそれ以上の思考スタイルに極端に傾いているとすると，とても慣れたそのスタイルを変えようとすることは，まるで右利きなのに左手で字を書こうとしているように感じられるかもしれません！　不安で，無防備で，ぶざまに感じてしまい，すぐさま普段の自分のやり方に戻りたいと感じるかもしれません！　私たちはあなたにこの過程を信じて，小さなこと，つまり自分とは違う思考スタイルの人の行動を書き留めることから始めて，そこから徐々に進歩して新しいやり方を試していくことをぜひお勧めします．

- 自己批判的になってしまう傾向に注意しましょう．内なる声が「あなたにはできない」とか「こんなのばかげてる」とか言い始めたら，書き留めておきましょう．その声に気づくだけにしておいて，声は隣の椅子にでも置いておいて，とにかく続けましょう！

一度これらのうちのいくつかを試せば，食事や栄養に関する大局的な見方や，体や体重についてどう考えているのかについても考え始めることができます．これは，もしあなたが自分の体重を1日に何度も計ったり，体のさまざまな部分を何度もチェックしたりしているタイプであれば，特に重要です．こういった無用な細部へのこだわりは，その人を病気の中に閉じ込め続けることを助長します．摂食障害の人は，自分の一番好きな体の部分に比べて，一番好きではない体の部分を見ることにより多くの時間を費やしていることが研究によって示されています．しかしながら，彼らはほかの人を見るとき，ほかの人の一番よい特徴をより長く見ているのです．摂食障害でない人は，これと真逆のことをします．このことは，摂食障害の人は自分のことを不公平に厳しく判断していることを意味します．ですから，次にあなたが太もものサイズを測ることに引き込まれてしまったときは，ズームアウトしてここでの大局的な見方とは何なのかを思い出してください．

Point

自分に問いかけてみましょう．ここでの大局的な見方とは何ですか？　誰かほかの人は気づきますか？　それはほかの人にとって問題ですか？　あなたが好きな体の部分はどこですか？　神経性やせ症が単にあなたをだまそうとしているのですか？　自分自身に対するもっと親切で，思いやりのある考え方はありますか？　無用な体重測定や身体測定を徐々に減らしていく方法についての計画を立ててみてもよいでしょう．

人生のレッスン

世界や世界中の人々について百科事典のようにすべてを網羅する知識をもつことは不可能です．あなたは多すぎる情報に参ってしまわないように，要点を抽出することができるようになる必要があります．宿題や授業はその最終的な点数に価値があるだけではなく，これまでにあなたが学んできて，この先の人生の旅路に役立つであろう，応用の利くスキルにも価値があるのです．

柔軟性を強化する

次のアイデアを読んで，あなたがやってみたいと思うことすべてにチェックしてください．

□ あなたの生活の中で，いくつか「計画的な柔軟性」を実行してみる．あなたの１日の計画を調べて，何か違った方法でやれることはないか考えてみましょう．例えば，朝や夜のルーティンを変える，学校や仕事に行く道を変えてみるなどです．

□ ルールを破る人になってみる．毎日，あなたの生活におけるそれぞれの領域（仕事で，勉強で，人間関係で，家で，遊びで，家族と一緒にいるとき，食事のときなど）で，あなたの振る舞いを少し変えてみましょう．「偶然」に対応するようにすることから始める人もいます（例えば何の課題をするかを，サイコロやくじ引きで決めるなど）．

□ あなたの見方とは違った形で書かれたり認識されたりしている状況（ニュース，意見など）についてノートに書き留めてみる．

□ ほかの人の見方を理解しようとしてみる．最近やりとりをしたとき，その友人や家族の心と体に何が起こっていたかを，生活の６つの領域について表を埋めていきましょう（もし大局的な見方も鍛えようとしているであれば，１つの領域について１文で書くようにしてみてください）．

表 8-10　ワーク

他者との関係	教育，キャリア，役割
考　え	**振る舞い**
気持ち	**体の状態**

□ 柔軟性がある人の例をできるだけたくさん注意して探して，それをノートに書きとめていくことを続ける．

□ ガーデニングや家の掃除をマルチタスクで行う．

□ 整理整頓や掃除をするときに，１つの場所を次回のためにとっておく．

□ 新しい余暇活動に挑戦する（例えば普段行かないような展示を見に行く，普段選ばないようなジャンルの映画を観るなど）．

□ 普段考えないようなことについて読む．世間で知られていない本や，くだらない雑誌でも問題ありません．

□ 見たことのないテレビ番組を見る，チャンネルを思いつきで変えていく，またはラジオを聴き始める．

□ 食事に関係のないもの（文房具，花，入浴剤，キャンドル，新しいCDなど）を新しく買いに行く．

□ 普段座っている場所とは別の場所に座る．食事のときやリビングにいるときなどに，あなたが習慣的に座っているところ以外ならどこでもよいので座ってみましょう．

□ あなたの部屋の小さな家具や照明を変えてみる．

□ あなたの家の近所で新しい道や公園，その他のレクリエーション施設を探してみる．

□ あなたの携帯電話の着信音を変えてみる．

□ パソコンでよく文章を書くようであれば，1日いつもと異なるフォントを使ってみる．

一度これらのうちのいくつかを試せば，食べ物や食事，自分の体や見た目に関しても，どうやってもっと柔軟になっていくかを考えていけるかもしれません．

Point

- もしあなたが食べる時間，食べる場所，使うお皿，食べるもの，食べ物の組み合わせなどについて多くのさまざまなルールやルーティンをもっているならば，そのリストをつくって，いったいいくつあるか見てみましょう．リストの長さや，神経性やせ症になってからどんどんリストが長くなってきたことや，いかにこういったルールが自分を神経性やせ症に閉じ込めてしまっているのかがわかって，驚く人も多いのです．こういったルールの中には，役に立つもの（例えば「いつも朝ごはんから1日を始める」）もあるかもしれませんが，その多くはそのまま神経性やせ症に関わるもので，頑固で，勝手で，役に立たないものです．これらのルールを破るのが難しい順番に並べてみましょう．こういったルールに立ち向かうときには，簡単なものから始めることと，自己批判的になったり焦ったりしないことがやはり大切です．体に染みついたルールやルーティンを破るには，勇気と時間と一貫性が必要です．
- 役に立たない食事や食べ物に関するルールを破ることができそうになってきたら，全般的でより柔軟な食事を管理するためのルールを1，2個確立することを考えるとよいでしょう．例えば「健康な体重に回復するまでは，3食に加えて少なくとも2回はおやつを食べる」や「体重は，自分の進歩を評価するために週1回だけ計る」などです．

人生のレッスン

A地点からB地点に行く道はいろいろあります．人生は一歩一歩の積み重ねでできている長い旅であるということを覚えておいてください．人の話を聞いたり，人に助けてもらったり，チームとしてともに働くことで，より創造的で良い結果が生まれます．私たちが生きている世界には確実なことはほとんどありません．したがって，いろいろなものを吸収できることや，変化に対応できるようになることは，役に立つスキルなのです．

「ほどほどでよい」になることを強化する

次のアイデアを読んで，あなたがやってみたいと思うことすべてにチェックしてください．

- □ あなたの基準について考えてみましょう．いつも最低でも200%を目指していませんか？　失敗をすることの恐怖についてはどうでしょう．それは現実的でしょうか？　あなたの友人や家族は，あなたのこのような側面について何と言うでしょうか？　どんな失敗もない完璧なものにしようとしすぎて，むしろバランスを失って，先送りにしてしまったり遅れてしまっているのではないですか？
- □ 完璧にできない恐怖感から今まで避けていたことを始めてみる．やってみてどうか，みてみましょう．
- □ 髪を整える時間や化粧をする時間を半分にする．
- □ 自分の部屋を整理整頓する時間を半分にする．
- □ 書いたもの（文章，手紙，メール，レポートなど）のチェックは1回だけにする．
- □ 自発的に何かしてみる．例えば，完璧に計画した夕食よりも，思いつきで友達を誘ってみたりする．
- □ この章の最後にある完璧主義についての本を読んで，より多くの情報を得て，その内容について振り返ってみる．

一度，これらのうちのいくつかを試せば，食べることや見た目，運動のルーティンについて，ほどほどであるようにしようと思うかもしれません．

Point

もしあなたが摂食障害の症状として過剰な運動をしていて，罰のようなルーティンに自分を容赦なく追いやっているのであれば，数日ルーティンを休んでみるようにしましょう．もしくは，毎日自分がしたいと思うよりもちょっとだけ運動を減らしましょう．

人生のレッスン

自分の全力よりもかなり控えめに学習したり，やるべき早さよりもかなり余裕をもって仕事するのでもなければ，全く失敗せずに学んだり働いたりすることは極めて難しいです．より創造的になり，より成長していくためには，あなたの安全地帯を越えて，思い切ってやってみる必要があります．「すべての失敗は宝」というモットーを覚えておいてください．

一般的なスキルを強化する

問題解決

みてきたように，あなたの思考スタイルはいろいろな形であなたの生活や行動に影響を与えていることがあります．最後に考えることは，あなたの思考スタイルが，あなたの問題解決能力にどのような影響を与えているかということです．

例

- もしあなたが細部に注目しすぎて，全体の文脈をみることができていないと，問題解決は難しいことがあります．
- もしあなたがものごとのやり方に一連のルールをもっていて，新しいルールに変えることが簡単ではないようだと，やはり問題解決は難しいでしょう．
- もしあなたがどんなリスクも避けるようとするなら，問題解決は難しいでしょう．

そこで，あなたは問題や困難に対処するために特別な努力をする必要があります．これにはいくつかのステップが必要です．

1．一歩下がって，大局的な見方をしましょう．あなたの生活において優先すべき**問題は何**でしょうか？

2．**問題を分解し，異なる要素をすべてリストアップする**

- 問題をより広い文脈で，複数の視点からみることで，本当の問題は何なのかわかりましたか？
- 実際は何から成り立っているのでしょうか？
- 同時に取り組むことのできる個々の要素はありますか？
- あなたにはみえるけれど，ほかの人にとっては重要でないような細部に過度に集中していないか確認しましょう．

3. **他者が問題をどのように見ているかを考える**

- あらゆる見方ができるような人は，どのように問題解決に着手するでしょうか？　どのような解決方法を思いつくでしょうか？　そういった解決方法を実行するために，まずどのようなことを起こさなければならないでしょうか？
- 柔軟性と集中，細部への注目と大局的な見方との間を行き来できる賢明な人（もしくは集団）は，どのように問題解決をするでしょうか？　彼らの計画とはどのようなものでしょうか？

4. 少しずつ**これらの賢明な解決法を実践する**計画を立てる
5. ときどき**大局的な見方で振り返りを行う**．どの程度，問題解決に近づいていると思いますか？
6. もしあなたが試したことが，あなたが好んできたやり方と同様に上手くいかなければ，上手くいく新しい方法は何でしょうか？　**柔軟になり，ルールを変えましょう！**

振り返り

- 神経性やせ症を直接的に助長してしまう2つの思考スタイルについて振り返ってみましょう．
- 自分がルールを破ることを認めてあげましょう．
- 大局的な見方を忘れずに，確信がもてないときはズームアウトしてみましょう．
- こういった新しいあり方や自分について振り返ったことを，信頼できる友人や家族と共有することを考えましょう．

参考文献

● 完璧主義と強迫的行動

1) Anthony MM, Swinson RP: When Perfect Isn't Good Enough:Strategies for Coping with Perfectionism. New Harbinger Publications, 1998.
この本はわかりやすく書かれており，たくさんのアイデアが載っています．ダイエットやボディイメージについて書かれた章もあります．

2) Shafran R, Egan S, Wade T: Overcoming perfectionism: A self-help guide using scientifically supported behavioural techniques. Robinson, 2010.

3) Hyman BM, Pedrick C: The OCD Workbook (2nd edition). New Harbinger Publications, 2005.

4) Veale D, Wilson R: Overcoming Obsessive Compulsive Disorder. Robinson, 2004.

● アスペルガー症候群

アスペルガー症候群の人たちも，細部に着目することが非常に得意な傾向があります．しかしこのせいで，他者に期待しすぎるために社会関係でトラブルが生じることがあります．彼らは正直すぎたり文字どおりに解釈しすぎたりするので，罪のない嘘や折り合いをつけて解決することを認められません．また不安が高すぎて，対人関係において軋轢が生じることもあります．次に示す書籍はこういったいくつかの問題について書かれています．

5）Haddon M: The Curious Incident of the Dog in the Night-Time: Adult Edition. Vintage Books, 2004.
神経性やせ症の人の中には，この話は彼らがどのように世界をみているかということに共鳴するところがあると教えてくれた人もいました．

6）Tammet D: Born on a Blue Day: A Memoir of Asperger's and an Extraordinary Mind. Hodder and Stoughton, 2007.
これはアスペルガー症候群の方の自伝で，彼は言語を習得したり，数字を覚えたりする驚異的な能力があります．彼はこの本で，どのようにして人生を切り抜け，心の安定に至ることができたかを書いています．

7）Boyd B: Parenting a Child with Asperger Syndrome. Jessica Kingsley, 2003.
この本はアスペルガー症候群の子どもたちをどのように助けてあげたらよいかについて書かれています．しかし非常にわかりやすく良く書かれているので，あなたにも参考になるでしょう．

第9章

アイデンティティ

以下は，私たちの患者さんのアンバーがこの章で理解したことです．

アイデンティティの章が，私には一番役に立ちました．なぜならこの章を読んで，ようやく自分が本当に望んでいることは回復することなんだ，と決心する助けとなり，人生が再び「良いもの」になったからです．私は，どんな自分になりたいのか，なりたい自分の特徴をリストアップすることで考え始めました……．例えば，私は強くて自分に自信がもてるようになりたい．自分の欠点や失敗を厳しく非難したり罰したりするのではなく，自分をただ認めてあげて，経験から学べるような自分になりたい．一番つらいときでさえも，なんとか幸せを感じて，その明るさと前向きさで，ほかの人も支えてあげられるような，そういう人にもなりたい．そして，自分に刺激を与えてくれる人のことを考え，さらにどうして彼らが特に私を刺激したのかを詳しく考えました．

神経性やせ症と私のアイデンティティ

あなたが神経性やせ症から回復し始め，人生をもっと良いものにしたいという気持ちを取り戻すと,「でも，神経性やせ症じゃない私って誰？」「私に何が残るの？」「神経性やせ症を手放して，どうやってものごとに上手く対処していったらいいの？」と気づけば疑問に思っているかもしれません．自分のアイデンティティが不安定だという感覚は，神経性やせ症を維持する要因になります．未知のリスクを冒すよりも，よく知っている悪魔に寄り添っていた方がまだましだからです．神経性やせ症が，アイデンティティが自然に育つ時期（例えば思春期の間）と同じ時期にはびこってしまった場合や，神経性やせ症を長い間患って，それが人生において一番長く続いているものになってしまっている場合は，特にこのことが当てはまるかもしれません．また，もしあなたの神経性やせ症が，感情を押し込めるためにも働いているとすると，おそろしく感じられるかもしれません．なぜなら，変化する際には，常にある程度の不確かさや混乱が生じるからです．昔からの対処方法を手放して，新しいやり方に頼っていこうとするのは，かなり思い切った決断に感じられるでしょう．

神経性やせ症から回復した人たちから，私たちが何度も何度も聞いてきたことの一つは，転機は彼らが神経性やせ症よりも別の何かがほしいと実感できたときに訪れるということです．ルーシーはデザインを学ぶために，どうしても大学に行きたいと思っていました．彼女は自分の才能が本物であると思っていました．そして，この夏に大学に行けるくらいに良くなれるかどうかが，運命を左右するだろうし，もし良くならなければきっといつか後悔するような人生を歩むことになるだろう，ということもわかっていました．リアは，彼女の友人が若くして亡くなったときに，初めて考えさせられました．彼女は，人生のはかなさ，時間が経つことの速さを垣間見て，人生をもっとよく生きたいという気持ちの高まりを感じました．彼女は自分自身と自分の状況を見渡し，もうたくさんだ，これ以上神経性やせ症に支配されたくない，と決意を固めました．そしてリアは初めてはっきりと助けを求めました．心理療法に責任とやる気をもって真摯に取り組み，治療者のサポートを得ながら，回復へと向かっていきました．アランは男性で，20代の頃に非常に長い間，ボディイメージへの不安や食事制限への衝動と闘いました．しかしそれも，娘が生まれるまででした．彼はこのかわいい娘のために，良いお手本になりたいと強く望みました．娘に自分のことを尊敬してほしい，誇りに思ってほしいと思ったのです．彼にとって神経性やせ症よりももっと大事な人が現れたことで，彼の優先順位は入れ替えられて，そのリストのトップは良いものになったのでした．

今紹介した人たちの回復の道のりが順調なものだったとは思わないでください．全くそんなことはありませんでした．道のりには上りも下りも，後退もありました．けれど，みんなが回復へと向かっていき，みんなが神経性やせ症から自由な人生の方がよいと，私たちに話してくれました．彼らはみんな，神経性やせ症よりもより大きな，より良いもの，神経性やせ症でいるとしたいと思わなかったりできなかった何かを目標に定めました．このような目標をもつことが，あなたの回復への旅の転換点となるでしょう．

振り返り

- 神経性やせ症からしばらくの間，一歩離れて，あなたにとって神経性やせ症よりももっと大事なものは何かを考えましょう．それは大きな志や人生の目標，人間関係などかもしれません．もしくはあなたのもっている中核となる価値観や原則に従うことかもしれません．
- このことを考えるのが難しいようであれば，あなたが定年退職するときまで人生を早送りしてみてください．あなたは自分の孫に，何を話しているでしょうか？　あなたの人生における決定的な瞬間や達成したこと，人間関係として，どのようなものがあってほしいでしょうか？　もし定年退職があまりに先のことであれば，次の大きな年齢の区切りとなる誕生日を考えましょう．その日，あなたはみんなに，自分についてどんなことを話したいと思いますか？　あなたがどんな人間か，みんながあなたをどうみているか，みんながあなたのどこを好きだと思ってくれているか，みんなはあなたにどんな影響を受けてきたかについて，どんなことを話したいですか？

この章では，あなたが神経性やせ症を越えた「あなた」や，自分の声を聞いてもらう機会や人生のおいしい部分を楽しむことを強く望んでいるあなたの側面に興味をもち，創造的になっていけるように促していきます．もし神経性やせ症が，まだあなたのアイデンティティの中で大きな割合を占めているなら，ひとまずそれを脇に置いておいて，あなたが自分の欲求や要望，希望に興味をもてるよう，あなたの病気の側面を越えて促していきます．もしあなたが回復の途中であるなら，おそらく自分の憧れや興味にいくつか気づき始めているでしょう．けれどおそらく，そういったことに関わろうとすると，心もとなかったり，怖かったりするのではないでしょうか．私たちはあなたが**堂々と，興味をもって，やってみる**ことを励ましていきます．

Point

- 第２章の「始めよう」（→ p.15）に戻ってみましょう．神経性やせ症から回復した未来から，あなたに宛てて手紙を書きましたか？　もし書いたなら，その中に，神経性やせ症を乗り越えて輝いている自分がどのようなものかについてのヒントは何かありませんか？　もしまだこの手紙を書いていなければ，今書いてみましょう．
- 同じように，第７章の「気持ちを慈しみ，他者の心を知る」（→ p.135）に戻ってみましょう．自分の隠れた部分に宛てた手紙は書きましたか？　もし書いたなら，その中に，あなたがもっと伸ばしたいと思っている自分の部分についてのヒントは何かありませんか？　憧れに耳を傾けてみましょう．新しい始まりへの後押しを感じ取りましょう．もしまだこの手紙を書いていなければ，今書いてみましょう．

長期間にわたって神経性やせ症であった多くの人たちは，神経性やせ症が彼らの決定的な特徴となっているため，本当のアイデンティティが埋もれてしまっていると，私たちは考えています．これはまるで，彼らの真の自己は神経性やせ症の価値観によって，押しつぶされているかのようです．「埋もれている」や「押しつぶされている」と形容するのは，私たちが会ってきた多くの患者さんたちが，そのように感じていたからです．ほかの患者さんたちは，神経性やせ症なしには，自分が誰であるのか本当にわからないという感覚があります．神経性やせ症になったのが人生のとても早い時期である場合は，特にそのような感覚があります．私たちは今まで，神経性やせ症から回復した人で，その後自らのアイデンティティが花開かなかった人には一度も会ったことがありません．実際に，神経性やせ症から回復した人の多くが，とても素晴らしい人へと進歩したのです！　病気に対処し，生き抜いて，乗り越えたことそれ自体が，回復力や成長，そして新しい強さをつくり出すのです．その回復した人も，最初はそこには何もないのではないだろうかとおそれていたかもしれません．しかしその人はアイデンティティの再発見の過程を信じ，自分自身の中核的な部分に立ち戻ったり，健康的に輝いている自分を成長させていくために自分の安全地帯から踏み出すことができました．あなたが少しだけ踏み出すことができれば，刺激的なことが待っています．

Point

もし変化しようとしたり，変化について考えたりするだけでも今は耐えられないように感じてしまうのであれば，第７章の「気持ちを慈しみ，他者の心を知る」にまず取り組んで，それから改めてこの章に戻ってくることをお勧めします．自分を落ち着かせる戦略のような，感情に対処するコツをいくつか身につけていれば，神経性やせ症から踏み出して進むときに感じる不安や不確かさに耐えやすく感じるかもしれません．

さあ，ではあなたのアイデンティティに対して神経性やせ症が何をしているのか考えていきましょう．

- 次の**図 9-1** は，神経性やせ症がアイデンティティを支配している一例です．

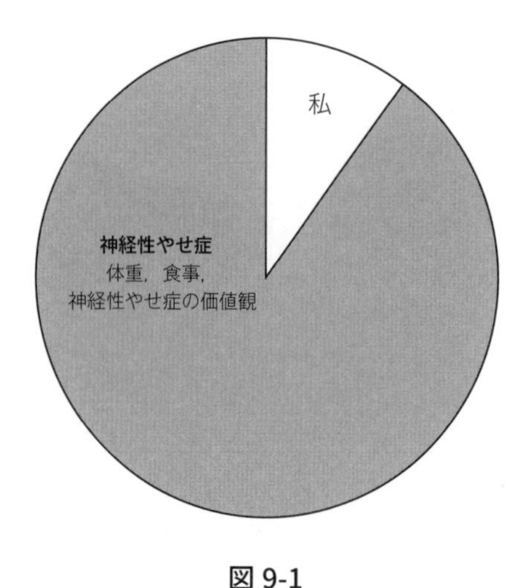

図 9-1

- その人のアイデンティティが再び息を吹き返し，神経性やせ症を越えて発展する機会を得られれば，時間とともに，次の**図 9-2** のように，あなたの人生をより輝かせるようなさまざまな要素が入ってくるようになるでしょう．

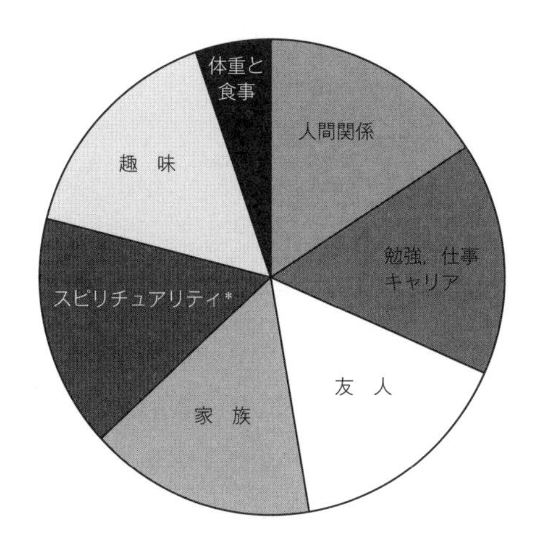

図 9-2

- 紙を１枚とって，自分自身のアイデンティティの円グラフを描いてみましょう．できればあなたの神経性やせ症が一番悪かったときと，もう１つは今どうであるかについて書いてみましょう．
- 親友や家族に，次のようなことを頼めないか，考えてみましょう．**あなたの側面のうち，その人たちが愛していて，失われたことを寂しく思っていて，もっと一緒に過ごしたいと思っているような側面すべて**について，話してもらうか，できれば手紙を書いてもらうのです．もし勇気を出せたら，彼らにそれを声に出して読んでもらうよう頼んでみましょう．

振り返り

- 神経性やせ症はどのようにあなたのアイデンティティに影響を与えてきましたか？　あなたのどの部分が神経性やせ症によって押しつぶされてしまっていますか？
- ほかの人はあなたのどんなところがなくなって寂しいと思っているでしょうか？　ほかの人は，あなたのどんなところともっと過ごしたいと思っているでしょうか？
- あなたの健康な部分のアイデンティティについて考えたときにどう感じますか？　どんな感情があなたに湧き上がってきますか？

＊　訳者注:「スピリチュアリティ」の定義はさまざまであるが，人間が自分らしく生きるための核や枠組みとなるもの，生きる目的や意味を与えてくれるものなどのことを指すことが多い．

神経性やせ症を乗り越えた「私」を知る

神経性やせ症を乗り越えた「あなた」のことを想像するのは簡単なことではないかもしれません．神経性やせ症はとても支配的な野獣になりうるのです！　あなたが神経性やせ症を乗り越えていく準備ができていると感じたときに，自分の神経性やせ症でない側面について，もう１つか２つ，新しいことを学んでいくと約束してほしいと思います．そうすればそれがまるで踏切板のように働いて，より多くのことを見つけ出せるかもしれません．

第２章の「始めよう」で，私たちはあなたに，自分の神経性やせ症の面と，そうでない面のイメージをつかむように促しました．この章では，そのイメージを使い，より詳しく述べていきます．もしあなたがそのイメージを忘れてしまっていたり，章を通じて実際にはイメージが変わってしまったりしたとしても，心配しないでください．神経性やせ症とあなたとの関係が変わっていくにつれて，あなたがもつイメージも潮の満ち引きのように変化し，発展していくものだと私たちは考えています．

ではまず，目を閉じて，あなたの神経性やせ症の面のイメージを思い浮かべるところから始めてみてください．次の文をイメージするきっかけにしましょう．

- 何が見えますか？　あなたの神経性やせ症のイメージの身体的な特徴は何でしょうか？　あなたのその側面はどのくらい大きい（小さい）ですか？　どんな色や形，質感でしょうか？
- あなたの神経性やせ症の面の特徴について，何か言葉にしてみましょう．どんな性格でしょうか？　あなたのこの面は，どういった原動力で動いているでしょうか？
- あなたが神経性やせ症の面に触れたときは，どんな感じがしますか？　あなたが神経性やせ症の面に従っているときの感覚がもし少しでもあるなら，それはどんな特徴でしょうか？
- あなたの神経性やせ症の面に繋がるような，何か関連するイメージや，もしくは実際の記憶などはありますか？　過去から現在に至るまでに，あなたのこの面と同じような傾向や特徴をもつ時期はありますか？

振り返り

- あなたの神経性やせ症のイメージは，はじめ（第２章）の頃と比べて変わってきましたか？　それはどのように変わってきたのでしょうか？
- あなたと神経性やせ症のイメージとの関係性で変わってきたところはありますか？　自分の神経性やせ症に対してどう感じていますか？　それは一体弱まったのでしょうか，それとも強まったのでしょうか？

では次は，目を閉じて，あなたの神経性やせ症ではない面のイメージを思い浮かべてみてください．そしてこれからあなたのこの面を，健康的に輝いている自分，と呼ぶことにします．これは２つの要素から構成されます．１つは，神経性やせ症になる前からあったものであり，その中には神経性やせ症によって隠されたあなた個人の資質，好き嫌い，強みや才能があります．もう１つは，あなたが思い描くことのできる最高の自分になるために，今後，あなたが築き上げ，発展させたいと思っている部分です．次の文をイメージするきっかけにしてください．

- 何が見えますか？　あなたの健康的に輝いている自分の，身体的な特徴は何でしょうか？　それはどのくらい大きい（もしくは小さい）ですか？　どんな色や形，質感でしょうか？　あなたのこの面は笑っていますか，顔をしかめていますか？　弱々しいですか，それとも力強いですか？　海辺のようですか，氷山のようですか？
- あなたの健康的に輝いている自分について，何か言葉にしてみましょう．中核となる価値観は何でしょうか？　好きな映画は何ですか？　あなたを最後に笑顔にしたのは何だったでしょうか？　何に悩んでいますか？　何に憧れていますか？　小さすぎるとか取るに足らないことだからといって，無視しないようにしましょう．
- あなたが健康的に輝いている自分の面に触れたときは，どのように感じますか？　何かわくわくするような兆しに気づきますか？　怖さや憧れに気づきますか？　どんな感覚も，歓迎しようとしてみましょう．
- あなたの健康的に輝いている自分に繋がるような，何か関連したイメージ，もしくは実際の記憶などはありますか？　あなたの健康的に輝いている自分が，最後に主導権を握っていたのはいつですか？　そのときあなたは何をして，どう感じていましたか？　過去から現在に至るまでに，あなたのこの面と同じような傾向や特徴だったような時期はありますか？

振り返り

- あなたの健康的に輝いている自分のイメージは，はじめ（第２章）にもっていたイメージと比べて変わってきましたか？　どのように変わってきましたか？
- あなたのこの面で変わってきたところや，発展してきたところはありますか？　健康的に輝いている自分に対してどう感じていますか？　その傾向や特徴は成長したり変わってきたりしたでしょうか？

特に，あなたが長期間，神経性やせ症を抱えているのなら，最初は健康的に輝いている自分のはっきりしたイメージを集めてくるのは難しいでしょう．少し立ち戻って，あなたが好きな人や評価している人，人生に求めているものを手に入れている人のことを考えてみるのが役に立つかもしれません．それは，有名人や本や映画のキャラクターだけでなく，あなたが尊敬し，憧れるような価値観やあり方，関わりをもっている一般の人であるかもしれません．誰が頭に浮かびましたか？　おそらく，人生のいくつかの段階において，あなたを導き，育ててくれたお手本となる人物がいたり，今でもいるのではないでしょうか．ちょっとした，おとぎ話に出てきて主人公を困難から救ってくれる妖精のような人です．誰かを思い浮かべましたか？

目を閉じて，あなたの心を少し巡らせてみましょう．

ワーク

- 人生が本当に上手くいっている人や，**有意義**で**健康的**に人生を送っている人を考えたときに，誰が思い浮かびますか？
- **幸せで満足できている**けれど，否定的な感情を**受け入れ**，それに耐えることもできる人を思い浮かべてみましょう．
- 良い人間関係をもち，あなたが高く評価するような行動規範をもっている人，そして本来の自分でいられるような人を思い浮かべましょう．
- 下の欄にそのような人の名前を 2, 3 人書き出してみましょう（写真や雑誌の切り抜きを貼ってもよいでしょう）．

覚えておいてほしいのは，そのような人は，個人的に知っている人や，有名人，物語の登場人物，もしくはその両方かもしれないということです．あなたが選ぶ人々は，それぞれがとてもよく似ているかもしれませんし，あるいは全く異なるかもしれません．彼らは良い特質も，そうでない特質ももっているでしょう．

・＿＿＿＿＿＿＿＿＿＿＿＿＿＿＿＿＿＿＿＿

・＿＿＿＿＿＿＿＿＿＿＿＿＿＿＿＿＿＿＿＿

・＿＿＿＿＿＿＿＿＿＿＿＿＿＿＿＿＿＿＿＿

人は皆違っていて，（残念なことに）完璧な人は誰 1 人としていない，ということを忘れないことが大切です．その代わり，私たちは皆，いろいろな資質や弱点が混ざり合ったもので，潮の満ち引きのように時間とともにうつり変わり，発展していきます．あなたが好きで尊敬しているこういった人たちでさえも，長所や短所があり，彼らの人格は固定されたものではないのです．

あなたが高く評価している人々について考えた場合，彼らのもつそれぞれ異なる強みは何でしょうか？　彼らがあなたにとって特別であると感じられる資質は何でしょうか？

私が高く評価している人の資質 ワーク

・

・

・

　再び，この人たちについて考えてください．彼らのもつ苦労とは何でしょうか？　時に彼らの足をすくってしまうような，彼らの性格の側面は何でしょうか？　それに対処するために彼らはどのような戦略をもっているでしょうか？

私が高く評価している人の苦労と，対処方法 ワーク

・

・

・

・

・

振り返り

　健康的な自分の面について何かを学べるように，外に目を向けて，高く評価できる人をみているということを忘れないようにしましょう．私たちは，他人の中のある程度自分と共鳴する部分についてしか気づくことができない，という傾向があります．この練習を通して，あなたの健康な自分が憧れるものについて，何がわかりましたか？

価値観

あなたがこの人たちを選んだということは，彼らは何らかの形であなたにとって特別で意味があるということです．彼らはあなたの好奇心を刺激する資質をもっているのです．

- あなたは，その人たちが重視している価値観は何だと思いますか？
- 彼らの人生を導いている原則とは何でしょうか？

第2章にある価値観のリスト（→ p.43）を見て，**あなたが高く評価する人たち**にとって重要度が高いだろうとあなたが思う上位5つの価値観を書き出してみましょう．そして，あなたが彼らにとって最も重要度が低いと推測する価値観は何でしょうか？

表 9-1　ワーク

私が高く評価している人にとって最も重要度の低いこと	私が高く評価している人にとって最も重要度の高いこと
1.	1.
2.	2.
3.	3.
4.	4.
5.	5.

振り返り

- 神経性やせ症が優先する価値観と比べて、あなたが高く評価している人たちの価値観はどうでしょうか？
- 健康的に輝いている自分の中心となる価値観について、あなたは何を学びましたか？

あなたの神経性やせ症はいったん置いて，ここ数年の間，健康的な自分が輝けるようになってきた，と想像してみてください．今から５年後の，良くなっている自分自身を想像してみましょう．この将来の自分は，どのような価値観をもっていると思いますか？

あなたがすでにもっている価値観の中には，あなたが将来の人生の一部にしたいと思うものがあるかもしれません．

表 9-2　ワーク

私の将来の自分にとって最も重要度の低いこと	私の将来の自分にとって最も重要度の高いこと
1.	1.
2.	2.
3.	3.
4.	4.
5.	5.

Point

私たちを本来の自分から遠ざけ，偽物の自分（つくり上げられた，本物でない自分）に向かわせてしまうように働く力があることを覚えておいてください．例えば，ソーシャルメディアによって，人は自分自身の一部（通常，その人の良いところ）だけで世界と交流してしまいます．それは他者に，その人の人生が「完璧」で羨ましいものだという印象を与えかねません．注意してください．完璧な人生を送っている人なんていません．そして，完璧な人生を装うことは，みじめさや，悲しみの感覚，世界から疎外されている感覚に繋がってしまうだけです．自分自身に忠実にありましょう．もしあなたがソーシャルメディアに惹きつけられて，それが気分に影響してしまうようであれば，消去するか使うのを制限しましょう！　最近の研究では，ソーシャルメディアを長い時間使用すること，特に受動的に写真を見て自分と他人を比較することは，若者の精神的な健康の悪化に関連しているという報告があります．サウスロンドン・モーズレイ NHS ファウンデーション・トラストの摂食障害ユニットではソーシャルメディアの使い方についての役に立つ手引きとして“Social Media-Friend or Foe”を作成しました．ウェブサイト（www.FREEDfromED.co.uk）の資料ページからダウンロードできるので確認してみてください．（訳者注：メディアとの付き合い方について日本語で読める情報として，「摂食障害情報ポータルサイト（一般の方）」内の「メディアと上手につきあう」<http://www.edportal.jp/topics_02.html> が役に立つ．また，この「摂食障害情報ポータルサイト」ではそのほかにもさまざまな情報が紹介されている.）

人生の領域

あなたが高く評価している人や彼らの価値観について考えてみましょう．こういった人たちが**していることで，あなたが高く評価していること**は何でしょうか？

次のことについて考えてみてください.

- 彼らはどのような人間関係の中にいますか？
- 彼らは自分の時間をどのように使っていますか？
- 彼らは自分の健康をどのように管理していますか？
- 人生のそれぞれの領域において，物事が計画どおりにいかなかったときに，彼らがどのように対処しているのか，考えることを忘れないようにしましょう．彼らが立ち直るのに役に立っていることは何でしょうか？

次の人生の領域について考え，いくつか考えを書き出してみましょう.

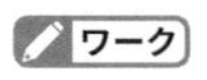

関係性

▌仕　事

▌趣　味

▌健　康

振り返り

- 人生においてしてみたいと思う何か違ったことは何ですか？
- あなたの目標や夢は何ですか？
- もし自分を活躍させ，潜在能力を発揮させてみたら，健康な自分はこの人生のさまざまな領域にわたって，何をしているでしょうか？
- 人生の困難に直面したとき，対処するために有用な戦略は何ですか？

これらの人生の領域について考えたときに，もし健康な自分が輝けているとしたら，何か違ったことをしているか？

それぞれの人生の領域において，物事がどうなってほしいかについて，目標を書いてみましょう．それぞれの目標の下に，これを達成するためにあなたがとるべきステップを書きましょう．

ワーク

人間関係

● 私の目標

● 達成するためにとるべきステップ

・

・

・

・

仕　事

● 私の目標

● 達成するためにとるべきステップ

・

・

・

・

趣　味

● 私の目標

● 達成するためにとるべきステップ

・

・

・

・

健　康

● 私の目標

● 達成するためにとるべきステップ

・

・

・

・

新しい自分の信念

夢をかなえるために，私たちは自分自身について何を信じればよいでしょうか？　あなたが高く評価している人たち，彼らのもっている価値観や，彼らが達成してきたことについて考えてみてください．

- 次の，**指針となる信念**ついて，彼らはどのように次の空欄を埋めると思いますか．
- では，輝いている自分の感覚になって，同じように埋めてみましょう．

ワーク

私は……

他の人は……

世界は……

振り返り

- これらの信念は、今あなたがもっている信念と比べてどうですか？
- 輝いている自分の感覚について考えてみてください。
  - ・あなたはどのように自分自身をみていますか？
  - ・あなたの夢を実現させるために、あなた自身と、世界、他者について、何を信じなければならないでしょうか？

生活におけるルール：新しい信念や価値観に則って，どのようなルールに従って生活するのか？

治療者と一緒に先ほどまで書き上げてきた内容を見直したり，また，思考スタイルや感情のルールブックにも取り組んでいれば，それも見直してもよいでしょう．これらすべてにおいて，あなたは神経性やせ症の強さを維持している，役に立たないルールを明らかにしてきたことでしょう．あなたが人生から得たいものを得るために役に立つような，代わりのルールを思いつきますか？

できるだけたくさん，頑張って書いてみましょう．「if-then プランニング」のフォーマットに従って書いてください．

私のルール　ワーク

- もし＿＿＿＿＿＿＿＿＿＿＿＿＿＿たら，
＿＿＿＿＿＿＿＿＿＿＿＿＿＿する．
- もし＿＿＿＿＿＿＿＿＿＿＿＿＿＿たら，
＿＿＿＿＿＿＿＿＿＿＿＿＿＿する．
- もし＿＿＿＿＿＿＿＿＿＿＿＿＿＿たら，
＿＿＿＿＿＿＿＿＿＿＿＿＿＿する．
- もし＿＿＿＿＿＿＿＿＿＿＿＿＿＿たら，
＿＿＿＿＿＿＿＿＿＿＿＿＿＿する．

振り返り

- これらは、あなたの一連の古いルールとは、どのように違いますか？
- これらは、より柔軟になっていますか？
- これらは、より寛容でしょうか？

感　情

では目を閉じて，あなたの輝いている自分の感覚について実際に考えてみましょう．

あなたの輝いている自分のイメージを作り上げてみましょう．

- あなたの**佇まい**（たたず）について考えてみてください，あなたはどのように振る舞っているでしょうか？
- あなたのもっている**価値観，あなたがしようとしている新しいこと**について考えてください．あなたが自分自身に抱いている**信念**や，世界や他者について抱いている信念はどうですか？
- あなたはどのように**感じている**でしょうか？

感情をあたたかく迎え入れ，触れ合うようにしてみましょう．下の空欄に湧き上がっている感情のいくつかを書き出してみましょう．

ワーク

振り返り

- あなたはどのように感じていますか？
- これらの感情をあなたは体のどこで感じていますか？
- いつも同じような感じ方でしょうか、それとも感じ方は変化していますか？
- このような感じ方は、何に似ていますか？
- あなたの感じ方は、この世界でのあなた自身の信念や行動に影響を与えていますか？

私の見方と意見

神経性やせ症とともに生きること，そしてそれがあなたのアイデンティティに不可欠な部分になってしまうことで，重要な問題や周りの社会に対するあなたの本当の見方や意見から乖離してしまう可能性があります．

あなたが尊敬している人たちについて考えてみましょう．彼らは**見方**や**意見**をもっている人たちでしょうか？

人はどのように自分の見方や意見を形づくるでしょうか？ ワーク

以下の例にあなた自身のアイデアを加えてみてください．

例：

- 新聞を読む．
- 私の好きな人たちや，高く評価している人や尊敬している人たちと議論をする．
- ____________________
- ____________________
- ____________________

- あなたの見方や意見を探索し進歩させる方法の一つは，新聞を買ったり，テレビを見たりして，あなたが気になった話題や問題について考えてみることです．
新聞やテレビからあなたが最も惹きつけられたり興味をもった記事を取り上げ，次のセッションに持ってきて，治療者とともに話し合ってみましょう．

以下のことを考えてみましょう．

- この記事の何に惹きつけられましたか？
- この記事についての違った意見は何でしょうか？　たくさんの違った観点があるかもしれません．
- 生じている問題におけるあなたの立場は何ですか？
- どんな思考や感情があなたに起こっていますか？
- あなたの意見や見方に影響を与えている要素は何でしょうか？
- これらはあなたの中核的な価値観に関連しているでしょうか？

自分の情熱に触れるためにやってみよう ワーク

- ブレインストーミングをやってみよう：「私がかつて愛していたもの」についてやってみましょう．あなたがかつて愛していたものすべてについてコラージュをつくることによって，自分の情熱に再び触れてみましょう．
- ブレインストーミングをやってみよう：「かつて私を笑顔にさせたものや人間関係」についてやってみましょう．笑顔のきっかけとなるもののコラージュをつくりましょう！
- 「愛され能力の箱」をつくろう：あなたがどれだけ愛すべき存在かを思い出させてくれるものを入れておく，飾りつけをした箱です．これには友達からの絵はがき，あなたに残されたメッセージ，楽しいときの写真や資格証などが入るかもしれません．
- 今まで挑戦したことはないけれど，お金や時間，責任やほかの制約がなければいつもしたいと密かに思っていたことをやってみましょう．
- あなたの理想の仕事について考えてみましょう．あなたがこの理想の仕事を始めることを想像してみましょう．その仕事での，あなたのいつもの１週間について，あなたがどのように感じていて，何をしていて，「オフの日」をどのように管理しているかについて，友達に手紙を書いて表現してみましょう．
- あなたが興味をもったものの，怖すぎたり調子が悪かったりして始められなかった趣味のリストをつくってみましょう．そして今週，１つを始める決心をしてみましょう．

振り返り

- 健康的に輝いている自分が憧れていることについて、先ほど考えたことから、何がわかりましたか？
- こういった大切な要素をあなたの人生に取り戻すために、どのようなステップを踏んでいけそうですか？

新しい自分を試す道！

では頑張って，実際に健康に輝いている自分のイメージを心の中に抱きましょう！

誰が私を成長させてくれるか？

まず第一に，ほかの人はあなたの新しいあり方に対して，少し抵抗があるかもしれないことを心に留めておくことは価値があるでしょう．わかっていると思いますが，たとえ彼らがあなたの努力をよく理解していて，あなたにできる限りのことをしてあげたいと望んでいたとしても，ほとんどの人たちが，人間の性質として，慣れていることや変わらないことを好むのが事実です．それゆえ，彼らはあなたの古いあり方を居心地よく感じるかもしれませんし（たとえそれが，ためにならないことであったとしても），あなたの新しいあり方に抵抗を感じるかもしれません．

ですので，次のことを考えてみましょう．

- 私が自分の新しいあり方を探すときに，一緒にいて最も安全だと感じる人は誰か？
- 私を成長させ，輝かせるために，十分自分に自信をもっている人は誰か？
- 私の回復への道のパートナーであり，健康に向けて私の進歩をサポートしてきてくれた人は誰か？
- 私のあり方に進歩を妨げているものがあることを認識してくれたり，前向きで健康的な変化を促してくれたりする人は誰か？
- 今のままの私であるだけでも，それを受け入れてくれるほど，十分に創造的で柔軟な人は誰か？

あなたが自分の新しい部分を探索するに際に十分安全だと感じる人を，上記の質問を使って考えてみましょう．それは誰か新しい人かもしれません！　あなたが新しいあり方を探索しているときには，次のことに気をつけておくのが望ましいでしょう．

- 調子が悪い人からは距離をとりましょう．その人にとっては，あなたが輝くのをみることは脅威になりすぎてしまうかもしれません．
- あなたのパートナーや家族と**一緒に**取り組みましょう．そしてあなたが変化をしようとしていて，彼らのサポートを大事にしていることを説明しましょう．
- 根気よく継続しましょう．古いパターンを壊すことは難しいですが，もしあなたが粘り強く頑張れば，非常に大きな成果が得られます．

今後に向けて，健康的に輝いている自分に則った生活やあり方をしてみましょう．そういう自分として実際に考え，行動し，感じてみましょう．

私たちの患者さんであるジェイミーは，これをやってみて以下のように気づきました．

　１週間の間，私は不安や批判されているという感覚が私の中ではい回るのを止めました．私は全力を尽くしてほかの人を助けているという自信をもち続け，違っていてもよいのだという気持ちを受け入れました．私はあえて新しい活動を始めました．ストレスのかかる状況でも，落ち着きを保ち，大局的に考えることが実践でき，心配を笑い飛ばすことができました．結局，私は笑っていられるようになり，そして自分が人生をより楽しみ，そこからより多くのものを得られるようになっていることがわかりました．自分の頑なな安全行動のいくつかを手放し，物事を違った観点からみるようになったことで，以前より幸せになり，他者との関係性にも良い影響が出ました．この実験は私に重要な教訓を教えてくれました．それは，生き方は１つではなくたくさんあり，どんなふうに人生を送るか，自分で選べるということでした．

- あなたの佇（たたず）まいを思い出してください．輝いている自分が，どのように立って歩いているかを意識してみましょう．
- **まるで輝いている自分であるかのように行動する**という観点から考えてください．最初はぎこちなく感じるかもしれませんが，粘り強く続けていれば，より自然に感じられるようになり，またやりがいのあるものだと感じられるようになるでしょう．
- あなたを**導く原則**を常に心に留めておきましょう．カードにこれらを書いておいて，ポケットの中に入れておくとよいかもしれません．
- 新しいあり方と**戯れる**：あなたが抱いている新しい価値観と自己信念に導かれるままに，身を委ねてみましょう．
- まるで輝いている自分であるかのように，**思い切って**新しい活動に挑戦し，人と交流をもってみましょう．
- あなたの感情に耳を傾ける：あなたの直感に注意深く耳を傾け，もう一度繋がろうとしてみましょう．

振り返り

- あなたはその日、どのように違うことをしましたか？
- あなたの気持ちはどうでしたか？　あなたの体のどこでこれらの感情を経験しましたか？
- あなたの人間関係について何か気づきましたか？　人々はあなたをどのように扱いましたか？
- 何か驚くことはありましたか？　何かショックなことはありましたか？
- この新しいあり方を取り入れることについて、考えていたよりも簡単だったことは何ですか？　難しかったことは何ですか？
- この新しい理想の自分をより生き生きとさせるために、あなたはどんなことができるでしょうか？

手紙を書く課題　ワーク

将来の輝いている自分

あなたが実際に健康的な自分となって輝いて、人生の主導権を握っている５年後の未来の友達に宛てて手紙を書いてみましょう。

以下のことについて考えてみましょう。

- あなたは何をしているでしょうか？
- あなたの生活の中心にある人間関係は何でしょうか？
- あなたはどのような仕事をしているでしょうか？
- あなたは空いた時間をどのように過ごしているでしょうか？
- 大事なことは、あなたはどのように感じているかです。良い時も悪い時もあるだろうということを考えるのを忘れないようにしましょう。

クラリッサの場合

クラリッサは，輝いている自分を想像することなんてほとんど無理だと感じていました．彼女は，神経性やせ症ではない自分について，ありきたりで退屈な，「面白みのないもの」だとみなしていました．彼女と治療者が，彼女のフォーミュレーションをつくるとき，彼女は自分の強みをなかなか思いつくことができませんでした．子ども時代は，彼女には面白くて，才能があって，スポーツ万能な兄がいて，常に親の目を引いていたので，彼女はいつも自分が目立たない存在に思えていました．クラリッサはある工場で責任のある仕事についており，その職場では一風変わっていたり，ウィットに富んでいたり，声の大きいようなタイプの人が評価されていました．治療者の助けを借りて，彼女は自分が，多様な趣味や興味をもち，仕事上では穏やかに，柔軟に，効果的に多くの挑戦をし，面倒見がよくて，共感的で，誠実な人であると友人から評価されるような，洗練された万能選手であることを理解しました．彼女はこういった強みを，取るに足らないものだとして評価しておらず，自分自身を「ユニークなセールスポイント」がない人だと決めつけ，批判的にとらえていました．彼女が進歩するにあたって役に立ったことが２つあります．１つは，彼女が素晴らしい兄のイメージについて見直してこなかったことに気づいたことです．大人になった兄は，ずいぶん輝きが失われ，より月並みになり，人間関係や仕事においても普通の困難を体験していました．2つ目は，彼女が職場の女性上司と話をしにいくようになり，それが良い刺激になったことです．その上司は隠すことなく，感情を込めて，自分自身が若いときに独り立ちするにあたって苦労したことや，ちょうどクラリッサのように，彼女が万能選手であるがゆえに自分自身や自分の潜在能力について過小評価をしていたことについて話しました．自身のキャリアで大きな成功をおさめてきたこの年配の女性は，自分の万能選手としての強みが，職業人生や，直面してきた多くの困難に対処するにあたって，いかに役に立ってきたかを話しました．この話を聞いた後，クラリッサはいかに自分自身に対して日々批判的であったかということに気づきました．彼女は自分にもっと思いやりをもつように取り組み始め，そしてそれを楽しみました．健康的に輝いている自分を身につける練習をするために，クラリッサは１週間，尊敬するその女性上司の人格を被っているのだとイメージしました．これによって彼女は，より自分自身を受け入れやすく感じるようになるだけでなく，特に仕事においては，より自信をもってはっきりと自己主張できるようになったと気づきました．

第10章 神経性やせ症からの回復の好循環の花

私たちの患者さんのミリアムから，尋ねられたことがあります.

良い方向に向かっているのはとてもいいことだけど，どうやってそれを続けたらいいの？もし調子の悪い日があったときや，勉強してきたことをすべて忘れてしまったときにはどうしたらいい？

神経性やせ症からの回復と再発を何回か繰り返してきたベッツィーは言います.

あなたがもうよくなったからということで，周りであなたをサポートしてくれていた人たちがいなくなってしまったと感じる悲しい日がたぶんありますが，それも１つの段階として乗り越えなくてはいけません.

神経性やせ症の回復の過程では，病気を持続させている要因（花びら）の，「悪循環の花」について，長い時間を費やして勉強してきたと思います．私たちは，その過程があなたの役に立ち，またこの悪循環から抜け出す方法を見つけ，そして同時により健康で，幸せで，充実した生活を送れるような新たな道を見つけたことを願っています.

図 10-1（p.263）を見てください．それは（以前見たものと）同じ花に見えますが，今回は「悪循環の花」ではなく「好循環の花」であり，花びらはそれぞれ，あなたを神経性やせ症から解き放ち，より幸せで健康な将来を育む要素を表しているのです．ここでもう一度，ポジティブな思考パターンや行動，関わり方についてのテーマごとに，花びらをグループ化しました.

あなたがこれまで取り入れてきた良い変化について，次のポイントごとに考えてみましょう.

- 9章の「アイデンティティ」をもう一度みてみましょう．健康で元気な自分を思い描いてみると，おそらく神経性やせ症によって押しつぶされてしまっている部分があると思います．また，神経性やせ症による束縛が弱まってきた中でだんだんみえてきた，あなたのアイデンティティの新しい部分についても考えてみてください．あなたのそのような部分の可能性を引き出してあげるために，今後の生活において，そのような部分に栄養を与え，育んでいくことはとても大切です．

- 8章の「思考スタイルを探索する」をもう一度みてみましょう．あなたはそこで世の中との新しい付き合い方について，例えば日々の生活の中の出来事，食べ物や運動との付き合い方について，より柔軟性をもって行動するように練習したと思います．また，あなたの将来に対して「大きな視野」をもち続けることができるようになるために，新しいあり方を見つけることはできましたか？
- 7章の「気持ちを慈しみ，他者の心を知る」をもう一度みてみましょう．感情との付き合い方はどのように変わりましたか？　自分自身の感情の声をどのように聞いて，それをどう育てていきますか？　何か感情が湧き起こったときに，その感情を受け止めて，肯定するために何ができるか考えてみましょう．特にものごとが上手くいかないときにあなた自身を大切にするためには，どうしたらよいでしょうか？
- あなたの社会的な繋がりを広げるためにはどのように歩みを進めましたか？　失われてしまった人付き合いはどれくらい再開できましたか？　あなたにとって価値のある，新しい趣味や新しい人間関係をもてていますか？　仕事に戻ることを考えていますか？　日々の生活の中で，このような大切なことにどうやって時間をかけていったらよいでしょうか？
- 3章の「人は1人では生きていけない〜サポートを得ながら取り組む〜」をもう一度みてみましょう．適切なサポートを得ることは，回復への過程で欠かすことができません．あなたの周りにいる人で，あなたが活躍できるようにサポートをしてくれる人は誰ですか？　そういったサポートを確実に得るために必要なことは何ですか？　サポートを必要としたときに，それをどうやって伝えることができますか？
- 調子を保つために必要なことを，これ以外にも何でもメモしておくようにしましょう．例えば，あなたが最初に神経性やせ症の「悪循環の花」を何とかしようとしていた頃に，神経性やせ症との闘いに役立つだろうと思って書きとめておいた自分の強みはありますか？　そういった強みが，前進し，回復し続ける過程でも役に立つでしょう．

Point

- この本のそれぞれの章を読み直してみましょう．あなたの調子をよくするためにこれまであなたが成し遂げてきた良い変化を，それがたとえどんなに小さなことであっても，しっかり確認しておきましょう．どんなに小さくても必ず役に立ちます．
- 今こそ，「好循環の花」の花びらの循環をいくつか完成させて，あなたの未来をすべての面において明るく豊かにするための要因（新しい考え方や行動，感じ方や関わり方など）を目立たせてみましょう．

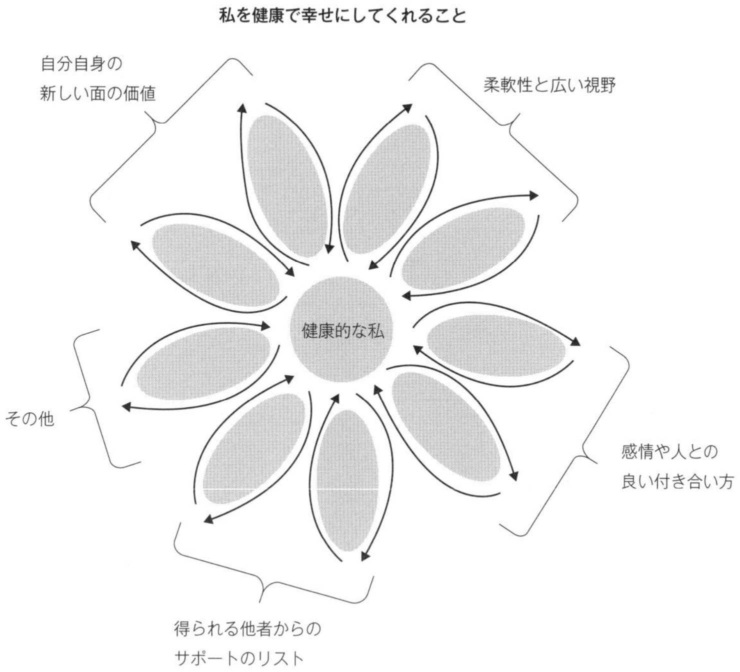

私を健康で幸せにしてくれること

自分自身の
新しい面の価値

柔軟性と広い視野

健康的な私

その他

感情や人との
良い付き合い方

得られる他者からの
サポートのリスト

図 10-1　健康と幸せのための好循環の花

ベラの回復の好循環の花

ベラは，会社で２人の上司のアシスタントとしてとても忙しく働いています．困ったことに，彼女の２人の上司はお互いにあまりコミュニケーションをとっていません．２人とも彼女に複数の要求をしてきますが，彼女のほかの仕事については考慮せず，自分の要求を最優先にするように求めてきます．彼女の神経性やせ症が最も悪化していたときには，重要な締め切りを守ることで２人の上司を喜ばせるために，夜遅くまで歯を食いしばって仕事をしていました．その頃のストレスはすさまじく，とても何かを食べる気にはなれませんでした．自分の健康について心配そうな顔をされたり何か言われたりするのを避けるために，友人や家族と会うのも避けるようになりました．彼女は自分が仕事に適応できないとか弱いと思われたくなかったので，上司や同僚には仕事をやっていく大変さについて何も相談しませんでした．ベラは，感覚がなくなったように感じたり，何かに圧倒されているような気分になることがしばしばありました．涙が出そうになり，必死に気持ちを抑えることもありました．「私は，自分が不安定になっているところを見せてしまうと，周りから哀れに思われてしまうと思っていました．なので，そういう感情をできる限り押し込めるようにしていました．私は完全に孤独でした」

ベラの治療は上手くいきました．病状はかなり改善し，彼女は毎日きちんと栄養をとることができるようになりました．並行して，彼女は健康を維持するために，生活に重要な変化を起こすことを決めました．その一歩として，治療者と相談しながら２人の上司と面談を行い，彼女の仕事量と優先事項を２人の上司が共同で定期的に相談するという方針が決まりました．以下は，ベラが好循環の花の花びら（つまり，彼女がより健康でいるために行ったこと）について考えたことです．

柔軟性と広い視野：たとえどんなに忙しかったとしても，昼休憩をとることにしています．同僚と一緒に社員食堂に行くか，天気が良ければ近くの公園でランチをします．そうやって話したり笑ったり何かを食べたりして自分自身に精神的・肉体的に栄養をあげることが，自分自身の考え方にどれだけ大きな違いをもたらしてくれることか！　また驚くべきことに，仕事の効率もとても上がり，延々と仕事をするようなことはなくなり，仕事が時間どおりに終わるようになりました．週に何回かは友達と遊びに行くようにもなりました．また，上司と相談し，週１日は自宅で仕事ができるようになりました．これによって，誰にも邪魔されることなく重要な仕事に集中できるようにもなりました．毎朝，その日１日について数分間 WOOP〔第６章（→ p.124）参照〕に時間を使っています．こうすると，自分自身にとって今何が問題なのかに気づき，広い視野をもてるようになるのです．私自身の目標は，自分の仕事にプライドをもつことと，仕事以外の生活をしっかりともつことです．

感情や人との良い付き合い方：この頃母と話す時間を増やした結果，母との関係が前よりずっと良くなりました．もし何か自分が動揺したり強い気持ちが湧き上がるようなことがあっても，以前のようにがむしゃらに何かに打ち込んだり，大丈夫なふりをするのではなく，今の私は一度立ち止まって，そういった感情が自分に何を伝えようとしているかをよく考えるようにしています．何か動揺するようなことがあったときには，ものごとを整理したり，あり得る解決策を考えるのを助けてくれるような１，２人の親しい友人と話すようにしています．私はフルート演奏が好きなのですが，フルート教室に再び参加するようになり，演奏グループにも参加するようになりました．とても楽しい時間です．

得られる他者からのサポートのリスト：私は，自分がスーパーウーマンでなければならないとはもう思っていません．また，すべて自分で解決しなければならないとも思っていません．私は自分が困ったときに誰かに弱っていることを見せるのがだいぶ上手くなりました．そして私が助けを求めたときに，実際に助けてくれる友人や家族が大勢いることに驚いています．最近引っ越しをしたときにも，みんなが集まって助けてくれました．

自分自身の新しい面の価値：私は，だんだん上手に自己主張ができるようになりましたし，上手くいかなかったときや完璧に何かをこなせなかったときでも自分を責めることはなくなりました．

その瞬間を味わい，人生の楽しみを大切に

あなたの好循環の花の花びらをつくり上げ，育てて強くしていくために，もう 1 つやってみてもよいことがあります．1 日の終わりに，数分間でよいので振り返りの時間をもつようにしてみましょう．日記に，その日に起きた楽しかったことや嬉しかったこととその日に上手くできたことを，3 つずつ書き出してみましょう．

楽しかった人との関わりや活動，場所などを思い浮かべてみましょう．すごく小さなことや一瞬の出来事，例えば，窓際で本を読んでいるときに暖かい太陽を首に感じたことであったり，通りから聞こえる子どもの歌声であったり，祖母に電話したときの祖母の嬉しそうな声であったり，見知らぬ人にした，もしくはしてもらったちょっとした親切のようなものなどに気を配ってみましょう．あなたがその瞬間に感じた心地よい気分と再び結びつけて，それらを書き出してみましょう．最初は難しいかもしれませんが，繰り返していくうちにだんだんできるようになります．そしてそれらは，何かものごとが上手くいかないときに思い出すことができる，心地よい瞬間の宝箱をつくり上げてくれるでしょう．

あなたが何か上手くやれたことを思い浮かべるときには，嬉しく，そして自分自身を誇らしく思うように心掛けましょう．今日，どんなときにあなたは陰の立役者になりましたか？　あなたが自分を正当に評価してあげられていない，いつもは見落としていることを思い浮かべてみましょう．それは例えば，何をいつ，どのように食べるかについて何か新しいことや違うやり方を試してみたことであったり，生活の中で何か新しいことや違うことにチャレンジしたことかもしれません．あるいは単に，あなたが続けていることについて自分自身を褒めてあげたり，それがいかに立派で，続けるのが困難なことであるかを再確認する，といったことでもよいでしょう．

現実的になりましょう

回復の花をより強く花開かせるためには，自分の神経性やせ症を注意深く観察し続ける必要があります．神経性やせ症を克服することはとても大変なことです．食事や体重，そしてそれ以外のところでも，これまでかなり進歩してきたと思いますが，その一方で，あなたの内面にはまだ不安定なところがあるはずです．次の表に，神経性やせ症をもつ人が回復の過程でよく経験すると語る，多くの困難な思考や感情，行動を挙げました．チェックリストに目を通し，あなたに当てはまるところを見つけて，それらとどう付き合っていったらよいかのヒントを手に入れましょう．

表 10-1　ワーク

問題となること		当てはまるところに✓を入れましょう	それらに巻き込まれないためのヒント
考え			
神経性やせ症の考え	「私は少しでも食べたら太ってしまう」 「やせたい」 「私は太っている，本当に嫌」		こういった考えは，回復の過程でよくみられることですが，それは強まったり弱まったり，波があります．そういう考えが強くなるときは，あなたが何か別のストレスに直面している場合が多いでしょう．例えばそれは，試験前の不安であったり，パートナーとのトラブルであったりするかもしれません．
病気について，回復の過程についての役に立たない考え	「私はまた病気になる一歩手前まで来てしまった」 「もう治ったはず」 「もうこんなふうに感じるはずではないのに，もっと楽になっているはずなのに」 「もう頑張れない」 「良くなる気がしない」		回復の過程はとても困難で，1 歩進んで 2 歩下がるように感じることもしばしばです． 広い視野をもちましょう．あなたがこれまで何を成し遂げてきたのか，あなたがどうなりたいのかを考えましょう． 上手くいかなかったことを悔やむのはやめ，あなたが成し遂げてきたことを思い出しましょう．
周囲の反応を気にしすぎる	「みんな私のことを太ってると思っている」 「誰も私が頑張ってきたことに気づいていない」 「みんな私が上手くやることを期待しているけれど，自信がない」 「みんなが興味があるのは，私の体重だけ」 「何を食べたかいつも聞かれるのには本当にうんざり．もう何も話したくない」		あなたは，あなたの外見や体重に対しての，周囲からの悪意のない，善意のコメントに不意打ちをくらっているかもしれません．「実際に何を言われたか」よりも，「周囲の人がどのような意図をもっているか」を考えるようにしてみましょう． 確かに，身近な人は，あなたがこれまでに，そして今でもしている回復に向かうための努力を過小評価するかもしれません．あなたがどんな気持ちでいるか，あなたにとってどんなサポートが必要かを伝える方法はあるでしょうか？ 素敵なことを一緒にやる時間があるのだ，ということを確認しましょう． 身近な人は，あなたの回復が後戻りしてしまうことを心配しているのかもしれません．アドバイスを，いつどのようにもらいたいかを交渉してみましょう．

問題となること		当てはまるところに✓を入れましょう	それらに巻き込まれないためのヒント
感　情			
感　情	緊張，不安，心配，イライラ，ふさぎ込み，嫌悪感		リラックスする方法を見つけられますか？ 抱きしめたり，体を寄せ合ったり，背中のマッサージをしてみては？ 散歩に行ってみるのは？ 何か違うことをしてみては？
身体感覚と衝動			
渇　望	食べ物への渇望		こういった感覚を乗り越えるのを助けてもらうために，身近な誰かに一緒にいてくれるように頼むことはできますか？　こういった渇望は，食事直後に強烈になることが多いです．
身体感覚と衝動	体重回復初期 6 ヵ月はエネルギー欲求が亢進する		こういった事実をあらかじめ知っておく必要があります．また，それにどう対処したらよいかを治療者とよく相談しておきましょう．
行　動			
食べ物と食行動	過食，もしくは偏った融通のきかない食事法 食べ物の種類を制限する さっぱりした刺激の少ないものばかり食べる		過食は，健康的な体重に回復した後の最初の数ヵ月間に起きるエネルギー要求の現れかもしれません．こういった事実を事前によく知っておく必要があります．また，どのように対処したらよいかを治療者と事前に相談しましょう． 神経性やせ症の患者が好む食事（炭水化物が多く，脂肪とタンパク質が少ない）はエネルギーを消費させ，体重の維持や増加を難しくすることを忘れないようにしましょう．
不安の解消	食べ物や体重に対して不安になり，繰り返し確認してしまう		不安だからといって確認を繰り返してしまうと，その効果はどんどん弱くなり，ますます不安になりやすくなります．こういった問題がある場合には，対処法について治療者と相談しましょう．

この表をもとに，あなたがこれまでしてきた努力をどのように積み重ねていくか，またこれからどうやっていったらよいかということについて，身近な人と話し合ってみましょう．

神経性やせ症の“drip, drip” effect [*1] を知って，上手く対処しよう！

神経性やせ症から回復した人は，回復の途中には，注意すべきこと，意識的に気を付けたり，頑張って乗り越えなくてはいけないことがあると言います．神経性やせ症からの回復の好循環の花をしっかり意識しておくことに加えて，個人的な再発の指標（ものごとが上手くいかなくなってきた兆候など）をしっかり把握しておくこと，そして，これらに対処する方法を事前に考え，書いておくことが，調子を保つことに，特に生活の中で再び困難があるようなときには必要不可欠だと回復した人たちは言います．

次の例をみればわかりやすいでしょう．

ケース：サリーの「信号による再発防止計画」

回復初期の数週間，数ヵ月間を注意深く上手く過ごすために，サリーは，再発の兆候を監視し，再発の程度に応じた健康的で適切な対処法をとれるように，信号機システムを使いました．この後に示す**表 10-2** が，サリーが彼女の治療者と協働してつくった「信号による再発防止計画」です．彼女はこれを父親やボーイフレンドと共有し，最終的にはかかりつけ医とも共有しました．毎週末，サリーは再発のサインのそれぞれについて信号機でいえばどの色になるかチェックしました．かかりつけ医はサリーに毎週，それぞれの信号の色である青，黄，赤に含まれるカテゴリーについてどのようになっているか，まとめるように求めました．これはかかりつけ医にとっては，サリーが上手く対処できていることを評価する手助けになり，またサリーが特に赤信号になるような困難を抱えているときに再びもち直すのに役立ちました．

＊1　訳者注：小さな積み重ねが必要で時間がかかるという特徴．

表 10-2

私の再発サイン	青信号	黄色信号	健康的な対応：黄色信号になったことを母親に電話してサポートを頼む	赤信号	健康的な対応：赤信号になったことを母親に電話してサポートを頼む
体重減少	体重維持か増加	0.5 kg までの体重減少	朝食と昼食の間に少しでも間食をとるように計画する	1kg までの体重減少	朝食と昼食の間，昼食と間食の間に少しでもおやつをとり，食事のときに母親に同席してもらう
食事を減らす	食事量はいつもどおりで，新しい食べ物にも挑戦したりする	1食以上を抜く，おやつを抜くもしくは食べるものを制限する	食事を抜かないように，制限しないように自分自身で気をつける	炭水化物を抜く，もしくは食事をとらない	自分自身で食事を元に戻すように努力するが，次の週までかけてもよいかもしれない
やせたい気持ち	やせたい気持ちに負けず，大切な人のサポートを得て打ち勝つ	やせたい気持ちの頻度や強さが 50% くらい増加	思考記録を再開する	やせたい気持ちに嫌がらせをされ頭がいっぱい，圧倒されている	治療者と相談した気分転換法を実践し，思考記録も再開する
体の冷え	いつもより冷えを感じることはなく，周囲の人とも変わらない	ちょっと冷えを感じ始め，重ね着が増えている	健康的な体重まで増えればこういった冷えはなくなると自分に言い聞かせる	冷えが気になってしょうがない	体重を戻し，こういった冷えを治すために，いつもの食事パターンに戻すように努力する
運動が徐々に増えている	1 回最大 20 分の運動が週に 3 回以内	どこへでも歩いていってしまう。座っていると「自分は怠けている」と考えてしまう	母親に頼んで，運動を 1 回最大 20 分，週 3 回までに抑えるように手伝ってもらう。思考記録を利用して，やせたい気持ちに取り組む	「自分は怠けている」「自分ではどうしようもない」という考えでいっぱいになっている。運動は毎日徐々に増えている	制限を加えるため，母親に私と一緒に 1 回 20 分，週 3 回歩いてもらうように頼む。衝動が強いときは絵を描く，日記に気持ちを書くなど気分転換をする
友人や家族から孤立	サポートが必要なときに母親や友人に頼る。大切な人と楽しい時間を過ごす	家族とは接触があるものの，友人からは疎遠になっていたり，今週友人と会っていない	今週あった心配事を書き出して，それを母親や治療者と共有する	家族や友人から孤立し，隠し事がある。やせたい気持ちが友人との関係よりも重要になっている	心配事を書き出し，それを母親や治療者と共有する
気持ちの落ち込みと孤立感	こういった感情を感じるのは日常の 30% 以下	こういった感情を感じるのは日常の 50% 以下	今週中に，本当に楽しめる活動を何か1つはやってみる	こういった感情を感じるのが日常の 50% 以上	今週中に，本当に楽しめる活動を何か1つはやってみる

「信号による再発防止計画」

ある私たちの患者さんは言いました．

私の「信号による再発防止計画」は，私が道を外れないようにすることに非常に役に立ちました．神経性やせ症は気がつかないうちに私に忍び寄り，食事を制限したり，孤立させたりします．しかしこの方法を使うことによって，私はそういったことに気がついて，自分自身を取り戻すことができました．

また，ほかの患者さんもこのように指摘しています．

信号による再発防止計画は，自分自身に本当に正直にならないと意味がありません．もしあなたが食事を減らしたり運動しすぎたりしたときには，**自分自身に正直になり**，そのことを書き出して，助けを求めましょう．これをすぐに行うことで，後に辛い思いをすることを防げます．

もう一歩前へ

ワーク

支えてくれるほかの人に手伝ってもらいながら，巻末（→ p.301）にある「信号による再発防止計画」の表を埋めて，あなた自身の個人的で，はっきりしていて，具体的な再発のサインを確認しましょう．次は，サインの横にそのようなときの健康的な対応についても書き込んでおきましょう．神経性やせ症からの回復過程はまだ道半ばだということを，常に頭に置いておきましょう．つまずきはそのまま失敗に繋がるとは限りませんが，すぐに対処しなければ回復の速度が遅くなってしまいます．つまり，つまずきはあなたが健康的な未来の自分を大事にしていること，そして神経性やせ症による衝動よりも自分自身の良い状態になりたい，人生そのものに注力したいという思いの方が強いことを証明するチャンスだととらえてみましょう．この信号による再発防止計画は，神経性やせ症からの回復を一歩進めることになるはずです．

つまずきに対処する

あなたが治療者やかかりつけ医と定期的に会う機会があるのであれば，治療者やかかりつけ医と毎週この信号による再発防止計画について相談することをお勧めします．もし定期的に会う機会がなければ，あなたを支えてくれる人と，この信号による再発防止計画について毎週相談することを強くお勧めします．こうすることによって，つまずきが単なるつまずきにとどまり，再発にまで至ってしまうことを防げます．また，つまずきを新たな対処法を得て成長するチャンスと考え，大失敗とは決して考えないようにすることがとても大切です．

Point

思い出してみましょう．つまずきは，これまで回復過程が順調であった人にとっては，**ちょっとした**悪化です．ほかの心の病気についての研究では，つまずきに対する考え方が非常に重要で，それによって，つまずきにどれだけ上手く対処でき，本格的な再発になるかどうかが決まると報告されています．大切なことは，つまずきがどういったことで起こるか（**具体的に特定して**），またそれに対して，どのように良いタイミングと方法で対処するか，ということを事前に考えておくことです．それに加えて，**あなたの周囲の人から良いサポートを得ることも非常に大切です．**

復習しましょう
チェックリスト：私の今の対処法

次のような状況になったと想像してみましょう．

あなたは基本的に調子よくやっていますが，ここ 4 週間，試験の準備が忙しく体重が 3 kg くらい落ちてしまい，体重と気分については黄色信号でした．

あなたはやっと健康的な体重まで回復したところですが，風邪をひいて体重が 3 kg くらい落ちたときに，少し気分が良くなりました．

ワーク

まず，このつまずきに対するあなたの態度を考えてみましょう．次の中で当てはまるものがあればすべて選びましょう．

□ つまずきは大惨事で，もうどうすることもできない．
□ つまずきは想定内のことで，何とか対処できると思う．
□ 全部私のせい．もっと気をつけて，こんな事態は避けるべきだった．
□ つまずきは，坂道を転げ落ちる始まりだ．
□ つまずきは克服できる．
□ 私はどうすればよかったっていうの？　健康的な体重になるためにこんなに努力したっていうのに．
□ つまずきは気にしないのが一番．たぶん自然に良くなると思う．
□ つまずきは間違いなく再発に繋がってしまう．
□ 私は失敗してしまった．またやり直しだ．
□ つまずきは学習の良い機会だ．

今度は，以下に示した，こういったつまずきに対する，バランスのとれたちょうどよい対応を考えてみましょう．神経性やせ症から回復した人は，その回復過程でたくさんのつまずきを経験したと話します．イエシャはとても順調に回復してきましたが，愛していたナンを突然失ったときには，そのつらい気持ちを紛らわすために食事制限を利用しそうになりました．ランニングを2週間続けてしまい，彼女の**「信号による再発防止計画」**が赤信号になった週もありました．彼女はこれを親友と共有し，親友はイエシャが食べる量を少しずつ増やし，また何より重要なこととしてイエシャがどんな気持ちであるかを話すためのサポートをしました．実際，イエシャは「ほかの人が見ていない，聞いていない私」についての手紙（p.151）を書き直し，これによって，彼女の苦しみの深さを誰かに伝えることができ，もっと重要なこととして，彼女自身が自分の苦しみに気づくことができました．一度自分の心に栄養を与え，自分自身の感情を大切にした話し合いができるようになると，イエシャは数週のうちに黄色信号から青信号へと変わりました．イエシャは幸運にも，こういったつまずきが破滅ではないことを知ることができました．すべては回復過程の一部分なのです．

- **つまずきは大惨事，もうどうすることもできない**

これはつまずきに対するとても悲観的なとらえ方です．これではパニックになってしまい，広い視野でものごとを考えたり，何をすべきかを冷静に考えることができなくなってしまいます．

- **つまずきは想定内，何とか対処できると思う**

現実的になれています．あなたは大正解です．つまずきは回復過程の典型的な一部分です．真に回復するということは，あなたの行動に対して柔軟性をもてるようになるということです．そうすることによって，もしあなたがある方向に道をそれてしまったとしても，正しいコースに戻ることができるでしょう.

- **全部私のせい．もっと気をつけて，こんな事態は避けるべきだった**

つまずきの原因としては，さまざまな要因があります．このような白黒思考がこの場合に 1 つだけ確実にいえることは，こういったつまずきは決して誰か 1 人であったり何か 1 つの理由によって起きるものではないということです．つまずきは誰のせいでもありません．自分自身を責めることは，あなたを落ち込ませ罪悪感を抱かせるだけです.

- **つまずきは，坂道を転げ落ちる始まりだ**

これもつまずきに対して悲観的すぎる考え方です．これではパニックになってしまい，広い視野でものごとを考えたり，何をすべきかを冷静に考えることができなくなってしまいます.

- **つまずきは克服できる**

現実的かつ楽観的に「やればできる」と考えることは，つまずきを克服するためにとても有用です.

- **私はどうすればよかったっていうの？　健康的な体重になるためにこんなに努力したっていうのに**

自分を責めることは，つまずきを克服するための何の助けにもならないでしょう.

- **つまずきは気にしないのが一番．たぶん自然に良くなると思う**

無視するということには，受動的と能動的の 2 種類があります．受動的な無視は，恐怖感によって起こることが多く，砂の中に頭を突っ込んでやり過ごす，すなわち起こっていることから目を背け，ただ単にものごとが上手くいきますようにと願っているというような対処法を含みます．これは回復には役立ちません．能動的な無視は，あなたの健康を維持するためのモチベーションが徐々に下がっている証拠かもしれません．こういったことについて，治療者や大事な人とざっくばらんに話し合うことが役に立つかもしれません.

- **私は失敗してしまった．またやり直しだ**

つまずきは，一時的なもので，それ以上でもそれ以下でもありません．自分自身を責めることは，つまずきを乗り越えるのには役立ちません．自分に対しての怒りやいら立ちは，事態をさらに悪化させてしまうかもしれません.

- **つまずきは間違いなく再発に繋がってしまう**

これもつまずきに対して悲観的な考え方です．これではパニックになってしまい，広い視野でものごとを考えたり，何をすべきかを冷静に考えることができなくなってしまいます.

- **つまずきは学習の良い機会だ**

大正解です．健康を維持する方法を学ぶのにつまずきが役立ったとする調査結果はたくさんあります．実際，治療者によっては，学習の機会とするために「計画的なつまずき」をあえて処方することもあります.

Point

今あなたが上手くいっている状態であれば，これから先にまた苦労するかもしれない場面を思い描きながら，未来の自分自身に対して，賢明さと思いやりを込めた手紙を書いてみましょう．そして，つまずきを乗り越えるためにどうしたらよいか，自分自身にアドバイスしましょう．そのときに自分がどう感じるか，自分自身にどういう言葉をかけるか，自分自身に思い出してほしいこと，自分を助けてくれる人は誰か，自分がその状況を乗り越えるためにどんな具体的な方法をアドバイスするかについて，深く考えてみましょう．

まとめ

さて，あなたは今や，未来の自分のケアをするための準備がすっかり整いました．

- あなたが健康で幸せにいるための，あなた自身の「好循環の花」をつくりました．
- 信号による再発防止計画が完成し，あなた自身のつまずきのサインと，つまずきに対してどう健康的に対応したらよいかを明確にしました．あなたは治療者とともにつまずきのサインがないか見守っていくことになります．
- あなたの信号による再発防止計画を，サポートしてくれる大切な人と共有し，その人はあなたをサポートする準備ができています．また今後あなたの体調管理をより直接的に行うことになる専門家，例えばかかりつけ医とも，計画を共有しました．
- あなたはつまずきに対しての準備ができています．そういったつまずきは，あなたが健康でいたいと思う気持ちが，不健康になり入院へ逆戻りしたいという気持ちよりも強いということを自分自身と大事な人に対して証明する，よい機会ととらえる準備もできました．
- あなたは，神経性やせ症にとらわれて不健康なままでいる原因となっている悪循環から抜け出そうとする際に現れたり消えたりする恐怖やいら立ち，不確実なもの，未知なことといったものを（さまざまな助言やサポート，そして自分自身を落ち着かせることによって）受け入れようとする準備ができています．長期的なものの見方を心にとどめて，必要なときには助けを求めるようにしましょう．
- あなたは自分自身に優しくし，許して受け入れる準備ができています．同時に，治療プログラムに勇気をもって全力で取り組む準備もできています．幸運を！

自分を励ます

よりよい生活のためのモットー

最後に私たちは，あなたが人生を自分の思ったとおりに進めていくために心に置いておいてほしい，大切なメッセージをいくつか送ります．モットーは，あなたがこれまでこの本で学んできた大切なことや新しい考え方や感じ方，行動の仕方を簡潔に表現したり，思い出すためのきっかけとして有用です．また，あなたが治療で学んだ大切なことや，より良い生活のために練習する必要があること，練習したいことをより強固にし，焦点を当て続けることにも役立ちます．

モットーって何？

モットーは，短い**言葉**や**標語**で，ある人や社会集団，組織において，その動機や意図を端的に表現したものです．多くの国や町，大学，その他の団体が，それぞれの紋章のようにそれぞれのモットーをもっています．

例えば，

- アップル：Think different
- アーセナルフットボールクラブ：Victory comes from Harmony
- ボーイスカウト：Be Prepared*[2]
- ナイキ：Just do it

上手な広告会社は，その会社の製品を売り込みたいターゲットにアピールできるようなモットーを考えます．“Because I'm Worth It”*[3]，“Vorsprung durch Technik”*[4] などです．

会社だけでなく，個人もモットーをもちます．ローマ皇帝で哲学者であったマルクス・アウレリウスのモットー “Carpe diem” は，世界的に有名になり，2000 年経った現代でも学ぶことが多くあります．これは，「その日をつかめ」「今この瞬間を楽しめ」と翻訳されたり，「今日が人生最後の日だと思って生きなさい」と訳されたりもします．

モットーについてのアイデアを得たいときは，Wikipedia のようなインターネット上の百科事典で「モットー」を検索してみるとよいかもしれません．

---

*2　訳者注：ボーイスカウト日本連盟においても，「そなえよつねに」がモットーとして掲げられている．

*3　訳者注：「私にはその価値があるから」の意．ロレアル社のモットーである．

*4　訳者注：「技術による先進」の意．アウディのモットーである．

あなたのモットーは何がよいか？

以下に示したのは，私たちの患者さんが，自分にとって役立つと考えたモットーのリストです．

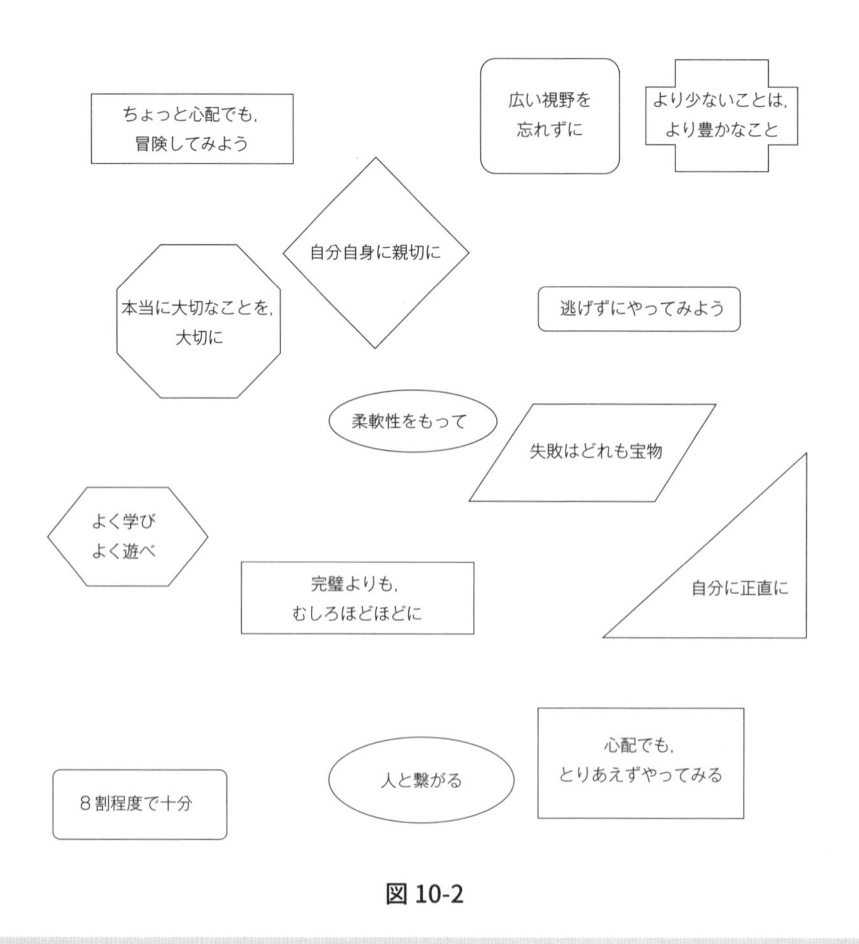

図 10-2

Point

- ネガティブなモットーよりポジティブなモットーの方がよいでしょう．例えば，「先延ばしはやめよう」というよりも，「さあ，やってみよう！」といったように．
- モットーを決めたとしても，それが永遠に使えるとは限りません．その日1日，その週，その月という単位でのモットーをもってみましょう．しばらくしてからそのモットーを見直して，もしそれがあまり役に立たなくなっていれば，別のものに変えましょう．

リストの中からモットーを選ぶか，または自分で考えてみて，できれば**図 10-3** の四角の中に書いてみましょう．あなたにとって意味があり，あなたの人生をどんなものにしたいのかを要約してくれるようなモットーを探しましょう．自分のモットーに合う映像やテーマ曲を考えてみましょう．これは，目標をもち，広い視野をもった考え方をより強固にすることになります．

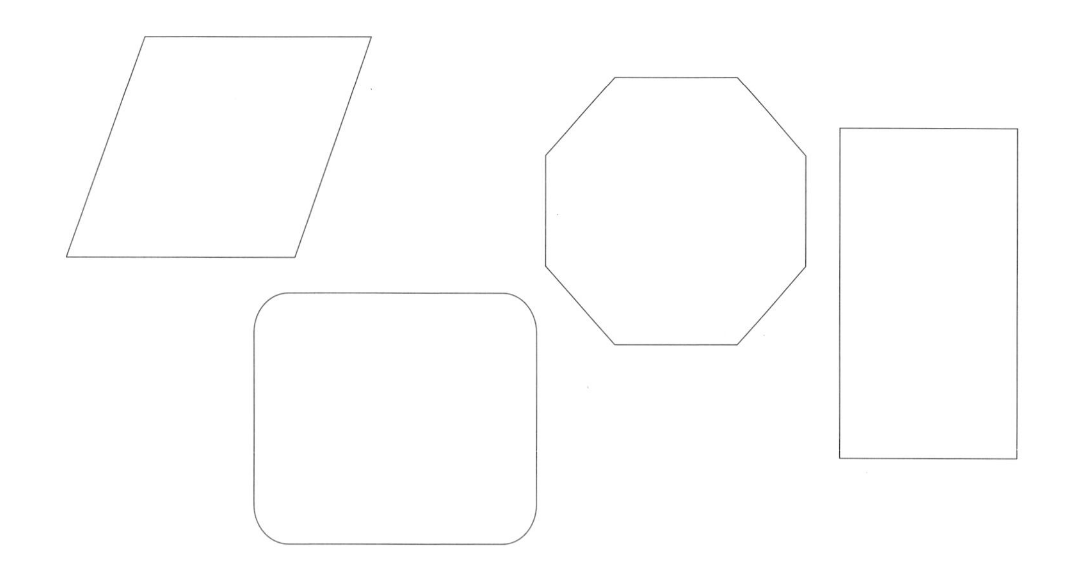

図10-3

一歩踏み出して，前へ

これで，あなたの神経性やせ症からの回復を助けるワークブックは終わりになります．この本のアイデアは，神経性やせ症に苦しむ人たち，そういった人をケアしている人たち，神経性やせ症から回復した人たちからの声と，神経性やせ症がもたらし得る苦痛のケアに深く関わり，同時に神経性やせ症からの完全な回復を信じ，そして実際に目撃した多くの治療者たちからもたらされたものです．私たちは，この本を読むことが，あなたの人生が神経性やせ症に支配されたものよりも，もっと素晴らしいものであることに気がつくきっかけになることを願っています．また私たちは，この本での練習が少しでもあなたの心に響き，あなたらしい人生を送るための選択肢を本当に増やせることを願っています．何より，あなた自身の中にあるより良い人生への希望（今はそれがみえないかもしれませんが）に，あなたが思い切って耳を傾けることを願っています．

最後に空白のページを残しておきます．そこには，詩を書いてみたり，絵を描いてみたり，小説を書いてみたり，印象に残った言葉を書いてみたり，日記を書いてみたりしてもよいかもしれません．そして，あなたの人生がより柔軟性のあるものになるように，あなたが成し遂げたことを記録しておくのもよいでしょう．

付録 1

支援者のためのワークシート

私たちは神経性やせ症の患者さんのパートナーやその家族，患者さんが身近にいる人のためにこの章を作成しました．というのも，あなたはおそらく病気によって混乱させられ，また心配させられているかもしれません．そしてこの章は，そんなあなたにとって価値があるでしょうし，あなた自身の助けになるでしょう．

神経性やせ症はその症状による直接的な影響とともに，あなたのよく知る，愛する人を変えてしまうという間接的な影響によって周りの人に重大な影響を及ぼします．愛する人がまるで「神経性やせ症のミンクス（訳者注：「困ったおてんば娘」という意味）」に乗っ取られたかのように感じられます．おてんば娘は毅然とした態度で愛する人の肩にのしかかり，誤った情報を与えているのです．あなたは，自分のおてんば娘に対する反応が，病気の経過を変えてしまうかもしれないことに，気づいていないかもしれません．まるで荒海で舵を取るような状態のあなたを助けるために，私たちは経験ある臨床家たちや，回復した患者さんたち，そしてその他の支援者からの知恵を抽出して，ここに記載しようとしています．何が助けとなり，何が有害となるとわかっているのか，そしてどうすればおてんば娘がつくったたくさんの罠を潜り抜けて，最も良いサポートや助言を患者さんに提供できるかということの要点を述べています．

あなたはすでに答えを見つけているかもしれませんし，あなたは今行っている方法が上手く働いていると自信をもっているかもしれません．しかし，もし確信していないならば，読み進めてください．

神経性やせ症が家族に与える影響

摂食障害の症状は，家族にも身近な人へも，予想外に深刻な社会的・感情的な悪影響をもたらす可能性があります．症状はそのあらわれ方も重症度もさまざまであり，それは家族の不安を引き起こし，いら立たせるものです．摂取カロリーを減らしたり消費カロリーを増やしたりするための行動は多彩です．その行動が体におよぼす影響は，見ている人を不安にさせ，苦しめます．健康的な外見は失われ，社会生活も営めなくなり，将来の計画は滞り，食べ物を中心とした相互作用がますます人間関係を支配するようになります．それは大混乱の中を生きているような感じかもしれません．残念なことに，身近な人がどのような感情で反応するかは，うっかりすると問題を維持させる役割を担ってしまいます．あなたがどのように自分自身をケアし，どのように「摂食障害の人」〔訳者注：Eating Disorder individualの頭文字をとってEdi（エディ）と原文では表記されている．本書でも，原文と合わせてこれ以降「エディ」と表記する〕をケアする役割から離れる時間をとり，そしてどのように神経性やせ症に対する自分自身の振る舞いを振り返るかがカギとなります．

神経性やせ症が本人に与える影響

脳の飢餓状態は，その人の核となる部分に影響を与え，その人の性格のある側面を目立たせたり，新しい側面を出現させたりします．これは，飢餓が社会的・感情的な機能を管理する能力を損なわせるからです．例えば喜びなどの感情表出は減り，感情が「平坦」で，遮断されていたり，凍りついているように見えます．コミュニケーションや社会的交流に価値を感じられなくなり，引きこもってしまいます．感情の制御は難しくなっていきます．イライラは急速に怒りへと発展します．不安はおそれへと高まり，おそれは恐怖となり，時にパニック発作として現れます．他者にとって核心となる問題は，感情の過剰な抑圧です．本人は不快な感情を麻痺させるために神経性やせ症を頼ることがあるのです．大きなストレスを感じており，脅威に対してより過敏になっています．体と脳の両方が，闘うか，逃げるもしくは固まってしまうような反応しかできなくなることで，本人は疲弊し，前が見えなくなってしまいます．

複雑な決定をしたり，他者の見方を理解するための認知機能は損なわれ，本人はますます孤立します．それがさらに気分の問題につながり，摂食障害を深く根づかせてしまい，行動は儀式的・自動的になっていきます．注意はその瞬間の些細なこと，特に食事や体重に関係することに集中するようになり，このような狭い視野を超えて，人生を大局的にみることが難しくなっています．

このように脳の複雑な機能が損なわれてしまったために，あなたにとってはよく知っている，愛する人が失われたり変わってしまったようにみえてしまうのです．あなたが親であれば，自分の子どもが失われたことを深く悲しむでしょう．病気になっているのがあなたのパートナーならば，あなたは親密な関係性から得られる，癒しや安心の源を失ってしまっているでしょう．以前のように正常に戻る可能性は地平線の上に消えかけている点ほどにすぎないと感じられるかもしれません．しかしながら，神経性やせ症から回復することは，病気になってからどれだけ長い年月が経っていたとしても，可能なのです．

何が神経性やせ症を引き起こすのか？

因果の連鎖

病気の根底にある原因や問題が起きた時を正確に見定めることがよく重要視されます．しかし，病気の原因はいまだに謎のままです．私たちは神経性やせ症について一貫した説明が徐々にできるようになってきています．例えば複数の要因の相互作用が病気に影響しますが，各々の要因だけなら小さな影響しかありません．しかし，それらが一緒になり，時間が経つにつれて大きな影響となるのです．また，神経性やせ症には異なる型があることもわかっています．では，どういった人にリスクがあるのでしょうか？

- 罰や脅威に対する感受性が高い人にはリスクがあります．この過剰な感受性には多くの要因があるかもしれません．それらは，遺伝的なものであったり，もしくは母胎内にいる間や生後早期に困難な状況を経験していることと関連がある可能性があります．
- ほかのリスクとなる特性は，細部を知覚し分析する能力が高いことです．これは集中しやすい傾向や，やや柔軟性に欠ける傾向と関連しているかもしれません．
- ストレスは大きくても小さくても，とりわけ思春期に生じた場合には発症の引き金になる可能性があります．食事を制限することが役に立つと感じるようになってしまいます．

さまざまな要因の組み合わせが，神経性やせ症をその人の人生に定着させてしまうことがあります．食事を制限することが，エディにとって難しい感情や不安を減らす方法として認識されているかもしれません．また，低体重の結果として起こる感情の麻痺や子ども返りしたような状態は，エディにとってより安全な場所のように思えます．神経性やせ症によって得られると感じられる利点は人によってさまざまです．

たくさんの疑問や誤解が山積みで残っています．明確になってきていることは，この因果の連鎖をひっくり返すことは不可能かもしれないということです．しかしこれはそこまで悲観することではありません．病気を引き起こしている要因よりも，病気を維持させる要因に焦点を当てることで，治療がとても効果的になるとわかっています．

維持されるプロセス

神経性やせ症の二次的な影響は，回復を難しくさせるような問題を生み出します．私たちは第 4 章（→ p.57）でもこのことについて示唆しています．例えば，脳は通常 1 日に 200 ～ 300 kcal を消費して動いています．神経性やせ症による制限によって脳から栄養が奪われます．機能が損なわれた結果，以前から形成されてきた性格が変容してしまいます．さらに，脳の神経結合が大人の形に固まって成熟していく重要な時期に病気があたってしまうことがよくあります．飢餓によって神経の成長やホルモン因子が失われることによって，この成熟過程が阻まれてしまいます．脳は萎縮し，認知や知覚，感情の機能は損なわれてしまいます．また，食欲をコントロールするシステムもひどく秩序を失ってしまう可能性があります．

それがあなたに意味すること

最初に，あなたが問題の原因となるような何かをしてしまったとか，神経性やせ症に対して何かしらの責任があるといったような，よくある思い込みはなくしていかなければいけません．誤った罪悪感をもってしまうだけでなく，本人のためにならない行動で反応してしまうという罠にはまってしまうかもしれません．両親やパートナー，身近な他者は解決の手段になれるのであり，問題の一部ではありません．あなたは回復のための資源であり，社会的繋がりへのかけ橋であるということを忘れないでください．神経性やせ症は家族の対処能力に対して，とんでもない要求をしてくるでしょう．ケアする役割から離れて，リラックスして充電するための休憩時間を計画的にとっていくことがカギになります．

神経性やせ症を維持している悪循環をどれか１つでも食い止めるために何ができるかに目を向けてみるとよいでしょう．この後は，いくつかの「罠」について述べます．これらの罠から抜け出すのは容易なことではありません．しかし私たちは，専門家が習得するのに６年以上かかる心理的な原則を，ケアする人が素早く効率的に習得することに，いつも感銘を受けます．家族は，分析力や持続力において神経性やせ症の人と同じような強みをもっていることが多く，それはケアにおいて良い効果を発揮します．このプロセスにできるだけ多くの人が頭を使って関われば関わるほど，事態は好転します．一貫性をもって共同で取り組むことの重要さはいくら強調してもしすぎることはありません．

病気とともにある家族の生活にどのように適応するか

病気の人の面倒をみたり，その人をある程度甘やかすことは，人間の自然な反応です．短期間のウイルス性の病気であれば，これは回復の役に立ちます．しかしながら，長期間の感情についての問題では，その逆となるのです．よく起こるプロセスについて，いくつか質問を挙げてみます．そしてなぜそれらが有害となるのかを示します．

- **質問：エディは，あなたが何を，いつ，どのように食べるかについて影響を与えていますか？　あなたがキッチンやお風呂場をいつ，どのように使うかについて，無理強いしてきますか？　もしかすると，あなたはエディに，何を，いつ，どのように買い物するかについてコントロールされていませんか？　食事時間をいつ，どのようにするかについてはどうですか？　取り**

分ける量や材料についてはどうですか？

細心の注意を払ったり，「おてんば娘」の支配に服従してしまうことのマイナス面は，神経性やせ症の脅しに屈してしまっているということです．人を自分の命令に従わせるのは満足感のあることです．つまり，罠にはまってしまっているのです．

- **質問：エディの行動の否定的な結果をかばったり，もしくは目をつぶっていませんか？　例えば，汚した部屋を掃除する，お風呂場の問題を処理する，たくさんの食べ物を買う，栄養が不十分であるとわかっている料理を作るなどです．もしかしたら，あなたは買いだめや窃盗，依存などの反社会的な行動にも目をつぶっていないでしょうか？**

摂食障害の良くない側面を無視したり，かばったりすることは，エディが否定的な結果から学ぶことで変化に取り組んだり，挑戦をすることを妨げてしまいます．

- **質問：もしかすると，あなたは「これを食べたら太る？」というような質問に対して，安心させる言葉を与え続けていませんか？　もしくは，強迫的な儀式や心配に巻き込まれていませんか？**

いつでも安心させる言葉を与えたり，エディが不安を避ける方法を見つけてあげることの問題は，エディが感情を効果的に制御できるようになるのを妨げることです．あなたが，世界からエディを守る盾になってしまっているのです．エディは安心を感じ，自分の代わりに決断をしてもらうためにあなたに依存するようになるでしょうし，その後，深く罠にはまってしまったことを不快に感じるかもしれません．エディの柔軟性や，自立的思考の成長を促すようにしてください．覚えておくべき言葉は，「やればできる」です．

病気に対するあなたの反応

摂食障害の症状や，その症状による性格の変化や身体的な健康の悪化などの結果，あなたはケアする人として，特有の反応をしてしまいます．エディと専門家との間においても，家族との間においても，そのような反応が敵対的な，もしくは批判的な衝突を生んでしまうことは理解ができることです．残念なことに，その結果としてエディはますます疎外され，非難されたように感じ，さらに摂食障害的な行動へと逃避してしまうかもしれません．

動物にたとえること（クラゲ，ダチョウ，カンガルー，サイ，テリア）は，いかにこういった本能的な反応が役に立たないかということを理解する助けとなります．私たちが状況を改善するために必死になって１つの動物の状態からもう１つの動物の状態へ変容すると，さまざまな動物が現れます．それぞれの動物のたとえは，あなたがストレスに対処する基本的な方法かもしれません．もしくは，例えば過度に防衛的や論理的だったり，あからさまに感情的，回避的に行動してしまうというような，あなたのもともとの気質の一部かもしれません．こういった反応を変えるために，あなたは自分を試し，新しい反応の仕方を実験しなければならないかもしれません．そして，その新しい反応の仕方は，あなたにとって自然な，自発的に出てくるものだとは感じられないかもしれません．初めのうちは成功しなかったとしても心配する必要はありません．大局的な見方を続けることを忘れないようにしてください．こういった罠に陥ってしまわないように計画を立てる必要があります．覚えておくべきことは，「計画しなければ，失敗を計画したことになる」ということです．そのためには，時間や労力をかけて，自らの感情に駆り立てられて出てくる行動を制御するためのサポートを得ることが必要です．これは簡単なことではありません．だからこそ覚えておいてほしいのは，「どんな失敗も宝」ということです．失敗から得た情報で，多くのことを学ぶことができます．

クラゲ：感情的すぎて，コントロールができない

ケアする人の中には，神経性やせ症に対する自分自身の強い感情的な反応を制御することができない人がいるかもしれません．そのような人の苦痛や怒りは，周囲の人みんなにわかりやすく見えてしまっているのです．この感情の海の中で，明確な進路へ操舵することはとても難しいことです．また，あからさまな怒りや不安は，クラゲのような毒のある一刺しとなり，エディにも同じ感情が反射されてしまうかもしれません．残念ながら，これは神経性やせ症への固執を強めてしまいます．さらに，このマイナス面は，これらの「悲しみ」「怒り」の感情がエスカレートし，関わる人すべてに涙や短気，不眠，疲弊をもたらしてしまうことです．

もし神経性やせ症について誤った解釈をもっている場合，自分自身の感情的な反応を制御することは難しいでしょう．すなわち，親としての自分の役割について，強く自己非難していたり，もしくは完璧主義的な期待をもっている場合などです．あなたが疲れていたり，感情が高ぶっていたり，ストレスを感じているときにも，感情を制御することは難しいでしょう．２つの方法で，以下の質問に答えてみてください．１つはあなた自身として答え，そしてもう１つは，親切で，思いやりがあり，あなたを見守ってくれている友人になったつもりで答えてみてください．

- あなたのクラゲ的な傾向を振り返ってみましょう．クラゲ的な傾向はあなたをどのような気分にさせるでしょうか？
- これらの反応はあなた自身に対してどのような効果があるでしょうか？　ほかの人に対してはどうでしょうか？
- あなたの「クラゲ」の反応に取り組むことは，どれほど重要でしょうか？
- もし同じ問題を抱える友人がいたら，あなたはどのようなアドバイスをしますか？　一歩踏み出してクラゲの行動を変えるために，どのように友人を助けるでしょうか？
- 変化を起こすためには，どのような信念に取り組む必要があるでしょうか？
- 感情的に燃え尽きてしまうことを避けるために，どのようにして自分自身を守ることができるでしょうか？
- 生活の中に楽しい予定を入れてみたり，自分自身を育てるような方法についてアイデアを出

してみましょう．これは趣味を通してだったり，友人と会うこと，音楽を聴きながらウォーキングするということでもよいでしょう．アイデアを書き出して，毎日の中にリラックスしたり，自分を充電する時間を組み込んでみてください．このアプローチのもう１つのプラスの点は，エディがあなたがいない間にどうすればよいかを見つけられるようになるということです．

- このワークシートをあなたが読んでいるということ自体が，あなたが新しいアイデアに目を向けているということです．お見事！

Point

- もしあなたが感情的な反応に乗っ取られてしまったら，それはエディに反射され，より強い感情で返ってくるでしょう．飛行機の安全についての注意で，緊急事態の際にはまず自分の救命胴衣と酸素マスクをつけるよう言われるのと同じように，まず最初に自分のストレスのケアをするようにしてください．
- もし，あなたがセルフケアや共感についてお手本となってみせれば，エディが変わるための最初のステップとして，自分自身のセルフケアを考える助けとなるでしょう．もし可能であれば，どのようにすれば**あなたが**「自分自身のための」時間をうまく過ごせるかというアイデアを見つけられるかどうかやってみましょう．あなた自身の体と精神両方の健康が重要だということを覚えておいてください．最初の一歩を踏み出すことを考えられましたね．よくやりました！

ダチョウ：感情を回避する

ダチョウは，神経性やせ症の難しい問題に取り組もうとする時に起こりがちな突発的な状況に対応することが苦手です．感情や人間の行動の複雑さはあまりに混沌としていて，混乱してしまうものです．ダチョウは文字どおりにその頭を砂の中に突っ込むことを好みます．これは，困難すぎることを避けるために，ダチョウが自信をもってできるとわかっていることなのです．マイナス面は，エディがこのアプローチを誤解するかもしれないということです．つまり，エディはあなたがケアをしてくれないとみなしてしまい，最終的には愛されていないと感じます．自尊心は崩れてしまいます．さらに，感情を隠すことはエディにとって役に立たない例となってしまいます．感情に誠実であることの例となってみせたり，感情をもつことは人間にとって普通で好ましいことだと伝えることが，エディが自分の感情を表出することの難しさと折り合うための助けとなるでしょう．また，言葉を通じて感情を伝達することができる人と一緒に暮らすことは，エディが感情を表現する唯一の方法（つまり食べ物を通して）を変えるための助けとなるでしょう．

あなた自身に以下の質問をしてみましょう．そしてこれらの質問に，あなたを見守ってくれている親切で思いやりのある友人になったつもりで答えてみてください．

- あなたのダチョウ的な傾向を振り返りましょう．それはあなたやあなたが愛する人に安心や安全を与える助けとなっていますか？
- あなたがあまりダチョウ的でなくなるために，対策をすることができますか？
- あなたが新しい反応を試みることをサポートしてくれる人は誰ですか？　また，あなたがダチョウ的でないやり方をうまくできているか振り返るのを助けてくれる人は誰ですか？
- あなたはサポートしてくれる人に何と言いたいですか？　言いたいことのリストを作ることは時に役立ちます．
- 変化するためにほかの人を巻き込むことについて，あなたはどう思いますか？
- このような変化を起こすことについてあなたはどう思いますか？　バトンを受け取って走る準備はできていますか？

Point

変化することは難しく，居心地が悪いものです．あなたの探求をサポートしてくれる家族や友人に助けてもらうことはとても価値のあることでしょう．あなたが自分自身の自尊心について，そしてどのようにして困難を避けるのではなく向き合う自信をもつことのお手本となるかを考えることは，エディが自分自身の行動を変えることにチャレンジする助けになるでしょう．あなたがこのページを読み，これらの質問について考えているという事実は，すでに大きな一歩を進んでいるということです．お見事！

カンガルー：すべてを修正しようとする

カンガルーは，エディの生活のすべての側面を支配して守るために何でもします．カンガルーはとても慎重にエディに接し，どんな混乱やストレスも避けるために，エディを自らのお腹の袋にとび込ませてしまうのです．このタイプの反応のマイナス面は，エディが人生における課題にどう取り組み，乗り越えるのかを学ぶことができなくなってしまうことです．エディは，この隔離された場所や大人の庇護のもとで生きているときにのみ安全に感じることに気づきます．けれどその隔離された場所では，子どものような役割にとどまったままで，世界に挑むことをさまざまに思い描くことができないのです．

あなた自身に以下の質問をしてみましょう．そしてこれらの質問に，あなたを見守ってくれている親切で思いやりのある友人になったつもりで答えてみてください．

- あなたのカンガルー的な反応を振り返りましょう．それはあなたにどのように働いていますか？
- あなたはどのような困難に出くわしているでしょうか？　あなたにとって何がうまく働いていないのか，例を挙げてみましょう．
- あなたのカンガルー的な行動のどの側面に，あなたはチャレンジすることができるでしょうか？
- カンガルー的な反応のいくつかに対処することは，あなたにとってどれくらい重要ですか？
- ここ数週間のあなたのカンガルー的行動のうち一つを振り返ってみてください．どのようにその行動を少し変えることができますか？　最初のステップはどのようなものでしょうか？

Point

- 変化は骨が折れるもの：変化しようとした後は，あなた自身を褒めることを忘れないでください．安全なリスクをとるということは，変化のカギとなる側面です．ごく小さなステップで変化していく必要があります．
- エディのもつ生まれながらの知恵に対して尊敬と信頼を示すお手本となることは，エディの崩れてしまった自尊心を立て直すのに役立つでしょう．

サイ：力で議論に勝つ

サイは，ストレスや疲労，欲求不満のせいで，もしくは単に自身の気質によって，議論し向き合うことで説得し，納得させようと試みます．この反応のマイナス面は，たとえエディが従ったとしても，援助なしにそのような適切な行動がとれるという自信が育たないということです．実際，「無神経な」サイに対する反応としてよくあるのは，強い神経性やせ症の声で反論することです．残念なことに，「おてんば娘」がそのようにやり返せばやり返すほど，神経性やせ症的なアイデンティティがより強固に根深くなっていくのです．

あなた自身に以下の質問をしてみましょう．そしてこれらの質問に，あなたを見守ってくれている親切で思いやりのある友人になったつもりで答えてみてください．

- あなたのサイ的な反応を振り返りましょう．あなたにとってためになっていますか？
- どのような困難に直面しているでしょうか？
- その弊害をどうすれば避けることができるでしょうか？
- あなたがサイ的な対応を変えることは，ポジティブ，ネガティブなものを含め，どのような影響があるでしょうか？

- 契約（訳者注：サイ的な対応でエディを従わせることを指す）は「危機的状況」で役に立ちます．ですが普段は，彼らに決断させたり斬新な解決法を思いつかせることで自律的な思考を育てるように，エディを動機づけし励ますようにしましょう．
- あなた自身の不安やストレスや怒りのレベルを下げるために，何ができそうですか？
- この観点からみて，自分自身の目標を定めましょう．これによってあなたはどう感じると思いますか？

Point

変わるよう説得すればするほど，エディは変わらないための反論をする機会を得るということを覚えておいてください．これは神経性やせ症をより深く根づかせてしまいます．重要なスキルは，エディ自身に，なぜ変わる必要があるかについて，自分で議論を展開する機会を与えることです．

テリア：しつこく，批判的

テリアはしつこく批判したりおだてたり，文句を言ったりして，「おてんば娘」を疲れさせようとします．このテリア的な行動のマイナス面は，イライラする雑音と感じてエディが耳を貸さなくなってしまうか，やる気を削いでしまうことです．やる気が削がれるとエディは，神経性やせ症のアイデンティティのない人生が織りなす豊かさに向き合う潜在能力を失ってしまうのです．

次の質問を読んで，親切で思いやりのある，あなたを見守ってくれている友人の観点から答えてみましょう．

- あなたのテリア的な傾向について振り返ってみましょう．あなたはその傾向によってどうなり，家族はどう感じているでしょうか？　その傾向は，エディが神経性やせ症から回復するのに十分な安心感を得るために機能し，役に立っているでしょうか？
- こういったテリア的反応のあなた自身に対する影響は何でしょうか？　他者に対する影響はどうでしょうか？
- あなたがテリア的な行動に取り組むことはどれくらい重要なことですか？
- もし同じ問題を抱えた友人に助言をするならば，何と助言をしますか？
- どうやって満足感のあるコミュニケーションを発展させますか？　重要なスキルは，エディが必死で言おうとしているかもしれないことを，聞いてあげようと努力することです．
- この変化を起こすために，あなたはどんな信念に取り組まなければなりませんか？

- 熱心な聞き手になるために，どのように進んでいけるでしょうか？
- あなたがこのワークシートを読んでいるという事実は，あなたが新しい考え方を進んで取り入れようとしていることを示しています．よくできました！　こういった別のパターンでの反応を始めるために，あなたが特に今できることは何でしょうか？

Point

- むしろ，神経性やせ症自体がテリアのように常にエディを非難し，お前はまだまだだ，もっと努力すべきだとエディに言い続けているのです．
- 熱心に聞き，共感や思いやりをもって振り返りを行うお手本になることは，前向きな意思とともにエディが神経性やせ症の声に対しても同じような姿勢をとることの役に立ちます．

良いインスピレーションを得られる動物

動物界のすべての動物の中で，あなたはイルカとセントバーナードになることを目指してください．イルカには知恵があり，口出しをせずに人を支援します．そしてセントバーナードには，危険に直面したときにも温かさや思いやりがあります．

イルカ：ちょうど良いケアとコントロール

摂食障害の人を助ける最善の方法は，その人を優しく回復に向けて動かすことです．あなたの子どもが海に浮かんでいるところを想像してください．神経性やせ症のアイデンティティはその人のライフジャケットです．神経性やせ症の凍てついた荒野で生きていく間は，この安全なライフジャケットを手放す気にはなれないでしょう．あなたはイルカで，彼らを安全な方へ動かします．時には先を泳いで水先案内し，彼らに新しい景色を見せます．時には寄り添って泳いで励ますこともありますし，静かに後ろを泳ぐだけのときさえあります．

セントバーナード：ちょうどよい思いやりと一貫性

ケアの際の，もう1つの最善の反応は，穏やかさ，温かさ，そして思いやりのある反応です．これは神経性やせ症を通して失われたものによる痛みを受け入れ，消化して，親切さ，優しさ，そして愛の蓄えを増やすということを含んでいます．セントバーナードはエディに，自分は変われる，摂食障害を越えた先には可能性に満ちた未来がある，という希望を植えつけます．セントバーナードの反応は一貫しています．どのような状況においても，いつも変わらず，信頼でき，頼りになります．道を見失ってしまった人の幸福や安全に波長の合った良いアンテナをもっています．穏やかで，温かく，面倒見がよいのです．

Point

ケアをする人たちが役に立つと感じたもう１つの比喩は，どのようにゾウの群れがその子どもたちを育てているかを考えてみることです．群れにいるすべてのゾウが，何らかの形で子育てに関わっています．自分自身が孤立してしまうという罠にはまってしまってはいけません．自分のチームをできるだけ大きくし，けれど戦略は共有していることを確認してください．摂食障害は容易にチームを「分断」することで「支配」しようとします．互いに尊敬し，サポートし合いながら，協働的なアプローチをとり続けるように努めましょう．

あなたが自分自身の感情的な反応を賢く制御し，サポートを得るために踏み出したこの最初の一歩は，あなた自身を助けるだけでなく，神経性やせ症の患者さん自身が回復のためにしなければいけないかもしれないようなことを，お手本として示すことにもなるのです．

どのようにして変化をサポートする効果的な相談相手になるか

次に示す考え方は，どのように人の変化を援助するのかについて，確立された心理学的原則から導き出されたものです．変化のプロセスには穏やかな助言と，思いやりのある指導が必要です．次のうち，いくつかの提案は，あなたが「おてんば娘」からの挑戦に直面したときに，ケアをする者として，回復に役立つ態度をとり続けるために何ができるかについて焦点を当てています．その他の提案のいくつかは，エディが変化のための自分自身の戦略を思いつくようにするために，どのようにサポートできるか，ということに焦点を当てています．

- 人が変化していくことを助けるというのは，簡単なことではありません．何を食べるかについて，提案したり命令したりして，しつこく文句を言ったり（テリア），変化を強いたり（サイ），何でもやってしまう（カンガルー）ことは，その人が葛藤している場合には，変化を妨げることになってしまいます．その人を変化すべき方向とは逆方向に押してしまうのです．
- むしろ，肯定的な見通しを心にもっておくことが有用です（イルカの微笑んでいる顔を思い出してください）．エディの前向きな姿勢や，あなたがその人を愛している理由，あるいはその人を特別なものたらしめ，あなたが微笑みながら前向きな時間を感じたり楽しんだりできるようにしてくれることについて，手紙を書いたりノートをつけたりして，記録をとりましょう．前向きな時間を見つけるために過去を振り返ってみましょう．そのような記憶を心にとめておくための写真を見つけてもよいかもしれません．

- エディは特定の設定や状況であれば，変化についてもっと楽に話すことができるかもしれません．例えば，今は家がぎくしゃくする場所になっているならば，どこか中立的なところ(公園のベンチやどこか外で)の方が，エディも変化について話すことを考えるのに，自信をもったり準備をしたりしようと思いやすいかもしれません．
- 「闘ったり，逃げたり，停止したりするモード」になっているときは，エディにとって，感情を表現したり制御したりすることは難しくなっているかもしれません．あなたは，感情にラベルをつけてあげ（感情を制御するための最初のステップの一つ），今経験していることについて共感し感情的な賢明さを用いることで，認めてあげることができます．このようにして，感情は避けるよりもむしろ，理解し対処できるものだと，積極的に実演してあげます．
- 変化の小さな兆候や，変わることについての話を逃さないようにしましょう．このような絶好の機会に特に注意を払うことで，さらなる変化が起きる確率が高まります．エディへの動機づけを続けましょう．摂食障害からの回復は，旅路であって，目的地ではないのです．
- エディを優しく励まし，行動変容を促進していくためにあなたができることについて話せるような会話の機会をもちましょう．最も優れたアプローチは，エディ自身から変化への戦略を引き出すことです．そのためには次の質問が役に立つでしょう．エディは，将来自分自身がどんなことをしているか視覚的にイメージすることができますか？　エディは同じような状況にある友人に対してどのような助言を与えますか？　すでにほかの人に効果があった戦略については読みましたか？　2つのスケールを書いてみるように提案しましょう．1つのスケールには「変化への準備と自信」，もう1つには「変化を乗り切る能力」と名前をつけましょう．エディに，それぞれのスケールについて，自分では10点満点のうち何点をつけるか尋ねましょう．それから，どうすればそのスケールで今よりも高い点数をつけられるかを尋ねます．あなたはエディがより高い点数をつけられるように援助できますか？　エディは今日，小さい変化を達成することをイメージできるでしょうか？　この動機付けのスケールに立ち戻り，点数をつけ直すことは，進歩を振り返り，回復に向けての勢いを維持するために，役に立つ方法です．
- 神経性やせ症は単に食べることについてだけの病気ではないと覚えておいてください．変わるということは，より柔軟になり，大局的な見方ができるようになるということを含んでいます．感情的な要素についてよりマインドフル（訳者注：「今，この瞬間」に気を配ること）になることを含んでいます．ものごとを多くの観点からみられるようになるという意味でもあります．また，他者ともう一度つながり直すことでもあります．だから，こういった行動をしたいという欲求に目を光らせておいて，そして，そのような変化へのアプローチを始めるための，小さな一歩を踏み出す計画を立て始めましょう．絵コンテを書くように綿密な計画を立て，すべてのステップがみえるようにしておくことは，便利でもあり，また「超計画屋さん」である本人にとってはその強みを生かすことでもあります．

- エディに計画と目標を書き留めておくように促しておくことは，エディが複雑な感情に混乱してしまったときに，立ち戻って考える助けになります．それに加えて，憧れや将来の夢を書き記しておくことは，大局的な見方が失われて，世界が食べることや食べ物，体重やカロリーに関することだけに狭まってしまったときの助けになるでしょう．

知恵袋

どんなときも正しくやれる人はいません．困難なときには，「どんな失敗も宝」という格言を思い出すことが重要です．そして，マーティン・ルーサー・キング・ジュニア牧師が言っているように「すべての階段は見えていなくてもいい，とにかく最初の一歩を踏み出すのです」．

参考文献

1) Treasure J, Smith G, Crane A: Skills-Based Learning for Caring for a Loved One with an Eating Disorder, 2nd edition, Routledge. 2017.

＊訳者注：この書籍の第１版は，日本でも「モーズレイ・モデルによる家族のための摂食障害こころのケア」として 2008 年に出版されている．

2) Langley J, Todd Gill, Treasure J: Caring for a Loved One with an Eating Disorder: The New Maudsley Skills-Based Training Manual, Routledge, 2018.

3) Treasure J, Alexander J: Anorexia Nervosa: A Recovery Guide for Sufferers, Families and Friends, 2nd edition, Routledge, 2013.

4) National Institute for Health and Care Excellence: Eating disorders: recognition and treatment. 2017. <http://www.nice.org.uk/guidance/ng69>

＊訳者注：日本語では日本摂食障害学会のウェブサイト <http://www.jsed.org/> が役に立つ．

5) Beat Website. <www.b-eat.co.uk/>

＊訳者注：日本語では日本摂食障害協会のウェブサイト <https://www.jafed.jp/> が役に立つ．

付録 2

治療において書くこと

はじめに

治療の過程を通じて，あなたの治療者はたくさんの書く実験をするように言うでしょう．ここでは，なぜ神経性やせ症の人にはこれが役に立つのかという理由を説明しています．

もし，書き記すという考え方が，あなたを多少なりとも不安にさせているのならば，あなたの心配していることについて治療者と話し合ってください．この方法は全員に合うとは限りません．

なぜ，神経性やせ症の治療に書くことを使うのか？

- 神経性やせ症の患者さんの多くはどちらかといえば恥ずかしがり屋で，個人的な性質についての話題をざっくばらんに話すことが苦手な引っ込み思案な人たちです．あなたは，自分の考えや気持ちの最も深い部分では，治療者を含めて，他者を信じることが難しいと思っているかもしれません．神経性やせ症の患者さんはまた，自分自身に高い基準を課すことが多く，そして他者について厳しい，もしかしたらいくらか否定的な考えや気持ちを表すことはどことなく不誠実であると考えています．**このような問題については，話すことよりもむしろ書くことの方がより簡単かもしれません．少なくとも，私たちの患者さんの多くがそう話してくれました．**
- さらには，あなたがトラブルになっている誰かや何かについて書くときは，あなた自身で発見の旅に出て，そしてあなたが望む程度に応じて治療者を巻き込むことができます．**私たちが紹介する書く実験**は，あなたが混乱していたり，自分の考えや気持ちにきちんと答えが出せない，また誰か他の人と話すことが難しいというような，今後の人生におけるどんな扱いにくい状況にも適応できるような**スキルを教えるものです．**
- 最後に，神経性やせ症の人は集中したり，正確であったり，細部に注意を払うことが非常に得意なことが多いです．患者さんたちに時に足りないことは，見方を切り替えて大局的な見方をすることです．あなたは，「なぜそれが問題なの？」と問いたいかもしれません．どんな生活上の問題においてもそうですが，特に対人関係の問題においては，異なる観点から問題をみることができるということが，物事を理解したり，動揺するような出来事に折り合いをつけたり，新しい意味や解決法を見つけたりするのに大いに役立ちます．些細なことにこだわって泥沼にはまってしまうよりも，大局的な見方ができることは，こり固まった問題に対して創造的かつ大胆な解決法を見つけるためにも本当に役に立ちます．**書くこと**は，このことに大いに役立つでしょうし，**あなたの思考スタイルをより柔軟にし，人生においても「大局的」にみることに役立ちます．**

心のライティング*の科学的根拠

多くのさまざまな研究者が書くことの効果を研究しています．

そのような研究者のうちの１人である，米国の心理学者のジェームス・ペネベーカーはその研究で，被験者に最近と過去の，人生におけるストレス，トラウマ，困難について書くように依頼しました．彼の研究では，そのすべてで対照群が設定されており，対照群の人たちはもっともらしい対照課題として，感情と関係のないこと（例えば，自分の時間をどのようにやりくりしているかなど）について書く課題などを与えられていました．ペネベーカー博士は，たびたび，**自身の人生における現在と過去の困難について書くように言われた人々の方が対照群よりも良い結果であったこと**を示してきました．この分野での別の研究者は，人生における動揺するような，もしくはトラウマ的な領域については必ずしも書く必要はないが，その代わりに人生や将来における肯定的な側面に焦点を当てることも非常に有益であるということを示しています．

こういった書くことの効果は広範囲に及びます．

例えば，**免疫システム**や，体の健康増進についてのほかの指標にも**良い効果があり，ストレスレベルを下げる効果**もあります．また，**気分を改善させる**といった，数多くの長期の心理的効果もあります．最後に，多くの研究において，**学校や仕事でより上手くいくようになり**，他者との関係も上手くいくようになるということがわかっています．

書くことについて，効果的な要素は何か？

開放的に，そして正直に

あなたが書いているときや，ポジティブな，そしてネガティブな考えや気持ちについて話題に

＊　訳者注：expressive writing の訳で，書いて表出すること．

しているときに，開放的で正直であればあるほど，より書くことによる良い効果を経験することができます．

他者を喜ばせたり，感動させたりするために書いてはいけない

読み手を喜ばせるために書くべきではありません．ですので，もしあなたが英国の大学院生やジャーナリストで，読み手を意識して書いているのであれば，これはあまり役に立たないでしょう．

秘密にしてもよい

ほかの人と共有したかどうかにかかわらず，書くことは役に立つということが分かっています．したがって，もしあなたが書いたことの中で何か秘密にしたいことがあれば，秘密にすればよいのです．大切なのは，自分自身に正直になることです．

見方を切り替える

これが本当に重要であると考えられます．つまり，もしあなたが何かを書いているときにあなた自身の観点からみているのであれば，他者の観点からもみることができるようになることこそが，役に立つ「要素」です．また別の方法として，もしあなたが，自分に起こったことについて自分自身の望みや欲求，考え，気持ちという観点ではなく，他者の観点から考えることに慣れてしまっているのであれば，それに気づけることは役立つでしょう．私たちが取り組むようにお願いする書く実験のいくつかは，あなたの見方を切り替えることに特に役立つようつくられています．

一貫したストーリーを構築する

時に人は，自分の人間関係のいくつかや自分に起こっていることにひどく混乱してしまうことがあります．特定の話題について書くことは，特にそれを繰り返し行えば，何が起こっているのかをよりよく理解し，起こっていることの意味を理解することに役立つことが多いです．

心のライティングについての，いくつかの潜在的な懸念

この後述べるのは小さいとはいえ，言及しておくべき懸念です．

書いた後には感情的になる

自分が非常に動揺するようなことについて書いた直後には，感情がよりストレートに出やすくなることがあります．しかしながら，これは普通すぐに治まりますし，書くことの長期的な効果は，気分を改善することなのです．もし治療者と一緒に何を書くかについて計画しているのであれば，書く課題によって過度に動揺してしまうようなリスクは最小限にしましょう．

望まない読み手

２つ目の懸念は，あなたの周りの誰かが，あなたが書いたものを読むかもしれず，それがあなたや読み手，両方に動揺を与えるかもしれないということです．もしこのような危険があれば，書いた後に破って捨ててしまってください．あなたが書いたものが有益であるからといって手元に置いておく必要はありません．

何を書くか

ペネベーカー博士は，その人にとって感情的に重要な何かについて書くことは，過去のことか現在のことかにかかわらず，特にそれがあまり他者とは共有できないような内容であれば，なおさら有用であると示しました．治療者はあなたと一緒に，あなたが興味をもち，役に立つと思うような書く実験を決めることに取り組むでしょう．もし書いている間に，重要だと思う別の話題が急に浮かんできたら，流れに任せて書いてください．大切なのは，あなたにとって重要で意味のあることを書き続けるということです．もし，あなたが書いていて退屈になったり，日常生活のありふれた記述へと逸れてしまったときは，話題を切り替えてみましょう．

もし文章の中にミスや誤りがあったら，問題にすべきか？

いいえ，そうではありません．私たちはあなたに良い成績をとれるような小論文を求めているわけではありません．あなたが書くことがより生の情報で，より心からのものであるほど，より重要な考えや気持ちについて触れることができているといえます．研究では，手書きの方がコンピュータで書くよりもより有益であることもわかっています．これは主に，ほとんどの人にとってはタイピングするには余分な精神的エネルギーが必要になるからです．もしあなたがタイピングに非常に長けているのであれば，コンピュータを使って書く方がよいでしょう．

私は生活におけるある事柄について書く準備ができていないと感じる

もしあなたが何かについて書く準備ができていないならば，それについては書かなくてもよいのです．あなたがより深く考えたいと喜んで思えるようなことについてのみ書きましょう．

書くことの実用的な側面

書くことは癒される過程の一部を意味しているので，あなた自身が癒される環境をつくり出すことは重要です．家の決まった場所で，もしかしたら落ち着いて集中するために決まった音楽を聞きながら書きたいと思う人もいるかもしれません．また，家で書くと邪魔が入りやすく，もしかしたら図書館へ行くとか，夏場は公園で座って書くほうがより役立つ環境だという人もいるかもしれません．

書き終わった後には，安全なところに紙を置いて，お茶を飲んだり，お風呂に入ったり，音楽を聴いたり，新鮮な空気を吸ったりするなど，あなた自身が落ち着けると思うことなら何でもやってみてください．書く実験に取り組むことは，感情を活性化させることです．これは，気分が良くなり始める前に，最初は嫌な気分になってしまう可能性があることを意味する場合もあります．そのため，この過程の中で，自分自身を安全に保つために，自分自身の状態に気をつけてください．自然な感情に好奇心をもってください．あなたは何を感じていますか？　それはあなたに何を伝えていますか？　もしあなたが書き続けることにかなりのストレスを感じてきたら，手を止めて，今までに出てきた技術を使って気持ちを立て直し，そしてあなたができると感じるときに再び挑戦してください．もしできないようであれば，いったん置いて，次回の治療でそのことを治療者とともに話し合ってみてください．

参考文献

1) Pennebaker JW:Writing to Heal: A Guided Journal for Recovering from Trauma and Emotional Upheaval. New Harbinger Publications, 2004.

書く実験シート ワーク

実験を計画しましょう

実験の説明を書いてみましょう．

カバーすべきポイント，質問

● 書く準備はどのくらい整っていますか？

0	1	2	3	4	5	6	7	8	9	10

全く　　　　　　　　　　　　　　　　　　　　とても

● 書く自信はどれくらいありますか？

0	1	2	3	4	5	6	7	8	9	10

全く　　　　　　　　　　　　　　　　　　　　とても

● 書いてみた結果，どんなことが予測されますか？

● 書くことへの障害になるかもしれないことはありますか？　どんなことですか？

● その障害を克服するかもしれない方法はありますか？　どんな方法ですか？

（第 6 章で学んだことを使いましょう．WOOP を作ることが役に立ちます）

● いつ書こうと思っていますか？（時間や日付）

● どこで書こうと思っていますか？

振り返り

書く実験が終わったらすぐに，次のことに 0 から 10 の値で答えてください．

● あなたの最も深い考えや気持ちをどれくらい表現できましたか？

● あなたの現在の悲しい気持ちや動揺する気持ちはどの程度ですか？

● あなたが幸せと感じる気持ちはどの程度ですか？

● あなたにとって今日書いたことがどれくらい，価値があり，意味がありましたか？

数分使って（3 〜 4 分以上にはならないように），今日書いたことはどうだったか，書いてみましょう．

あなたは何を学びましたか？

付録 3

感情記録表

自分が何を必要としているか，またどうやったら自分を落ち着けられるかを知るために，自分の感情を確認して言葉で表してみましょう

きっかけ	考えとイメージ	体　験	その感情を言葉に当てはめるとどうなりますか？	自分を落ち着ける
・どこにいるとき？ ・誰といるとき？ ・何をしているとき？	・そのときどう考えましたか？ ・どんなイメージが頭に浮かびましたか？	以下のうち，自分の感情と繋がる助けとなるものについて考えてみましょう． ・自分の体のどこで感情を抱きましたか？（例：頭，胸，胃など） ・その感覚をまとめてみると，どのような手触りですか？ ・その感情を，色や温度に例えると？	例：怒り，恐怖，うんざり，うれしい，がっかり，不安，イライラ，興奮，希望がある，など それを 0 〜 100 で表すといくつになりますか？	・今すぐ何をしたらいいと思いますか？ ・この感情にどのように対処したらよいと思いますか？ 例：助けを求める，音楽を聴く，自分の気持ちを書き出してみる，泣く，何か気持ちの落ち着くものを抱きしめる，単にそういうふうに感じるためのスペースを自分の中に空けておく，など

付録4

信号による再発防止計画

私の再発サイン	青信号	黄色信号	健康的な対応 :＿＿＿＿＿＿	赤信号	健康的な対応 :＿＿＿＿＿＿

索　引

数字・英語

日本語

あ

い

う

え

お

か

き

く

け

こ

さ

し

す

せ

そ

た

ち

つ

て

監訳者略歴

中里 道子

国際医療福祉大学医学部精神医学　主任教授
国際医療福祉大学成田病院精神科　精神科部長・主任教授
千葉大学大学院医学研究院精神医学　特任教授

1990 年　千葉大学医学部　卒業
1990 年　千葉大学医学部附属病院精神神経科
2005 年　ロンドン大学精神医学研究所・モーズレイ病院の摂食障害ユニットに留学
2012 年　千葉大学・子どものこころの発達教育研究センター 特任教授
2017 年 1 月～　千葉大学大学院医学研究院精神医学　特任教授
2017 年 4 月～　国際医療福祉大学医学部精神医学　主任教授
2020 年 4 月～　国際医療福祉大学成田病院精神科部長・主任教授

友竹 正人

徳島大学大学院医歯薬学研究部メンタルヘルス支援学分野　教授

1993 年　徳島大学医学部　卒業
1997 年　徳島大学大学院　修了
2005 年　ロンドン大学精神医学研究所・モーズレイ病院の摂食障害ユニットに留学
2006 年　徳島大学精神医学分野　講師
2007 年　徳島大学精神医学分野　准教授
2009 年～　徳島大学メンタルヘルス支援学分野　教授

水原 祐起

京都府立医科大学大学院医学研究科精神機能病態学　併任助教
特定非営利活動法人 SEED きょうと　理事長
京都府立こども発達支援センター診療課　精神科医長

2006 年　京都府立医科大学医学部医学科　卒業
2011 年～　京都府立医科大学大学院 医学研究科精神機能病態学　併任助教
2014 年　ロンドン大学精神医学研究所・モーズレイ病院の摂食障害ユニットに留学
2017 年 12 月～　京都府立こども発達支援センター診療課　精神科医長

2015 年 10 月　特定非営利活動法人 SEED きょうとを設立
2017 年 11 月　同法人　副理事長
2020 年 12 月～　同法人　理事長

モーズレイ神経性やせ症治療　MANTRA ワークブック

2021 年 5 月 10 日　1 版 1 刷

監訳者
中里道子　友竹正人　水原祐起

発行者
株式会社 南山堂　代表者 鈴木幹太
〒113-0034　東京都文京区湯島 4-1-11
TEL 代表 03-5689-7850　www.nanzando.com

ISBN 978-4-525-38191-2